国家出版基金项目
NATIONAL PUBLICATION FOUNDATION

「十三五」国家重点图书出版规划项目

中医古籍名家点评丛书

总主编◎吴少祯

宋·佚名氏◎撰

徐荣谦　王茹◎点评

张占玲　王双玲　李静　杨颖◎整理

小儿卫生总微论方

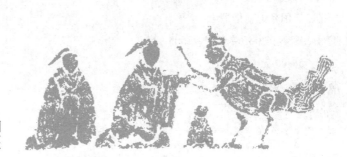

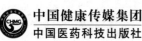

中国健康传媒集团
中国医药科技出版社

图书在版编目（CIP）数据

小儿卫生总微论方／（宋）佚名氏撰；徐荣谦，王茹点评 . —北京：中国医药科技出版社，2021.6

（中医古籍名家点评丛书）

ISBN 978 - 7 - 5214 - 2505 - 5

Ⅰ.①小…　Ⅱ.①佚…②徐…③王…　Ⅲ.①中医儿科学 - 中国 - 宋代　Ⅳ.①R272

中国版本图书馆 CIP 数据核字（2021）第 100108 号

美术编辑　陈君杞

版式设计　南博文化

出版　**中国健康传媒集团** | 中国医药科技出版社

地址　北京市海淀区文慧园北路甲 22 号

邮编　100082

电话　发行：010 - 62227427　邮购：010 - 62236938

网址　www. cmstp. com

规格　710 × 1000mm $^1/_{16}$

印张　29

字数　410 千字

版次　2021 年 6 月第 1 版

印次　2021 年 6 月第 1 次印刷

印刷　三河市万龙印装有限公司

经销　全国各地新华书店

书号　ISBN 978 - 7 - 5214 - 2505 - 5

定价　**86. 00 元**

获取新书信息、投稿、为图书纠错，请扫码联系我们。

◉ | 出版者的话

中医药是中国优秀传统文化的重要组成部分之一。中医药古籍中蕴藏着历代名家的思维智慧与实践经验。温故而知新，熟读精研中医古籍是当代中医继承、创新的基石。新中国成立以来，中医界对古籍整理工作十分重视，因此在经典、重点中医古籍的校勘注释，常用、实用中医古籍的遴选、整理等方面，成果斐然。这些工作在帮助读者精选版本、校准文字、读懂原文方面发挥了良好的作用。

习总书记指示，要"切实把中医药这一祖先留给我们的宝贵财富继承好、发展好、利用好"，从而对弘扬中医药学、更进一步继承利用好中医药古籍提出了更高的要求。为此我们策划组织了《中医古籍名家点评丛书》，试图在前人整理工作的基础上，通过名家点评的方式，更进一步凸显中医古代要籍的学术精华，为现代中医药的发展提供借鉴。

本丛书遴选历代名医名著百余种，分批出版。所收医药书多为传世、实用，且在校勘整理方面已比较成熟的中医古籍。其中包括常用经典著作、历代各科名著，以及古今临证、案头常备的中医读物。本丛书致力于将现有相关的最新研究成果集于一体，使之具备版本精良、校勘细致、内容实用、点评精深的特点。

参与点评的学者，多为对所点评古籍研究有素的专家。他们学验俱丰，或精于临床，或文献功底深厚，均熟谙该古籍所涉学术领域的整体状况，又对其书内容精要揣摩日久，多有心得。本丛书的"点评"，并非单一的内容提要、词语注释、串讲阐发，而是抓住书中的主旨精论、蕴含深义、疑惑谬误之处，予以点拨评议，或考证比勘，溯源寻流。由于点评学者各有专擅，因此点评的形式风格也或有不同。但其共同之点是有益于读者掌握、鉴识所论医籍或名家的学术精华，领会临床运用关键点，解疑破惑，举一反三，启迪后人，不断创新。

　　我们对中医药古籍点评工作还在不断探索之中，本丛书可能会有诸多不足之处，亟盼中医各科专家及广大读者给予批评指正。

中国医药科技出版社

2017年8月

余序

　　作为毕生研读整理、编纂古今中医临床文献的一员，前不久，我有幸看到张同君编审和全国诸多相关教授专家们合作编撰《中医古籍名家点评丛书》的部分样稿。感到他们在总体设计、精选医籍、订正校注，特别是名家点评等方面卓有建树，并能将这些名著和近现代相关研究成果予以提示说明，使古籍的整理探索深研，呈现了崭新的面貌。我认为这部丛书不但能让读者系统、全面地传承优秀文化，而且有利于加强对丛书所选名著学验主旨的认识。

　　在我国优秀、靓丽的文化中，岐黄医学的软实力十分强劲。特别是名著中的学术经验，是体现"医道"最关键的文字表述。

　　《礼记·中庸》说："道也者，不可须臾离也。"清代徽州名儒程瑶田说："文存则道存，道存则教存。"这部丛书在很大程度上，使医道和医教获得较为集中的"文存"。丛书的多位编集者在精选名著的基础上，着重"点评"，让读者认识到中医药学是我国优秀传统文化中的瑰宝，有利于读者在系统、全面的传承中，予以创新、发展。

　　清代名医程芝田在《医约》中曾说："百艺之中，惟医最难。"特别是在一万多种古籍中选取精品，有一定难度。但清代造诣精深的名医尤在泾在《医学读书记》中告诫读者说："盖未有不师古而有济于今者，亦未有言之无文而能行之远者。"这套丛书的"师古济今"十分昭著。中国医药科技出版社重视此编的刊行，使读者如获宝璐，今将上述感言以为序。

中国中医科学院

余瀛鳌

2017年8月

目录 | Contents

3

《小儿卫生总微论方》别名《保幼大全》，又称《保婴大全》，作者不详，为大学士英廉家藏本。

一、成书背景

《小儿卫生总微论方》书前有宋朝"和安大夫特差判太医局何大任序"，称其为"先君"藏该书六十余载，于绍兴二十六年（1156）献出，1216 年由南宋太医局刊行。现主要版本有 1958 年上海卫生出版社铅印本等。郭君双主编的《中医儿科名著集成》中关于《小儿卫生总微论方》的"校注说明"中认为"南宋太医局何大任序，齐鲁大臣史失其名推测，作者应为山东人，另第七卷末自记编伤寒类证论方，亦颇详备，考现存《伤寒类论》三卷，初刊于金大定，作者为宋云公，其自序中称该书'得之异人'，盖即《小儿卫生总微论方》之作者，可见作者不惟精于儿科"。钱乙门人阎季忠在钱乙去世后六年，整理了随师笔记，出版了《小儿药证直诀》。阎季忠不仅得到钱乙的真传，还博得众家所长，致力于钻研中医按摩推拿之术，并极力在民间推广，使幼儿推拿保健得到了广泛应用。观"阎氏小儿方论"后，发现《小儿卫生总微论方》简直就是《小儿药证直诀·诸方·阎氏小儿方论》的扩展版。故疑所谓的"得之异人"的"异人"

极有可能是钱乙的门人"阎孝忠（阎季忠）"。而《小儿卫生总微论方》的编撰者为"阎孝忠（阎季忠）"的可能性也极大。

二、主要学术思想

纵观《小儿卫生总微论方》全书，书中内容与《小儿药证直诀》颇多相似之处。论述精要，内容丰富，体系较之《小儿药证直诀》不但更加完备，而且有较多创新之处，不愧为《保婴大全》。

全书 20 卷，自初生以至成童，无不悉备。载证论 170 余证，论后各附以处方共计 1000 余首。每证之前，不但详其病状，而且论述病源，辨其脉论，明白晓畅，脉与病证符合与不符合的原因，解谜析微。"保卫其生，总括精微"高度概括了《小儿卫生总微论方》的核心。该书较全面、系统地论述了小儿生理、病理、诊断、治疗、预防、护理等问题，总结了南宋以前儿科学发展的一些突出成就，不仅对于一些常见病如惊痫、诸痢、诸疳等证，论述详细、汇方丰富，而且汇集了一些新的认识和经验。

（一）继承了钱乙"五脏证治"的理论体系

1. 本书卷二的"五气论""五脏主病论"与钱乙《小儿药证直诀》卷上"脉证治法"中的"五脏所主、五脏病"十分相似，可以说是其精华和再凝练。钱乙《小儿药证直诀》的"五脏证治"所论虽然字数并不多，但却是《小儿药证直诀》全书的核心。因此，"五脏证治"的理论体系也成为中医儿科分化独立为一个"分支学科"的标志。虽然本书的"五气论""五脏主病论"所占的篇幅也并不是很多，但同样是全书理论体系的核心。

2. 除了《小儿药证直诀》卷中十三病症的案例之外，本书总的编纂体系与《小儿药证直诀》基本相似。

3. 本书卷三诸治方以后"方论"基本是《小儿药证直诀·诸方·阎氏小儿方论》的扩展。

（二）"变蒸"学说是展现小儿生理特点的理论基础

1. 本书全面继承了《小儿药证直诀》的"变蒸学说"，并将"变蒸学说"作为小儿生理特点的理论基础列在"诸治方"之最前面，可见其对"变蒸学说"的重视。

2. 发展了"变蒸学说"。在"变蒸学说"后面，本书增加了自创的"变蒸赋"。"变蒸赋"以诗词歌赋的形式，对"变蒸学说"加以阐发；强调了"魂魄""精神""精志""意智"的变蒸发育为核心；带动了心、肝、肺、脾、肾五脏依序生长完善的顺序，充分展示"变蒸学说"的内涵。"变蒸赋"不但朗朗上口，而且较之《小儿药证直诀》之前的所有典籍记载的"变蒸学说"都更加透彻，易于理解，充分展现了小儿生长发育的过程。因此，使"变蒸学说"由艰涩难懂变得更加实用。

（三）继承发扬《伤寒论》的学术思想

作者十分重视《伤寒论》在儿科的应用，但提出小儿有伤风、伤寒与温病三种，而无中暍与湿病，因此与广义"伤寒"有所不同。卷十四《咳嗽论》中云："若十一月十二月嗽者，乃风寒咳嗽也，风寒从背第三椎肺俞穴入。"此说与"伤寒"始于足下，先犯足太阳膀胱经，既相似又不同。本书重点强调背部"肺俞穴"，此与《小儿药证直诀》相同，而与《伤寒论》有所不同，不是泛指背部"足太阳膀胱经"。因此，《小儿卫生总微论方》开拓和发展了《伤寒论》理论在儿科的应用。

（四）重视小儿望诊

卷二《诸般色泽纹证论》中有"诸色泽候"专门论述小儿面部望诊。其云："面上五脏四时色。经言五脏之色，皆外荣于面，故死生疾病系焉。肝主春，其色青。心主夏，其色赤。脾主长夏，其色黄。肺主秋，其色白。肾主冬，其色黑。是谓五脏之色，随四时各荣于面也。其色不深不浅，应常光润者，为平和也。若色重深者，其脏实，浅淡者，其脏虚。"此外，还有"诸处纹状候"专门论述小儿指纹，认为由于小儿不会言语，不好切脉，古代中医常凭辨认虎口食指指纹的形与色来诊断疾病，以了解病邪的性质、正气的盛衰、病证的深浅轻重等，并记述了小儿11种指纹形态。

（五）重视小儿脉诊

卷三《脉理论》云："小儿有病须凭脉，一指三关定其息"。说明作者十分重视小儿脉诊，并将其作为临床诊断疾病的重要依据。

（六）完善临证辨治体系

1. 卷一，首列"医工论"，对医生提出"正己""正物"的要求。行医者必须为人正直，具有良好的道德，行为举止要温文尔雅，有良好的职业素养，对待病情要实事求是；对患者不论贵贱，一视同仁。其次叙述"禀受论""初生论"等，强调"人禀父母精血化生，故《内经》有曰：阳施阴化，谓之有子"。再论小儿生理禀赋，以及新生儿不乳、脐风等病之证治。

2. 卷二，阐述五气论、乳母论、慎护论、食忌论、大小论等；强调小儿色泽、指纹诊断、五脏主病与证治、小儿调护与饮食宜忌等问题；阐述了小儿诸色泽候等面部望诊与指纹望诊等诊法。最后论及五脏主病以及五脏绝候，与《小儿药证直诀》相似。

3. 卷三，论述变蒸论、变蒸赋、变蒸方治、脉理论、诸身热论、身热治方等；重点阐述小儿变蒸、脉理、身热论等生理特性。

4. 卷四至卷十六，分别论述小儿内科各类病证治疗；卷十七至卷二十阐述外科、五官科等常见病的证治。每证前有理论阐述，而后论方剂和药物与具体剂量，体系完整，构思紧密，形成了完整的临证理论体系。

三、学习要点

（一）知其难，迎难而上

《备急千金要方》谓："生民之道，莫不以养小为大，若无小卒不成大。"小儿气质微弱，有病多不能自陈，故儿科也称为哑科，诊断困难，治疗不易。故《小儿药证直诀·原序》云："医之为艺诚难矣，而治小儿为尤难。自六岁以下，黄帝不载其说，始有《颅囟经》，以占寿夭，然小儿脉微难见，医为持脉，又多惊啼，而不得其审，其难二也。脉既难凭，必资外证。而其骨气未成，形声未正，悲啼喜笑，变态不常，其难三也。问而知之，医之工也。而小儿多未能言，言亦未足取信，其难四也。脏腑柔弱，易虚易实，易寒易热，又所用多犀、珠、龙、麝，医苟难辨，何以已疾？其难五也。种种隐奥，其难固多。"如此多难，足见儿科医生不易。知难而退者，固然轻松。然，医术何以精进？我辈既然走上了"救死扶伤"，为儿童解疾苦的路，自当不惧艰难困苦，勇往直前，研读经典，发掘古代中医儿科医家之精华，为我所用，方显一片赤诚之心，造福儿童，益族利国。中医儿科医生必须以"护卫其生，保我赤子"为己任，精心研读，不枉"白衣天使"之称谓。

（二）继承发扬

中华民族文化传承有序。中医儿科也同样应该在继承的基础上，发扬光大，否则，就成为"无源之水，无本之木"。

1. 正确理解"变蒸"与"变蒸赋"。"变蒸赋"是《小儿卫生总微论方》中关于小儿正常生长发育之生理特点的核心，了解小儿"心、肝、肺、脾、肾"的发育完善以"神、魂、意、魄、志"为核心。此点对于指导当代治疗小儿"情志疾病"十分重要。

2. 了解和掌握中医儿科"五脏证治"是中医儿科理论体系的核心。《小儿卫生总微论方》"五气论"与"五脏主病论"发展和诠释了《小儿药证直诀》的"五脏证治"理论体系。

3. 《小儿卫生总微论方》对于小儿面部望诊与指纹诊察较《小儿药证直诀》均有所发展。

4. "方论"部分是《小儿卫生总微论方》临证辨治的主体部分。必须首先明了篇头的论述部分，然后才能正确理解方剂的选用与方剂组成以及方中药物剂量。

综上所述，《小儿卫生总微论方》刊行于世，已历千载。千年前的北宋与南宋时代在语言、语句、语法等方面与今人有着一定的差异。为了方便现代的中医儿科医生正确理解和掌握《小儿卫生总微论方》的寓意，古为今用，提高临床疗效，不揣冒昧，勉力而为之，以自身临床体会为要，对《小儿卫生总微论方》进行点评，水平有限，难免有不当之处，敬请谅解。

徐荣谦

2020 年 3 月 3 日

小儿卫生总微论方序 | ◉

　　余先君有《小儿卫生总微论方》二十卷，家藏甚久，今六十余载矣。不知作者谓谁？博加搜访，未尝闻此书之流播也。自婴孩初育以至成童，所谓保卫其生，总括精微，视古今方书极为详尽。仁哉！著书者之心也，宗族亲旧间，幼稚有疾，余每口传指授，效如影响，又取其可以通用于大人者，增汤剂而用之，尤为神异，岂此书不言之妙，有待于余而发耶，乌可掩为一家之实，而不与人共之。于是集二三同志，订正其誊写之舛，锓于行在太医局，以广其传。得此者敬而用之，当知余言不缪，或未免画蛇添足之讥，不暇顾矣。吁！齐鲁大臣，史失其名，恨不得详其人也。

　　　　　　嘉定丙午立春日和安大夫特差判太医局何大任序

萧序

唐孙真人著《千金要方》，谓生民之道，莫不以养小为大，若无小卒不成大，故孙氏方先小儿而后丈夫耆老，实崇本之义。譬夫良苗嘉植，初生之日，不克培其根本，去其蝥贼，鲜有不夭折者，即幸而长成，其华实亦必不茂，则小儿科之急需讲求，洵医林之先务也。惟小儿气质微弱，有病每不能自为陈说，故医家目为哑科，最不易治。习是科者，必先于天时之寒暖，地势之高下，以及人身十二经脉之环周，奇经八脉之起止，三百六十五穴之部位，平日了然于心，临证复察色听声，反复推求，始能洞悉病情，而不致偾事。故尚书谓保民如保赤子，良以保民者，必周知民间之疾苦，所恶勿施，所好与聚。而民始治，犹保赤者，必诚求赤子之隐曲，时其饥饱，适其寒温，而赤子始安。余以轻材，奉命巡阅两湖，督理军务，兼长民政，夙夜只惧，不惮博访诹谘，期举闾阎之疾苦，扫除而廓清之，为吾乡父老昆弟谋乐利而策安全，顾箕毕之好恶不同，一人之耳目有限，往往事与愿违，力不从心者，时或不免，至此始恶然于保民之难。愈憬然于保赤之不易，适吾宗北承孝廉倦游回鄂，携有手校《小儿卫生总微论方》二十卷。余素稔小儿科之难，而善本尤不易得，因捐资付梓，复商之北承孝廉，重加雠校，以免鲁鱼帝虎，贻误将来。庶几保民之愿，虽未尽偿于目前，而保赤之心，尚幸流传于后世，至此书为医学之宝笈，幼科之金针，前人序论，言之綦详，兹不赘述。

岁次甲子首夏两湖巡阅使督理军务兼
湖北省长黄冈萧耀南衡山叙于武昌节署

范序

　　《保幼大全》者，予同寅朱君时佐之所以寿世者也。其论理至精至密，其制方至详至备，盖自人之成形，以至成童，纤悉之证，莫不毕具，惜乎著之者失名耳。相传谓得之古冢中，虽未必然，而用之疗疾，靡有不效，诚天地间一奇书也。朱君携至宣城，谋与李令宗仁，绣梓以传于四方，且请予序诸首。予惟传曰：如保赤子，赤子甚不易保也。而是书亦未易得之，得之者不私于一家一邑，而欲传之于四方，且将以及后世，使凡赤子，皆得所以保之之道，而安然于长大寿考之域，二君子之用心，不亦公且溥矣乎！夫保赤子，即所以保民也，使保民者，真能如保赤子，而民有未安者，吾未之信也，是为序。

弘治二年己酉秋七月望日赐进士出身中顺大夫
直隶宁国府知府天台范吉以贞书

朱序 | ⚘

　　《保幼大全》，即《小儿卫生总微论方》之别名也。以其制方著论，详审精密，故复名之曰《保幼大全》。予素颇有志于济物，见医家书，每喜蓄之。挥使郑君和，精于小儿医者也，与予友善，予扣其所以精于医之故，乃出是书焉。予阅是书之异于寻常也，又扣其所以得之之故，则曰相传农人得之于古冢中，于是求以录之。郑君无难色，遂以全集授予，录而珍藏诸笥者有年矣。间遇小儿疾，按方试之，往往得奇验。一日，偕宣城令李君宗仁询民瘼，会于公所，语及是书，宗仁又乐于济物者也，即取而刊之，以广其传，不数月而成。噫，予窃禄明时，无补于吾民久矣，使一二孩提之童，得因是书而济万分之一于危迫仓卒之际。予之素心，宁不亦少慰乎，若其为术之高下，明者当自得之，盖不待予言者，姑序其所自云。

弘治己酉中秋旦京闱戊子乡贡进士宁国府通判世族济南朱臣时佐书

医工论

　　凡为医之道，必先正己，然后正物。正己者，谓能明理以尽术也；正物者，谓能用药以对病也。如此然后事必济而功必着矣。若不能正己，则岂能正物；不能正物，则岂能愈疾？今冠于篇首，以劝学人。凡为医者，性存温雅，志必谦恭，动须礼节，举止和柔，无自安尊，不可矫饰。广收方论，博通义理，明运气，晓阴阳，善诊切，精察视，辨真伪，分寒热，审标本，识轻重。疾小不可言大，事易不可云难。贫富用心皆一，贵贱使药无别。苟能如此，于道几希。反是者为生灵之巨寇。凡为医者，遇有请召，不择高下，远近必赴。如到其家，须先问曾请未曾请师？即问曾进是何汤药？已未经下，乃可得知虚实也；如已曾经下，即虚矣。更可消息参详，则无误矣。又治小儿之法，必明南北禀受之殊，必察土地寒温之异，不可一同施治，古人最为慎耳。

　　【点评】本书首列"医工论"，对医生提出"正己""正物"的要求。行医者必须为人正直，具有良好的道德，行为举止要温文尔雅，有良好的职业素养，对待病情要实事求是；对患者不论贵贱，一视同仁；有求必应；诊治要详细询问病史和治疗经过；尤其强调对小儿疾病，要"三因制宜"。通篇对医生的医德和医术进行讲述，是对古代医生的医德培养与约束的重要论述。

禀受论

人禀父母精血化生，故《内经》有曰：阳施阴化，谓之有子。《圣济经》言：方①其受授之初，一月血凝，二月胚胎兆，三月阳神为魂，四月阴灵为魄，五月五行分五脏，六月六律定六腑，七月七精开窍，八月八景具全，九月气足象成，十月百神集备，至日满而生也。又云：一月如珠露，二月若桃花，三月形象成，四月男女分，五月腑脏具，六月筋骨全，七月魂生而动左，八月魄长而动右，九月三转身，十月足而生。此未知其所出。其始有谓之妊者，以其阳始而阴任之也；有谓之胚者，以其未成为器而犹坯也；有谓之胞者，以其已为正阳而阴包之也；有谓之胎者，以食于母而为口颐也；有谓之娠者，以其有时而动也；有谓之怀者，以其有身而依也。原夫此象者，皆阳始阴任在有形之先，次由五行而后化成也。故曰，阴阳具而五行立矣。且阴之所任者壬也；一阳壬兆，则人乃肇生。命门主生气之原，精所藏焉。壬，阳水也，合丁之阴火而生丙，故有命门；然后生心，心主血，神所藏焉；丙之阳火，合辛之阴金而生庚，故有心然后有肺，肺主皮毛，魄所藏焉；庚，阳金也，合乙之阴木而生甲，故有肺然后生肝，肝主筋，魂所藏焉；甲为阳木，合己之阴土而生戊，故有肝然后生脾，脾生肉，意所藏焉；戊为阳土，合癸之阴水而生壬，故有脾然后生肾，肾主骨，志所藏焉，故肾与命门一也。此阴阳五行，夫妇生化，自然之理也，人之赋禀，自受气至胎化，自成形至生养，亦皆由焉。

【点评】"秉受论"描述人受父母精血化生而来，历经十月，胚胎的不断变化；详细解释了"妊""胚""胞""胎""娠""怀"的具体含义；指出人皆由阴阳化生而来，五脏配五行的演变规律；

① 方：当……时。

讲述了人从受精卵形成，胚胎发育到出生的孕育过程。

初生论

儿才生出母腹中，急当举之，便以绵絮包裹，抱大人怀之温暖。虽暑月，亦不可遽去绵絮，须渐渐减去之。盖乍出母腹中，不可令冒寒也。又急以绵裹手指，揩拭儿口眼中及周遭秽血，皆令尽净，不可令入口眼也。若举迟失于包裹，则令儿中寒；若秽血得入口眼，则令儿生病。其证候方论并在后

【点评】"初生论"讲新生儿刚分娩出来，应注意保暖和清洁秽血，避免新生儿生病。

回气论

儿才生出母腹中，哭声迟者，急以葱白细鞭①其背，呼父小名，即啼。又儿才生下，气欲绝，不能啼者，必是难产或冒寒所致，急以绵絮包裹其儿，顿②放大人怀中温暖。若已包裹，须更③添之，令极温暖，且未得断脐，将胞衣置灰火上烧之，仍捻大纸，却盛蘸油点着，于脐带上往来遍燎之，以脐带连脐，得火气由脐入腹故也。更以热醋汤揩洗脐带，须臾则气回啼哭，然后如常洗浴断脐，此法甚良，救者甚多。

【点评】本段论述若新生儿出生后不会啼哭的原因和施救措施。

---

① 鞭：鞭打，敲打。
② 顿：马上。
③ 更：再次。

洗浴论

儿才生下，须先洗浴，以涤荡污秽，然后乃可断脐也。若先断脐，则浴水入脐而为脐疮等病，及浴水须入药，预先煎下，以瓶贮顿，临时旋暖用之，不犯生水即佳。并以后浴之，亦用药煎汤。拣所宜时日则大良矣。凡浴宜用寅、卯、酉日。若初生不值但于日中选此三时。如时亦不值，唯忌壬、午、丁、巳、癸、巳日时大凶而与避之，余皆可也。今具煎汤用药下项。

用猪胆汁汤浴儿，则不患疮癣，皮肤滑泽；用金银、虎骨、丹砂煎汤，则辟邪恶、去惊，单用虎骨亦得；用李叶切半升煎汤，则解肌热，去温壮；用白芷二两，苦参三两，剉碎煎汤，则去诸风；用蒴藋①、葱白、胡麻叶、白芷、藁本、蛇床子煎汤，退热；用苦参、黄连、猪胆、白及、杉叶、柏叶、枫叶煎汤，去风；用大麻仁、零陵香②、丁香、桑葚、藁本煎汤，治诸疮；用金银、桃奴、雄黄、丹砂煎汤，则辟邪除惊；用益母草煎汤，治疥癣诸疮。

凡煎汤，每用水一斗③，入药煎至七升④，去滓，适寒温用之。冬不可太热，夏不可令冷，须调停得宜，乃可用之。儿自生之后，须依时洗浴，以去垢污，又不可数数。若都不洗浴，则皮皱毛落，多生疮疥。凡洗浴时，于背上则微微少用水，余处任意，即不可极淋其背，亦不可久坐水中，则引惊作病，切须慎之。如常能依法用之，令儿体滑舒畅，血脉通流，及长少病，无不验也。

---

① 蒴藋(shuò diào 朔掉)：中药材名。本品为忍冬科植物蒴的全草或根。别名接骨草、接骨木、珊瑚花、排风藤、铁篱笆。
② 零陵香：为双子叶植物药报春花科植物灵香草的带根全草。
③ 斗：古代计量单位，1斗相当于现在的12~13.5斤，即6~8千克。
④ 升：古代计量单位，10升为1斗。

【点评】"洗浴论"讲述了新生儿洗浴的方法及药浴的处方名称和用法以及药浴的注意事项。上述方中用了金银花、白芷、蒴藋、李叶、葱白、黄连、零陵香、猪胆汁等清热解毒，解表祛风；虎骨祛风通络，强筋健骨；丹砂安神定惊；蛇床子、胡麻叶燥湿祛风；白及、杉叶、柏叶、益母草活血凉血；丁香温中降逆，散寒止痛；桑椹、大麻仁生津润燥；雄黄解毒杀虫。

断脐论

儿生下须当以时断脐，若不以时断脐者，则令脐汁不干而生寒，为脐风之由。断脐之法，当隔单衣，以牙咬断之，将暖气呵七遍；若用刀断之，须用剪刀，先纳怀中暖透，然后方用。不得便用冷刀，多致伤脐生病，宜切戒之。其断脐带，当令长至足跗①，或云当长六寸。若太短则伤脏，令儿腹中不调；若太长则伤肌，令儿皮枯鳞起。才断脐讫②，须用烙脐饼子安脐带上，烧三壮③，炷如麦大；若儿未啼，灸至五七壮，灸了，上用封脐散封裹之法。须捶治帛子令柔软，用方四寸许，上置新绵厚半寸，及上置药末，适紧慢以封之。如不备其药，即用极细熟艾一块，置于上封之，但不令封帛紧急，急则令儿吐呃，又须常切照顾，勿令湿着及襁褓中，亦不可令儿尿湿，恐坐疮肿及引风也。

烙脐饼子

豆豉　黄蜡各一分　麝香少许
上以豆豉为细末，入麝研匀，熔蜡和剂，看大小，捻作饼用。

---

① 足跗：脚面，脚背。
② 讫（qì气）：绝止，完毕。
③ 壮：艾炷灸时计数的单位。

封脐散

雄鼠粪七枚，两头尖者是　　干姜枣大甑带①鸡子许三味同烧灰　　绵灰半两别烧称

绯帛②灰别烧称半分　　胡粉③三钱炒黄　　麝香少许

上同研极细末。每用半钱至一钱，敷脐上封之，永不患脐疮肿。如已因风湿患疮肿者，看脐带落与未落。依此用药便瘥④。

儿已封裹脐了，一切如法，得数日许，忽然怒啼，似衣中有刺者，此乃脐燥，还刺其腹故也。当与解之，易去故帛药物，更换裹之，如无此证，亦于十日许解视。换时须避风冷，若遇冬月，左右置火，于温暖处换之。至于寻常换衣用粉，亦当如是，若失于照顾，致伤脐患者，具方于后。

治小儿初生，脐未落时，肿痛水出。

上取故绯绢烧灰，研细末敷之。

治小儿脐中汁出不止赤肿。

白石脂为细末，炒令微暖敷之，日三四。

治小儿脐疮。

以甑带烧灰，研细末，猪膏和敷，或以桑白皮汁敷乳上，吮儿饮。

又方

以东壁上土⑤敷之。治历年不瘥者，伏龙肝⑥亦得。

---

① 甑带：中药之一种，现今已很难觅到。江南以蒲为甑带，取久用败烂者用之。取其久被蒸气，故能散气也。甑带灰，主腹胀痛，脱肛。煮汁服，主胃反，小便失禁不通，及淋，中恶，尸疰，金创刃不出。

② 绯帛：是指红色的丝质布条。帛，为顶级丝制布条、白色丝织布条。绯，是指红色，深红色。

③ 胡粉：铅粉。

④ 瘥：治愈。

⑤ 东壁上土：古代土城墙或民间土墙建筑东边墙上的泥土。作用排毒、解毒、祛黄、去浮肿。

⑥ 伏龙肝：即灶心土，作用温中燥湿，止呕止血。

又方

以当归为细末敷之。久不瘥者，用之神效。

治赤肿或脓血清水出者。

又方

以马齿苋叶烧灰，研末敷之，或以露蜂房烧末敷之。

又方

以干蚵蚾①火煅为灰，研末敷之佳。

又方

以黄柏为细末敷之，治久不瘥者。

治小儿脐赤肿。

杏仁半两，猪颊车骨中髓七钱半，先研杏仁极烂，和髓敷之，一方研杏仁如脂，和髓中膏敷。

治小儿因剪脐，伤外风，致脐疮久不干。

白矾煅、白龙骨煅，等分，同研为细末敷之。少少用，如无两味，但得一味亦可。

又方

以绵烧灰，研为细末敷之，新旧皆可。

胡粉散 治小儿脐疮湿不瘥，若至百日即危极。

胡粉一钱，细研　干姜烧灰，一钱，细研　白石脂烧存性，称一钱，细研

上同为细末，每用一字②或半钱敷上。

凡小儿患脐疮未愈，不可乳令大饱，大饱则令儿脐风。

【点评】"断脐论"论述新生儿断脐的方法和断脐后使用的药物，强调"不得便用冷刀，多致伤脐生病"，同时描述烙脐饼子、

---

① 蚵蚾(kē bó 科博)：蟾蜍。

② 字：古以"开元通宝"钱币做计量单位，将药末填满钱面四字中一字之量，即约一字，约合今之0.4克。

封脐散、胡粉散等制作方法和作用。药物多选用清热解毒、凉血止血的东壁土、马齿苋、露蜂房、干蛄蚾、黄柏、伏龙肝，收敛固涩之猪骨髓、白矾、龙骨、绵灰、胡粉、白石脂，且多用外敷方法，说明古人很早就使用外治法治疗新生儿疾病。

相视寿夭论

儿生下，洗浴断脐之后，当视其寿命长短，成人不成人。儿生身不收者死；儿生鱼口①者死；儿生股间无生肉者死；儿生汗血者死；儿生颐下②破者死；儿生囊③下白或赤者皆死；儿生阴不起者死；儿生身如凝血若无皮者死；儿生脐小者不寿；儿生声绝而复扬急者不寿；儿初生目自开者不成人；儿初生头四破者不成人；儿初生啼声散者不成人；儿初生身软如无骨者不成人；儿初生啼声深者不成人；儿初生头毛不周匝不成人；儿初生汗出不流不成人；儿初生小便凝如脂膏者不成人；儿初生常摇手足者不成人；儿初生枕骨不成，能言而死；儿生膝骨不成，能倨④而死—云尻骨⑤；儿生掌骨不成，扶伏而死；儿生踵⑥骨不成，能行而死；儿生膑骨不成，能立而死。儿初生阴大而与身色同者成人；儿初生脐中无血者成人；儿初生啼声相连延属者寿；儿初生卵下缝通达而黑者寿；儿初生身体鲜白而长大者寿；儿初生额上有旋毛者妨父母；儿初生目视不正数动或哭而豺声者非佳人；儿初生发稀少者不听人教。

---

① 鱼口：中医病名，生于腹股沟结肿成疮毒的性病，西医病名为性病性淋巴肉芽肿。
② 颐下：下巴。
③ 囊：阴囊。
④ 倨：古同"踞"，伸开脚坐着。
⑤ 尻(kāo)骨：言脊骨末端、屁股之意。
⑥ 踵：脚后跟。

【点评】"相视寿夭论"详细描述新生儿出生后，出现哪些情况可能会夭折，哪些会顺利成长。

初生服药论

儿初生出母腹，揩拭口眼净，洗浴了、断脐毕、褓包讫，且未得与乳，当用好甘草一中指节许，擘碎，以水三蚬①壳，煎二蚬壳，以绵缠指，蘸与儿吮之，若吐出恶汁②为佳；若服二蚬壳不吐，即无秽物，不须更服也。此法不问儿虚实壮怯，皆须服之。次看形色，若面色红润，啼声响快者，用擘破黄连，以汤浸取浓汁，调朱砂末，抹儿口中，打尽腹中旧粪，方可与乳。又法，以汞粉半钱，旋旋吮儿，良久脐粪乃下为佳。故《圣济经》云：凡儿初生，恶血未纳者，拭以绵指，吞而在胸膈者，吐以甘草；入而在腹内者，利以黄连汞粉，皆所以革污秽也。次用好朱砂一大豆许，细研水飞炼蜜一蚬壳，看稀稠和膏，分三剂，每用一剂，乳汁化，时时滴儿口中，三日内服尽即止。姚和众云：成炼朱砂，能温肠胃，壮血气也，一日只可一豆许，勿得过也，分三次用。次用真牛黄一大豆许，细研，以炼蜜酸枣大，和成膏，每用一大豆许，乳汁化下，时时滴儿口中。姚和众云：能去惊，辟邪恶之气。若儿形色不实，怯弱者，不宜服之。如胎热，或身体色赤黄者，宜多服。此法在三日外也。

【点评】"出生服药论"讲述了刚出生的婴儿用甘草催吐和黄连去胎毒、促进胎粪排出，书中有些药物鉴于其毒副作用，现在医家已经很少使用，如汞粉、朱砂等，牛黄因为药物昂贵，现在

---

① 蚬：河蚬。
② 恶汁：脓汁。

也较少使用。

中寒论

儿才生，举迟或断脐晚者，令见冒冷，故寒中之也。又先断脐，后洗浴，则水气得入之；或洗时水气所干，亦为中寒之候。其证腹中绞痛，夭纠啼呼，面青黑，尿清白，当以当归末为粉，着于絮上，灸而熨脐腹，日日频熨，至啼止脐干为度。仍不可灸，令大热，恐引惊也。

【点评】本节讲述了刚出生的新生儿因为各种原因出现"中寒之候"的表现，治疗措施是用当归粉频频灸熨腹脐部；还指出了注意事项"不可灸令大热，恐引惊也"。这种治疗措施在现在的医疗实践中也是行之有效的。

初生不乳论

初生洗浴断脐褓包、革秽污、下脐粪都了，经日不饮乳及不小便者，此因难产，或包裹举迟中寒，或被风邪微干，伤动脏气所致。有此候者，多为撮口，治不可稍缓。

通关散 治初生儿不饮乳及不小便。

以石银器中贮奶汁二合①，入四破葱白一寸，煎取一合药，注子分灌之，服尽立效。

---

① 合(gě 葛)：计量单位，十合为一升。1 合为现代 100 毫升。

【点评】本节讲述了新生儿出生一天后出现不吃奶、无小便的情况的原因和预后，以及应服用"通关散"的药物剂量。

脐风撮口论

儿自初生至七日内外，忽然面青，啼声不出，口撮①唇紧，不能哺乳，口青色，吐白沫，四肢逆冷，乃脐风撮口之证也。此由儿初生剪脐不定伤动或风湿所乘。其轻则病在皮肤，而为脐疮不瘥；其重则病入腑脏，而为脐风撮口。亦如大人因破伤而感风，则牙关噤而口撮不能入食，身硬四肢厥逆，与此候颇同。故谓之脐风撮口，乃最恶之病也。《千金》有曰：小儿忽患脐风撮口者，百无一活，皆坐视而毙，良可悯恻。有一法极验，但世罕有知者，凡遇其患，则看儿齿龈上有小泡子如米状，急以温水蘸熟绵子，裹手指，轻轻擦破，即口便开而安。又法，视小儿口中上下龈间，若有白色如豆大许，便以指甲于当中掐之，自外达内，令匝至，微有血出亦不妨。又于白处两边尽头，亦依此掐，令内外气断，不必直破入指甲矣，恐太甚则伤儿，此二法相类。《子母秘录》云：于掐破处以蜈蚣末敷之，大良。及有治方集之后。凡儿产时诸物但令开口勿闭，以厌撮口口噤也。

治小儿断脐之后，不慎照管，致风湿所乘，令儿不能乳哺，名曰脐风，宜速疗之，不久则为撮口也。

当归去须，半两，洗焙　天浆子②去壳，三个，微炒　乱发一钱，烧灰

上为细末，入麝香一字许，时时敷脐。

又方

黄柏剉　釜下墨煤乱发烧灰存性

----

① 撮：聚集。

② 天浆子：天浆子又称雀瓮、棘刚子等。出自《神农本草经》。为刺蛾科动物黄刺蛾的虫茧。善治小儿慢惊、撮口及发噤。

上各等分，同为细末，用一字或半钱敷之。

金两黄散　治小儿脐疮不瘥，因风传变，欲为撮口，或为发痫者。

川黄连_{去须，一分，为末}　胡粉_{一钱，研}　龙骨_{一钱，煅红研}

上同为细末，每用少许敷之，时时用。

定命散　治小儿剪脐中风，唇青撮口，吐白沫四肢冷。

赤足蜈蚣_{半条，酒炙，令干}　川乌头尖_{三个，生}　麝香_{少许}

上为末，入麝研匀，每服半字，煎金银薄荷汤调灌。

治小儿初生撮口。

蛇蜕皮_{一分，微炒}　钩藤_{一分}　干蝎梢_{一分，以上先细末}　朱砂_{一分，别研水飞}　麝香_{半钱，别研}　真牛黄_{半钱，别研}

上同研细，拌匀再研，每服一字，取竹沥一二点，同乳汁调灌下。一方只蛇蜕朱砂麝香各一分，每用半字，津调涂口中，日五七次。

又方

以盐豉置脐上灸之。

又方

以夜合花枝浓煎汁，拭口并洗。

又方

于儿口傍，先刺令见血，碎雀瓮汁涂之。

又方

生捣鼠妇，并雀瓮汁相和，调涂抹口中，渐渐乳，得效。鼠妇乃湿生虫也。

【点评】本节详述新生儿破伤风（脐风撮口）的病因、临床表现及预后。"初生剪脐，不定伤动，故谓之脐风撮口，乃最恶之病也"，指出新生儿破伤风是因为分娩时剪脐不洁所致，而且指出新生儿破伤风是危重症。详细介绍了治疗脐风的药方和使用方法。虽然现代医疗条件下很少使用这些方剂，但在当时的条件下也挽救许多新生儿生命。

胎中病论

儿自生下，至一腊①前后有病者，多是未生之前，在母胎妊之时，母食毒物，胎有所感，至生下之后，毒气发而为病。又有母于妊娠之时，失于固养，气形勿充，疾疢因之。故《圣济经》言：病生于中者，与生俱生也。今叙于后。

梗舌

儿才生出母腹，因与揩拭口中恶物，便仔细看儿口中，如有皮膜，似芦苇管中之膜，裹定儿舌，或连舌根者，此名梗舌，乃胎毒所攻而生。或母于妊娠时，爱食飞禽之物，感而所致。便须急以指甲刺破剥去之，揩拭血净，用烧白矾灰细末，敷半绿豆许。若不摘去，则梗其舌而不能语，令儿哑也，及日数多，亦不能去也。

气闭

儿初生一二日间，有大小便不通、腹胀满而欲绝者，此胎毒之气郁闭所致也。便急令一妇人，用温水先漱口了，后吸咂儿前后心并脐下及手足心，共七处，各五七次，以赤红色为度。须臾气散则自通矣，不尔即无生意也。有此候用此法，可谓再生。

鹅口

儿自初生，至七日内外，因胎毒上攻，于舌上生白屑如米，连口

---

① 腊：人出生后七天。

两角，生黄疮及舌下有膜，如石榴子大，令儿声不发者，名曰鹅口。

保命散 治小儿鹅口。

白矾一分，烧　马牙硝①半两，研细　朱砂一分，研细水飞干

上同研匀细末，每用一字，取白鹅粪，以水搅取汁调之。先以手指缠乱发，揩拭儿舌上口角颊中，去垢秽净，然后用药敷之令遍。缠发揩时，以井花水②沾用，或以绵缠指头，沾栗莀汁用。

治小儿鹅口不能乳。

以马牙硝研细，遍掺舌上下、两颊口角内外患处，日三四次。

又方

以桑白皮汁和胡粉敷之。

又方

以鸡胵中黄皮烧灰研细，乳和敷之。

又方

以白鹅矢汁灌口中。

又方

以黍米汁敷之。

又方

以全蝎七枚，先用薄荷汁浸过，后用薄荷七叶裹之，文武火炮过，焙令干，研末，更入黄丹③，同研匀细，熟蜜和为膏，敷病处。

垂痈④

儿自初生至七日内外，因胎毒上攻，血气不敛，儿口中上连喉

---

① 马牙硝：即芒硝。

② 井花水：清晨初汲的水。

③ 黄丹：用铅、硫黄、硝石等合炼而成。内服小量可坠痰截疟，又可用于虫积腹痛，因本品有毒，故临床上极少应用。

④ 垂痈：又名"紫舌胀"，是指小儿初生六七日间，喉里舌上有物，状如悬痈。

舌，生物如芦箬盛水之状，或作疱在悬雍之前，塞其气路不通，令儿危殆，名曰垂痈。又儿生下即死者，多此病也。人少知之，当急视之。凡遇是病，便以指甲摘破，或以绵缠长针，留尖如粟米许刺之，令儿气泄则活，其疱破，则出青黄血水，便用帛子搵拭，及用盐汤蘸帛楪揩令净。若入喉，即伤儿，慎之慎之！如一刺复作者，再刺。

如圣散　治垂痈。

铅霜一分，研细　真牛黄一分，研细　太阴玄精石①一分，研细　朱砂一分，研细水飞，日干

上件再同研匀，入白龙脑细末半钱相和，每用抄一字至半钱，掺儿口中。

重腭重龈重舌

儿初生至七日内外，因胎毒上攻于儿口中，若发于上作肿，作两重之状，名曰重腭。若发于上下齿龈两傍，肿如叠龈者，名曰重龈；若发于舌上肿起，初更生一小舌者，名曰重舌。肿闷作痛，令儿多啼，不能哺乳而妨碍。

治重腭重龈重舌，上以蛇蜕皮烧灰，研细末敷之。

又方　治如前。

上以生蒲黄末敷之。

乌贼骨散　治重舌肿闷，妨碍吮乳。

乌贼骨一两　干蜣螂②半两，烧灰　蒲黄半两，研　枯白矾灰一两，研

上和研如粉，每用半钱，以鸡子黄调涂肿上，咽津不妨。

又方　治如前。

以蛇蜕皮为末，干捻敷舌下患处，不一时便消。不能饮乳者，用之得能饮，或以鸡羽蘸淳醋，展药掠舌下。

---

① 太阴玄精石：又名阴精石、玄英石，主要成分是硫酸钙。
② 蜣螂：即屎壳郎，咸、寒、有毒。

又方

以木兰①皮长一尺，广四寸，削去粗皮，以醋一升，渍之取汁，注患处。

又方

以伏龙肝研细末，牛蒡汁调敷，或以衣鱼②涂舌上。

又方

以马牙硝末涂舌下，日三。

又方

以三家屠肉，切如指大，以摩舌上。

又方

以黄丹豆许，纳管中，吹舌下。

又方

以蒲黄敷之，不过三次，瘥。一方，微炒，以纸铺地上，出火毒，研罗细末，先用温水蘸帛裹指，轻轻按掠后掺药。

又方

以桑白皮煮浓汁，涂乳上吮儿。

治重舌妨闷欲死。

以乱发烧灰，研细末，以敷舌下，频频用。或烧簸箕皮敷上。

又方　治如前。

以鹿角炙过，温热熨之，或如米粒大，安舌下。

又方

以小豆煮汁和鹿角灰敷之，日三。或以赤小豆末，醋和敷舌上。

又方

以露蜂房烧灰，研细末，醋和膏敷之。

---

① 木兰：即辛夷。
② 衣鱼：即蠹鱼，蛀蚀书籍衣服。

蓐疮

儿自初生，七日内外，因胎毒攻发，身生疮者，名曰蓐疮。谓在产草上生疮也。治蓐疮以黄连为细末，先用生麻油涂盏子内，将黄连末遍掺油上，倒合在铫①三脚子上，下用艾叶火熏令极干，刮聚，再入生油、腻粉②各少许，和膏敷之。

又方

以泽兰心细嚼敷之。

又方

以葵根烧灰敷之。

治小儿初生三日，头面生疮缘起，身体壮热，多啼。

升麻　柴胡_{去苗}　石膏_{各一分}　甘草　当归_{去须，各半两}

上㕮咀③，每服一钱，水半盏，煎至二分，去滓，时时与，量儿大小加之。

治小儿初生，蓐中生热疮。

以鸡子五枚敲破，去白，只取黄，又以乱发如鸡子黄许，二味相和，铫子中煎熬，取汁涂之，更用苦参末敷之，甚奇。

刘禹锡云：顷在武陵生子，蓐内便有热疮，发于臂腿，蔓延半身，初用他药无益，状候至重，昼夜啼号不乳。因阅本草有云：乱发合鸡子黄煎消为水，疗小儿惊热下痢。注云：去痰热百病。又鸡子，本草云：疗热疮。因用之，立效如神。煎法：鸡子黄乱发初入铫煎时甚干，少顷发焦，遂有液出，旋取置一瓷碗中，以液尽为度。

---

① 铫(diào 掉)：为一种带柄有嘴煮开水熬东西用的器具。
② 腻粉：水银粉。
③ 㕮咀：切细。

口噤

儿自初生，至七日内外，忽口噤，不能乳，腹急多啼，下青黑粪，或口生疮如粟米，名曰口噤。此证牙关急而口噤，与撮口相似。然撮口证面色青，啼声不出，口吐白沫。此口噤证，面色赤而多啼，口不吐白沫，所以异也。此缘儿在母腹中时，为风热伤胎所致。故《圣济经》曰：风热伤胎，生而口噤也。《千金》云：赤者为心噤，白者为肺噤。

立圣散　治初生儿口噤不开，不收乳。

干蜘蛛一个，去足口，取新竹沥一中，蚬壳浸一宿，炙焦，为末　干蝎梢七个，为末　腻粉一钱

上同研匀细末，每服一字，乳汁调，滴儿口中，时时用。

又方

以鹿角粉、大豆末等分研细，乳和，涂乳上，以儿吮服。

又方

以生甘草一分细判，水一盏，煎至六分，去滓放温，分数次，灌儿口中，令吐出痰涎秽物，后取猪乳汁点儿口中，瘥。亦治撮口。

又方

以真牛黄少许研细，淡竹沥调一字灌之，次以猪乳滴口中。

又方

以赤足蜈蚣去足，炙黄为末，以猪乳调半钱，分三四次温灌之。一方用雀瓮不开口者五枚，烧灰研细末，饮调服一字。

又方

以白僵蚕二枚为末，蜜和，敷儿口内。如无，以原蚕蛾二枚，炙黄代之，亦治撮口。

又方

以雀矢白，水和丸麻子大，乳服二丸。鸡矢白亦佳。一方鸡矢白枣大，绵裹，水五合，煮二沸，分服。

治小儿口噤体热。

上以青竹茹三两醋一升，煎取三分之一，温分数服。

治小儿口噤，牙关不开。

上以天南星一个煨①熟，急用纸封角，莫令透气，却以纸裹，近上尖处，劖一窍子鸡头大，令热气出，于鼻孔中熏之，牙关立开。亦治撮口。

躽②啼

儿自初生以来，身色青白，无血色，好啼哭，昼夜不止，身体仰而躽，夜则甚，腹满不乳，大便青白，昼夜啼，诸药不效者，此名躽啼。乃儿未生以前，在胎胞中时为风冷伤所致。故《圣济经》曰：风冷伤胎，生而躽啼。《千金》有云：小儿有胎寒，则腹痛躽啼，时时吐呗，或腹中如鸡子黄，按之如水声便没，没而后出，不急治，多变为痫。

养脏汤 治小儿胎寒躽啼。

当归去芦③，一两 沉香 丁香 白术 桂心 川芎各半两

上为细末，每服一钱，水一盏，姜二片，煎半盏，去滓，滴儿口中。

治小儿忽患腹痛。夭矫汗出者，亦胎寒也。

---

① 煨：将药物用湿面或湿纸包裹，置于热火灰中或用吸油纸与药物隔层分开进行加热的炮制方法。其目的是除去药物中的部分挥发性及刺激性成分，以缓和药性，降低毒副作用，增强疗效。

② 躽（yǎn 掩）：身体向前弯曲。

③ 芦：又称"斧头"。一般指根头、根茎、残茎、叶基等部位。历代医药学家认为"芦"为非药用部位，有的且"致吐"，故应去掉。例如人参、防风等。

以梨叶煮浓汁七合，分三四次服，出《千金》。

又方

以当归为末，每用一小豆许，乳汁调下，日二夜一，病儿大，添之。

又方

以柏子仁为末，每服一钱半，温水调下。

矾石丸　治小儿胎寒躯啼、发痫。

以马齿矾火煅半日为末，枣肉和丸黍米大，每服一丸，乳汁送下，量儿大小增损，以瘥为度，有痰亦去，神良。兼治腹胀不嗜食，大便青黄色

血癖①又名胎积

儿未生之前，在母腹中，借母经血以滋养焉。至生下时，须拭去口中恶血，及用药下尽儿腹中秽血之粪，方才饲乳。若于生时，揩拭儿口中恶血不净，吞咽入腹，或腹中旧有秽粪，不曾下之，或下之不尽，因而成癖，故名曰血癖，又名曰胎积，至生下百日内外，儿生头疮，眼目赤涩，小便如血，口中气急，身体紫色，腹胀躁烦，多啼不乳。

胎积丸　治小儿血癖。

白丁香二十一个　轻粉半钱　滑石半钱　乳香半钱　巴豆三十个，针串灯上烧焦微存性

上为末，糊丸黍米大，每一二丸，看虚实大小与服，煎柳心七个，汤放温送下。连一二服，粪下恶物是效。亦令乳母服和气药调养饲儿，若儿服药后吐不止，大便不通，面黑气喘者死。

---

① 癖：潜匿在两胁间的积块。

胎赤眼

儿自生下，至开眼以后，眼两眦及睑眶赤烂，名曰胎赤眼。此因儿生时稍难，留滞时久；或不慎照顾，致恶血入于儿眼；又或生下时，揩拭儿眼边，恶血不尽，亦令入儿眼，溃浥以生是病，不急治之，则至长不瘥。

二金散　治小儿胎赤眼。

黄连去须，一钱　黄柏一钱

上先为粗末，用奶汁同浸一宿，焙干收之，每用少许，以新绵裹荆芥汤浸，放温，时时频洗。

胎惊

儿在母腹，未生之前，因有所惊，胎内感之，至生下百日以来，儿心神不宁，睡卧不醒，壮热躁烦，啼哭无时，上视发搐，面青腰直，撮口缩腮，粪青黄水者。此名胎惊。方论著于惊疾门之中。

胎怯

儿自生下以来，面无精光，肌肉脆薄，大便白水，身无血色，时时哽气多哕，目黑睛少，羸尪①多哭，此胎怯也。宜天麻浴汤治之。

胎肥

儿生下肌肉厚，遍身血色红润，至满月以后，渐渐肌瘦，目白睛

---

① 羸尪：羸，瘦弱。尪，胫、脊或胸弯曲的病，瘦弱。

粉红色，五心热，大便难，时时生涎，此胎肥也。更看父母肥瘦，肥不可生瘦，瘦不可生肥。治亦天麻浴汤。

胎热

儿生下有血气，时叫哭，身壮热，如淡茶色，目赤，大便黄赤，粪稠，急食乳，此胎热也。治亦宜天麻浴汤。

天麻浴汤　治小儿胎怯、胎肥、胎热等诸疾。

天麻二钱　蝎尾去毒为末　朱砂末各半钱　白矾末　麝香一字　乌蛇肉酒浸，去皮，焙干为末　青黛末各三钱

上为末匀，每服三钱，水三碗，桃枝叶五七条，煎十数沸，带热浴之。勿得浴背，汤须适温热用。

治小儿胎热，或乳母饮食粗恶辛苦，乳汁不起。儿色如淡茶黄色，瘦瘠不为肌肤，四肢痿躄①缭戾，服之充悦健壮。

芍药二两半　柴胡去苗，二两　鳖甲　茯苓去黑皮，各一两半　人参去芦大黄各一两　甘草　干姜各半两，如热即用枳实

上为末，炼蜜和丸大豆大，百日至一岁儿服一丸，乳服，日二，量儿大小增减。

【点评】本节详述各种新生儿疾病，如"梗舌""气闭"（肠梗阻）、"鹅口"（口腔白色念珠菌感染）并给出方剂如"保命散"等；"垂痈"（又名"紫舌胀"）的外治方法以及使用的药物"如圣散""乌骨散"等；"褥疮"的病名、病因和治疗药物；"口噤"的症状和"撮口"的鉴别诊断及治疗药物"立圣散"等；"啼"病的病名、病因和预后；"养脏汤""矾石丸"治疗胎寒啼；"血癖"（胎积）的病名、病因和治疗药物的使用注意事项；"胎赤眼"的病名、病

---

① 躄：跛脚。

因和药物(二金散)的使用注意事项；提出"胎惊""胎怯""胎肥""胎热"的病名，以及治疗药物"天麻浴汤"的药物组成和治疗方法。本节阐述了13种新生儿常见疾病，有些疾病的描述和治疗方法，相对于现代疾病亦不过时，如"鹅口疮"病。

胎不治病

胎内十二证　一双瞽①，二只眇②，三骈拇③，四六指，五体残，六肢废，七独肾，八喑哑，九缺唇，十社老，十一挛拳④，十二侏儒。

胎外十二证　一睛凸，二近视，三鼻齆⑤，四耳反，五结喉，六项瘿⑥，七舌短，八节弹，九龟胸，十驼背，十一膝并，十二交胫。

六指儿生下六指者，外科以利刀截一指，外贴生油膏，往往有不见痕迹者。

缺唇儿生下缺唇，亦能弥缝，然不能掩其痕。十二病中，惟是二种仅有手段。昔人之不能，而后人得之，千载之后，必有治今人不治之病者。

【**点评**】本节详述各种新生儿疾病中的先天发育畸形的疾病，特别指出"六指"(手部多指畸形)、"缺唇"(先天唇腭裂)是可以外科方法治疗的。难能可贵是作者的胸怀及格局，指出"昔人之不能，而后人得之，千载之后，必有治今人不治之病者。"在现在的医疗条件下，上述的先天发育畸形都可以得到很好的治疗。

---

① 双瞽：双眼盲。
② 只眇：单眼盲。
③ 骈拇：足蹈趾与第二趾合成一趾。
④ 挛拳：手掌挛缩。
⑤ 鼻齆(wèng 瓮)：因鼻孔堵塞而发音不清。
⑥ 项瘿：甲状腺肿大。

五气论

儿自胎孕以至生成，皆禀五行而分五脏，故自五气以生五态而各不同。《圣济经》言，五行孕秀有异宜，五态委保有殊气，冲和均赋，体性潜异者，盖母气胎育，有盛衰之虚实，故其子生也有刚柔之勇怯。又经云：心气虚而语晚，肝气微而行迟，脾气弱而肉瘠，肾气怯而解颅。如此之类，悉皆是矣。然五脏之气，禀受殊异，其于怯弱者，圣人亦有方药以补养之矣。

心

心气盛者，则伶俐，早言笑，形神清而多发；心气怯者，则性痴而迟语，发久不生，生则不黑。心主血，发为血之余，怯则久不生也。心系舌本，怯则语迟也。

治小儿生下无发，以鲫鱼烧灰末，和酱敷之，即生。

苣胜①**丹** 治小儿发久不生。

当归去芦，一两 生干地黄去苗土，一两 芍药一两，以上并为末 苣胜一合，别研 胡粉半两，别研

上同研匀细，炼蜜和丸黍米大，每服十粒，煎黑豆汤下，兼化涂头上，量大小用。

---

① 苣胜：黑胡麻。

又方

以楸叶中心子杵烂，绞汁涂之。

又方

以羊屎烧灰，淋汁，同豉汁洗之，三日一次，不过十次，即生。

又方　治血热，发薄不生。

以桃柳煎汤，入猪胆汁和沐，头发自生。

菖蒲丸　治小儿心气不足，从小至数岁不能言。

石菖蒲二钱　人参去芦，焙，半两　丹参去芦，一钱　天门冬去心，焙，一两 麦门冬去心，焙，一两　赤石脂三钱

上同为细末，炼蜜丸绿豆大，温水下五七丸至十余丸，量大小增损，日三，久服取效为度，无时。

又方

菖蒲一两，一寸九节者良　远志甘草水煮去心，一两　桂心一两　黄芪半两 人参去芦，半两　黄连去须，半两　酸枣仁汤浸，去皮，半两

上为细末，炼蜜和丸，如鸡头实大，每服一二粒，煎生姜汤化下，无时。

又灸法

灸心俞三壮，灸两足踝三壮。

又方　治五六岁不语，此心气不足，舌本无力，不能发转故也。一云，风冷伤于少阴。

以赤小豆为末，酒和涂舌上，神效，以社坛余胙酒①，与少许饮。

肝

肝气盛者，则跷健而早行立；肝气怯者，则长不能行而脚细，名曰鹤膝；肝主筋，怯则筋弱，故长不能行也。又或眉久不生，眉属

---

①　胙酒：古代祭祀用的酒。

肝，肝气不荣，故眉久不生也。何以知眉属肝？且五脏皆有毛。其发属心，心为火，火性炎上，故发生上枪也；须属肾，肾为水，水性润下，故须生下顺也。是以女人皆无外肾，故无须也；毛属肺，肺在五脏之上而主外，故毛生皮肤之外也；眼睫属脾，眼轮亦属脾，脾在右偏，故睫斜生眼轮之上也；眉属肝，肝在左偏，故眉斜生眼睫之上也。左为上，右为下，所以眉在上而睫在下也。

麝茸丹　治小儿从小至数岁不能行<small>经大验</small>。

麝香<small>研</small>　茄茸<small>酥涂炙黄</small>　生干地黄<small>去苗，土焙</small>　虎胫骨<small>酥涂，炙黄</small>　当归<small>去芦，洗焙</small>　黄芪<small>剉，各半两</small>

上为细末，用羊髓二两，煮烂，和丸黍米大，每服十丸，磨沉香汤送下，乳前日三服。

羚羊角丸

羚羊角<small>用尖细节密者，锉取末</small>　虎胫骨<small>敲破，涂酥炙黄</small>　生干地黄<small>去苗，土焙</small>　酸枣仁<small>去皮，炒秤</small>　白茯苓<small>去黑皮，各半两</small>　桂<small>去粗皮，不得见火</small>　防风<small>去芦，切焙</small>　当归<small>去芦，切焙</small>　黄芪<small>切焙各一分</small>

上为细末，炼蜜和剂，每用一皂子大，食前温水化下，日三，儿大者加之。

又方

以五加皮为末，饮服之。又取葬家未开户盗食哺之，日三，便能起行。

又灸法　小儿自小至五岁，不能行者。

灸两足踝各三壮。

又灸法　小儿鹤膝脚细，不能行者。

灸膝眼三壮。

治小儿生下无眉毛，欲得生者。

以七月中采乌麻花①，不拘多少，阴干为末，以生乌麻油浸，每

---

① 乌麻：胡麻花。

夜敷之。

赤芝散　治小儿眉毛眼睫，因癣退不生，名乳颊癣。

野油花_{旋复花}　赤箭_{天麻苗}　防风_{去芦，各等分}

上为细末，先洗癣净揾干，以好油调涂之，后服乌犀丸。

乌犀丸

犀角末_{一钱}　猪牙　皂角末_{二钱末}　干蟾末_{三钱}　龙脑_{少许}

上为细末，熊胆汁和丸绿豆大，每服一丸，温水下，量大小加减。

脾

脾气盛者，肌肉厚而色紫，耐壮而乳多；脾气怯，则肌虚而喜汗，汗多则肉瘠。脾主肌肉，怯则肌虚，虚则荣卫衰，故汗多而肉瘠也。

丁香散　治小儿脾怯多汗。

陈皮_{一两}　青皮_{去穰}　诃子肉_{去核}　甘草_{各半两}　丁香_{二钱}

上为细末，每服二钱，水一盏，煎六分，食前温服，儿小分之。

香瓜丸　治小儿喜汗。

大黄瓜_{黄色出种子者}　川大黄_{湿纸裹煨①纸焦}　胡黄连　柴胡_{去芦}　青皮_{去穰}　鳖甲_{醋炙黄}　黄柏_{去粗皮}　芦荟_{上药各等分，瓜用一个}

上先将黄瓜割顶去瓤，以诸药为细末，填瓜内至满，却将顶盖口，杖子签定，慢火内煨熟，取药并瓜研之，如皮研不烂则去之，干却入面糊，和丸绿豆大。每服三二丸，乳后冷浆水②下，儿大加之。

---

① 裹煨：是将面粉用清水和成面团，压成薄冰状，或将草纸渍湿，用面饼或湿纸将药材逐个包裹，皮厚约15毫米，晾至半干后，再埋于热灰中，或置于热滑石粉中，煨至面皮焦黄色，或草纸变褐色，并透出药材固有气味时，取出凉后剥去皮，或热剥去皮，及时切片放凉。

② 浆水：为古代用粟米加工，经发酵而成的白色浆液。出自《嘉祐本草》，功能调中和胃、化滞止渴、治呕哕、伤食泻痢、烦渴。《本草衍义补遗》："味甘酸而性凉。"

粉法

黄连_{去须}　牡蛎_{火煅}　贝母_{各七钱}

上为细末，以米粉一升，同研匀，粉身，与丁香散同用。

肺

肺气盛者，肌肤莹白滑腻，发细黑浅。肺气怯则肌肤粗败，若无皮而血凝，故《宝鉴》亦名血凝。孙真人言：小儿出腹，肌肉犹是血也，渐渐坚化。肺主皮肤，肺气不充则血沮败，不成肌肤，故若无皮毛而血凝，面目绕鼻口悉黄，闭目撮面，口中干燥，四肢不能伸缩，哭无声，不吮乳，此皮毛不敛也。多是不育。《千金》治以龙胆汤。_{方具于后}

治初生儿血凝，皮肉不敛，哭无声，不吮乳。

以胡粉研细，酒和涂之，干即再。

又方

以白僵蚕为末，煎汤，适寒温浴之。

又灸法　初生儿血凝。

以脐四边各去脐半寸，并鸠尾下，五处各灸三壮。

肾

肾气盛者，囟小而合早，牙齿早生；肾气怯者，解颅而囟不合，牙久不生，生则不固，面惨目睛多白。肾主骨髓，脑为髓海，怯则脑髓不成，故囟解而不能结也。解颅不瘥，而百病交攻，极难将护，此最为大病矣。又肾主骨，牙乃骨之余，怯则牙久不生也。

玉乳丹　治小儿解颅。

钟乳粉_{依法炼者，半两}　熟干地黄_{依法蒸者，半两}　柏子仁_{半两}　当归_{去芦，半两}　防风_{去芦，分剉}　补骨脂_{一分，拣净微炒}　或加黄芪、茯苓亦得。

上为细末，入钟乳粉、柏子仁拌匀，炼蜜和丸黍米大，每服十丸，煎茴香汤送下，乳后。

又方

细辛_{去苗} 桂心_{各半两} 干姜_{七钱半}

上为细末。以乳汁和敷缝上，干即复敷，儿面赤即愈。

又方

以蛇蜕皮炒焦为末，用猪颊车骨中髓，调敷缝上，日三。一方只用猪颊髓。

又方

以驴蹄烧灰，研细末，生油和，敷缝上，以瘥为度。

治小儿囟不合。

生蟹足骨_{半两} 白蔹_{半两}

上为细末，以乳汁和，贴缝上。

又方

以龟甲煮汤，适寒温渍之，不得用黑者。

治小儿囟不合，鼻塞不通。

以大天南星微炮去皮，为细末，淡醋调，摊绯帛子上贴之，仍炙手热，频熨立效。

治小儿囟不合，囟肿囟陷并主之。

蛇蜕皮_{半两，烧灰细研} 防风_{去芦} 白及 大黄_{湿纸裹煨纸焦，各一分}

上为细末，入青黛一分，同研极匀，每用半钱，用猪胆汁调匀，将纸一片，按大小长短，剪一纸花子，摊药在上，仍于四边各留少白纸，用淡醋糊涂遍，以贴病上，不住以温水润动，一伏时换。一方以防风_{一两半}、柏子仁、白及_{各一两}，为末，乳汁和敷囟上，十日知，二十日愈，日一易之。

又法 治小儿解颅，囟不合。

作头巾与裹，遮护之，久而自合。《千金》云：良法也。

治小儿齿久不生。

以雄鼠屎三十枚，日一枚拭齿龈即生。其屎两角尖者，乃雄鼠屎也。一云，用雌鼠屎，两头圆者。①

又方

以黑豆三十粒，于牛粪火内烧令烟尽，细研，入麝香少许，再研匀细，用针挑不生齿处，令血出，以药末揩上。不得见风，忌醋。多年不生者，用之极效。

又方

以尿坑中竹木，正旦刮屑涂之，即生。

【点评】本节从五行、五脏、五体、五华的角度，分别阐述五脏所生疾病及治疗方剂。有些方剂还在广泛应用。

乳母论

儿生自乳养者，一切不论。若令乳母乳养者，必择其人，若有宿疾，狐臭瘘瘤，上气喘嗽，疥癣头疮，龟胸驼背，鼻齆紧唇，痴聋喑哑，颠狂惊痫，疽痛等疾，并不可令乳儿也。

凡乳母乃血气化为乳汁，则吾性善恶，悉由血气所生。应喜怒饮食，一切禁忌，并宜戒慎。若纵性恣意，因而乳儿，则令儿感生疾病也；若房劳乳儿，则令儿瘦瘁，交胫不能行；若醉以乳儿，则令儿身热腹满；若蓄热乳儿，则令儿变黄不能食；若怒作乳儿，则令儿惊狂上气；若吐下乳儿，则令儿虚羸气弱，是皆所忌也。

凡每乳儿，乳母当先以手按散其热，然后与儿吮之。若乳汁涌，恐儿咽乳不及，虑防呛噎，则辄夺之，令儿少息，又复与之。如是数反则可也。又当视儿饥饱节度，一日之中，知几乳而足量以为常。每于早晨，若有宿乳，须当捻去。若夏月不去热乳，令儿吐呗。冬月不

---

① 此种方法不可取。

去寒乳，令儿咳利。又若儿大喜之后，不可便乳，令儿惊痫；若儿大哭之后，不可便与乳，令儿吐泻。又乳儿不可太饱，恐停滞不化。若太饱，则以空乳令吮则消。

凡每乳儿，乳母当以臂枕儿头，令儿口与乳齐，乃乳之。不可用膊，恐太高，令儿饮乳不快，多致儿噎。又乳母欲寐，则夺去其乳，恐睡着不觉，被乳填沃口鼻，别生其他事，又且不知儿饥饱也。

凡儿生六十日，目瞳子成，能识人；百日，任脉反复；一百八十日，尻骨成，能独坐；二百日，掌骨成，能匍匐；三百日，膑骨成，能独立；三百六十日，膝骨成，能移步。乳母常须据时按节，续续教引，使儿能会，此是定法也。即不得常常抱持，过时都不教引，致令儿筋骨弛堕，又恐成腰脚之疾也。

【点评】本节从母乳喂养的角度，提出对乳母的各种要求，喂母乳的方式、方法和注意事项。例如"又乳母欲寐，则夺去其乳，恐睡着不觉，被乳填沃口鼻，别生其他事"，详细描述了新生儿含着乳头入睡的危险性，对现在儿童哺乳期喂养都有很好的教育意义。本节还指出婴儿生长发育的规律，母亲应按照孩子的发育规律，时常教导孩子运动。

慎护论

凡乳母慎护养儿，乳哺欲其有节，襁褓欲其有宜，达其饥饱，察其强弱，适其袂薄，循其寒燠，尽自有道，不可不知也。

凡儿自初生至满月，宜常常时取猪乳汁滴儿口中，令咽，最为佳妙；又以珍珠末一大豆许，用蜜一蚬壳和之，分三次或四次，每十日内外与一次，涂儿口中，安心神、镇魂魄。

凡儿生肌肉未成，不可与暖厚新绵之衣，当与故絮帛薄衣。若与新绵厚暖，则蒸燠生热，筋骨缓弱。故《圣济经》云：襁褓者，衣欲旧帛，绵欲故絮，非乃恶于新燠，亦资父母之余气，以致养焉。

凡乳母，若遇天和无风之时，当抱儿在日中嬉戏，使数见风日，则血凝气刚，肌肉硬密，堪耐风寒。若藏帏帐之内，重衣温暖，譬如阴地草木，不见风日，则脆软不任，易为伤损。故《圣济经》言：重衣温厚，帏帐周密，宜与减损，甚则伤皮肤、害血脉，是生多疾也。

凡儿常令薄衣，虽冬月，但令着两夹衣及衲衣之类。若极寒，即渐加旧絮衣。人家多务爱惜，乃以新绵厚衣，温养过宜，适以为害。薄衣之法，当从秋习之，若至来春稍暖，须渐减其衣，不可便行卒减，恐令儿伤中风寒。凡儿于冬月，须着帽项之衣。夏月须着背褡，及于当脊，更衬缀一重，以防风寒所干。谓诸脏之俞，皆在于背故也。又常令乳母，每日三时，摸儿项后筋两辕之间，名曰风池。若热，即须熨之，令微汗则愈。谚云：戒养小儿，慎护风池者，是也。

凡儿于春时，不可覆头裹足，致阳气不得出泄，则发热矣。凡儿常当看觑消息，无令身体有汗。若汗出则致腠理虚而受风寒，昼夜癍寐，皆当慎之。须审天气冷暖，衣服厚薄及以粉粉之。

凡儿于暑月，时常令在凉处，勿禁水浆，但少少与之，唯是不宜多与。

凡儿不可抱于檐下洗浴，又不可当风解脱，恐为寒干。又啼哭未断，不可与乳。冒冷冲寒，不可哺饲，恐为食伤。又不可近神佛之前，驴马之畔，又不可令儿见怪异之物及各门异户不相识之人，恐为客忤。

凡儿生三日之外，当与少哺。姚和众云：以粟米煮粥饮，研如乳汁，每日与半蚬壳许，以助谷神，导达肠胃。孙真人云：以粳米饮，七日外与三大豆许，慎不可杂与药吃。巢氏云：儿生满三十日后，当哺少物如二枣核许；至五十日如樱桃许；至百日如大枣许。若乳少，当以意增之，不可多与，恐不能胜，别生病矣。若乳多，不消哺食者，亦须少少与之，以壮肠胃。儿大稍稍增之，当有常剂。《圣济经》亦云：儿生三日用饮，过三日用哺。哺之以赖谷气也。哺之多少，量日为则，如是则五脏得养，而胃气壮矣。今之养小儿者，多务爱惜过当。往往至二三岁，尚未与食，致脾胃虚弱，体力怯软，平生多病。若在半年之后，宜煮陈米稀粥与之。十月以后，渐与稠粥烂饭，以助中气，则自然易养少病，惟忌生冷油腻荤茹甜物。

凡小儿乳哺，既有常剂，若忽尔却乳哺少者，此是腹中稍有不和也，便当与微微下之。若都不肯食，但饮少乳者，此伤重。要下之，不可不下也。若不与下，则生寒热，或为吐利。及为癖积，脉大者发病，皆不早治之由也。孙真人亦曰：小儿寒热，亦当下之，乃瘥。又小儿乳哺，不能无痰癖也。常节适之，若稍不进乳食，便以微药克化，紫圆最妙方在后。不得行快药转利，又不得为无事而迁延，致病大即难治尔。小儿微患，便与微下，则损不甚而易愈矣。若于春夏之时有疾《千金》云：立夏后，切不可妄行吐下。及微疾亦不可乱行针灸，盖针灸伤经络，吐下损腑脏故也。若误行转泻，则使下焦虚而上焦热，变成大病也。故巢氏有言：小儿春夏，自非甚病，决定不可吐下者是也。

【点评】本节"慎护论"着重讲述了婴儿保健的基本原则。从喂养、穿衣、户外活动、护理都进行了详细的描述，和现在儿童保健的观点"辅食添加从一种到多种，从少到多，从素食到肉食"高度契合。同时提出"微下"的观点，认为"小儿微患，便与微下，则损不甚而易愈矣"，其实是指出脾胃调畅则气机升降正常，和西医学"胃肠道内环境稳定"观点颇为相似。

食忌论

凡小儿有不可食之物，不可不知，今具于后。小儿不可多食栗子，令儿气弱行迟，热食则气壅；小儿不可食蕨菜，令儿立则无力，久不能行；小儿不可食荬，令儿不能行；小儿不可食黍米、鸡肉、胡瓜，令儿腹中生虫<small>经验方云：小儿未断乳食鸡肉，令小儿腹中生蛔虫</small>。小儿不可食越瓜，令儿发痼疾；小儿不可食麦，令儿发落<small>麦是荞麦也</small>。小儿不可食凫茨，令儿脐下痛。小儿不可食鲟鱼，令儿生癥癖；小儿不可食炒豆、猪肉，令儿生气壅致死

【点评】本节"食忌论"列举很多孩童不宜食用的食物，现在从医学角度看来多有偏颇之处，不足为信，但是明确指出小儿饮食有"忌口"的观点，仍值得今日借鉴。

大小论

经言六岁以上者为小儿，十八以上者为少年。据此之言，则十八以下者，皆为小儿也，此乃古之所论尔。以今时校之，则时世相异，理或未当。且《礼》云：男子三十曰壮，有室。又曰男子三十而娶，是古之男子，皆三十以上方娶，故十八以下得为小儿之称。今之时则不然，男不过十五而娶，至十八已有生一二子者，岂得为小儿也。以今时言之，当以十四以下为小儿治。其十五以上者，天癸已行，婚冠既就，则为大人治耳。

【点评】本节对儿童年龄的划分有自己的观点，认为 14 岁以下为小儿，15 岁以上为成人；认为"以今时校之，则时世相异，理或未当"，说明作者不墨守成规。

诸般色泽纹证论

经云：小儿六岁已还者，经所不载，有病难治，无承据之事

也。详之，此谓婴儿未能言者，有病则无由问其所苦，故无承据也。若能言者，必能问之。小儿岂有六岁尚不能言者哉？其不能言者，唯一二岁儿也。故先贤言婴儿未能言者，最为幼小。有病则肌肤未全，寸关不辨，变蒸交互，气血细微，若凭诊切，实难明晓。惟在观其形色，参其证候，乃知病之所在者矣。其观视之法，须要安神定志，勿令情意惑乱，不得于儿哭断之时、睡起之际，则色不正矣，须于辰时之后，巳时之前，夏即未热，冬即未温。外色不杂，内气闲雅，乃可向明而观察之也。《圣济经》曰：通识之士，必察刚柔勇怯，视其盛衰虚实，适以寒温，平以阴阳，病之轻重缓急，随证以治之，不必蔽于难治也。诸所论繁紊，难以执据，今采其当者，叙而次之。

诸色泽候

面上五脏部分色：左颊主肝，右颊主肺，额上主心，鼻上主脾一云唇口，颐上主肾。色青为风，色赤为热，色黄为食，色白为气，色黑为寒也。

面上五脏四时色：《经》言：五脏之色皆外荣于面，故死生疾病系焉。肝主春，其色青；心主夏，其色赤；脾主长夏，其色黄；肺主秋，其色白；肾主冬，其色黑，是谓五脏之色。随四时各荣于面也。其色不深不浅，应常光润者，为平和也。若色重深者，其脏实；浅淡者，其脏虚。

面上五脏生死色：《经》曰：滋荣者，其色生。青如翠羽，赤如鸡冠，黄如蟹腹，白如豕膏，黑如乌羽。枯夭者，其色死。青如草兹，赤如衃血，黄如枳实，白如枯骨，黑如炱煤①。

面上五脏部分相乘色：肝色青者本色也，赤者心乘肝也，黄者脾

———

① 炱煤：亦作"炲煤"。火烟凝积成的黑灰。

乘肝也，白者肺乘肝也，黑者肾乘肝也；心色赤者本色也，青者肝乘心也，黄者脾乘心也，白者肺乘心也，黑者肾乘心也；脾色黄者本色也，青者肝乘脾也，赤者心乘脾也，黑者肾乘脾也，白者肺乘脾也；肺色白者本色也，青者肝乘肺也，赤者心乘肺也，黄者脾乘肺也，黑者肾乘肺也；肾色黑者本色也，青者肝乘肾也，赤者心乘肾也，黄者脾乘肾也，白者肺乘肾也。

面上五脏四时相乘色：《经》言：青赤见于春，赤黄见于夏，黄白见于长夏，白黑见于秋，黑青见于冬，是谓五脏之生，五行相继也，为病轻。若肝色见青白，心色见赤黑，脾色见黄青，肺色见白赤，肾色见黑黄，是谓真脏之色，五行相克也，为病重。

面目死生色

《内经》曰：凡病面黄目青，面黄目赤，面黄目白，面黄目黑者，皆不死。《圣济经》云：脾真为本，而面黄必生者，以真气外荣故也。若面青目赤，面青目白，面青目黑，面黑目白，面赤目青者，皆死。谓无脾色外荣，而真气已绝故也。

鼻上色：《圣济经》曰：鼻端青为腹冷，黑为水气，白为无血，黄为胸寒，赤为有风，鲜明为留饮。

目内色：赤者心热，淡红者虚热，青者肝热，浅淡者肝虚，黄者脾热，无精色肾虚。

《金匮》死色：凡小儿病者，有黑色满面，或绕口入口，或延眉绕目，或暗人中者，皆死。有青色延面连目入耳者死。目无精光，眼中有物如横红针者死。

《外台》死色：凡小儿病者，面上有青黑色，如纱盖定，从发际至印堂者，不以疾状浅深，六十日死；至鼻柱者，一月死；至人中者，十日死；满面者，即日死。

【点评】本节详细论述了面部五脏望诊、四时色、生死色、面上五脏部分相乘色、面上五脏四时相乘色、面目死生色、鼻上色、目内色、以及《金匮》死色、《外台》死色的具体内容，对当今诊断疾病仍有一定的参考价值。

诸处纹状候

耳后完骨上，有青脉如线三两路，卧不静者，此痫疾候。当刺掐破令血出，以为小治。若自肿破者，死候也。

手大指后，白肉鱼际之上，有筋络色青黑者，胃中有寒，赤黄者有热，赤青黑杂者寒热，若青而小短者少气。

叉手处手大指第二指之间虎口上，有筋脉如线，看其颜色曲直，以决其病。若纹直者是惊，曲者是伤，沉隐为风，曲外有冷，曲内为食。

歌曰：虎口青纹直，情知四足惊。

　　　　黑色元因水，赤乃火飞禽，

　　　　淡红人惊发，湾紫有伤寻，

　　　　外冷内为食，沉隐定风生。

　　　　长大疾须重，短小得安平，

　　　　但看叉手处，病候验虚真。

第一指上仄三节，名曰三关。小儿从男左女右看之，有八般筋脉纹状，以验其病，名曰八片锦。最下一节，名为气关，有纹过者，病才觉重，诸病既生，则气不调顺，故名气关也。第二节，名为风关，有纹过者，须发惊风，渐加困重，故名风关也。第三节，名为命关，有纹过者，则病极而命危殆，故名命关也。

鱼刺形，主初惊。在气关，主壮热吐泻。在风关，主初惊才发。在命关，惊极难治。

歌曰：形如鱼刺是初惊，遍体如汤面色青，

吐泻躁烦如似此，通肠和气便惺惺。

垂针形，主泻痢。在气关，主伤冷吐泻。在风关，泻传惊风。在命关，惊传慢惊风极候。

歌曰：形如悬针泻痢多，发惊身热定违和，

此病若变惊风慢，命关已度是沉疴。

水字形，主肺惊，在气关，涎痰咳嗽虚积。在风关，发惊喘哽涎。在命关，困不治。

歌曰：形如水字肺家惊，虚积相传面色青，

隔上有涎须与治，命关若过更无宁。

乙字形，又曰中曲，主食惊。在气关，主食伤吐痢。在风关，传变风乙形属肝，肝刑于脾。在命关，传慢脾风，不治。

歌曰：形如乙曲病因肝，眼慢惊啼瘛疭偏，

冷积为伤传变此，慢脾风已度三关。

去蛇形，主内实外虚。　来蛇形，主外实内虚。

蛇中卷形，内外俱虚，此数样皆曲虫，又曰曲蛇。在气关，主疳积。在风关，主劳带惊。在命关，不治。

歌曰：形如蛇曲病因深，脾积疳劳又带惊，

未过二关宜早治，若过三关更莫论。

长者弓形，短者环形，主疳积。在气关，吐逆疳热，吃泥土。在风关，疳极羸瘦。在命关，不治。

歌曰：形如环弓疳气黄，好食泥土是寻常，

此病早求良医治，三关已到命飞扬。

乱纹形，主虫痛。在气关，主气不和，有虫积食诸生物。在风关，主虫咬心腹痛。在命关，病困极难治。

歌曰：纹乱纵横虫上寻，晓夜啼号不可禁，

神佛求遍都无应，安虫取积得康宁。

珠形死候，此候不拘三关上下，见者皆为死候。

歌曰：流珠死候不须医，便是沉病莫疗之，

　　　　三关若见都休望，安排后事更无疑。

诸纹总歌：鱼刺初惊候，悬针泻痢多，

　　　　　水纹惊肺积，乙样是肝讹，

　　　　　曲虫惊疳病，环弓一论过，

　　　　　乱纹虫咬甚，流珠病已痾。

【点评】本节详细描述了小儿指纹看"三关"的具体内容，"三关"呈现的"鱼刺""悬针""水字""乙样""曲虫""蛇形""环弓""乱纹""流珠"形的指纹的主病和预后。虽然现在看来，有些东西已经被我们扬弃，但说明早在南宋时期，古代医家已经用"指纹三关"来诊断小儿疾病。但此书中"指纹三关"和我们现在指纹三关的顺序不同。

五脏主病论

诸形证候

肝脏　肝主风。肝病实，则目直叫哭，呵欠顿闷项急<small>治当泻之</small>。肝病虚，咬牙多欠，口中气热，则外生风；口中气温，则内生风<small>治当补之</small>。肝热则挦①衣捻物，热甚则目直不搐。风主动，又风淫末疾，热即风动于四末，故手挦衣捻物也。热入于目，牵其筋脉，则两眦俱紧，不能转视，故目直也<small>治当泻其心肝</small>。肝有风则目连劄，风甚则身反折强直不搐。凡病新久皆引风，风动上于头目。目属肝，风入于目，则目上下左右如风之吹，不轻不重，儿不能任，故目连劄也。风甚则

---

①　挦(xián 贤)：撕、取之意。

风入于筋脉，筋脉紧急，故身反强直也治当泻肝补肾。肝有热有风，甚则皆兼惊证。不搐者，谓未得心热故也。若心热乘于肝，则子母俱有实热，风火相搏，而乃发搐，其抽掣之势，如风荡火也治在惊疾门之中。若肝热捏衣捻物，壮热饮食喘闷者，肺乘之也治当泻肺。肝于四时，冬相春王，夏衰秋绝。若在春肝王之时早晨亦同，反见肺病乘肝者，是肺强肝怯也治当泻肺补其肾。今肝虚补肾者，母能令子实也。甚则直补其肝或子母补之俱补。轻者肺病退则愈。重者目中淡青，必发惊，若更有赤者，当发搐也。谓怯则目淡青色，有心热则赤，故当发搐。肝虚实皆主风，若外感生者，则呵欠顿闷，口中气热治当发散。若能食饮水不止者，当微下之，余不可下也。

心脏　心主惊。心病热，则叫哭发热饮水，惕跳上窜发搐治当泻之。心病虚，则卧而悸动不安，手足摇纵治当补之。心病虚实皆主热。心实则喜仰卧，谓心气实则气上行涩，若合面卧，气则不通快，故喜仰卧，使气得上下通也治当泻之。心热则视其口中气温，或合面卧而就冷及上窜咬牙也，谓心热则胸亦热。儿虽不能言，有就冷之意，故合面卧也治当泻热。若邪热乘心，则为惊啼治当安神。心于四时，春相夏王秋衰冬绝。若在夏心王之时日中亦同，反见肾病乘心者，是肾强心弱也治当补其肝心，泻其膀胱，今肾强而泻膀胱者，谓肾主虚而无实，泻其膀胱之府，则脏不得盛也。轻者肾病退则愈，重者悸动不已，当发搐也。

脾脏　脾主困。脾病实，则困睡身热，饮水能食治当下之。脾病虚，则身温四肢冷，吐泻生风治当补之。脾寒者夜啼。脾属阴，冷即夜间发痛，故儿啼哭治当温中。脾热者弄舌，脾热则舌络紧，故时时舒吐也。或时饮水，热则津液少故也治当分解其热。不可用凉药下之。医者多疑其饮水为热，便以凉药下之，加面黄肌瘦，五心烦热，则为疳也治在疳疾门中。若不因脾热，大病未已，弄舌者凶也。又脾脏冷热皆主吐泻困倦，若吐乳色黄者伤热，吐乳色青者伤冷。四时之间，秋冬春三时皆冷多，唯夏暑时有热多。

附胃　胃热者，若吐泻昏睡，露睛者虚热也。若吐泻昏睡，不露睛者实热也。胃久虚热，多生疳病。胃冷者，若吐痰白沫绿水，不食腹痛，或泻青白痢，谷不化者，胃虚冷也。若胃虚却有汗者，但上至项下至脐也。若面白，目无精光，口频撮，口中气冷，不思食者，胃不和也。又小儿筋骨未成，血脉未全，自小多啼哭者，胃啼也。脾胃二者，腑脏表里，人之司命，故同病也。脾于四时，王在四旁谓四季月。若于王时，反见他脏病乘脾者，是脾弱也如春季三月木位土王之时，见肺来乘之。秋九月金位土王之时，见肝来乘之之类是也。他仿之，治当补弱为强，随证治之。轻者所乘之脏病退则愈，重者面目赤黄，脾怯也。

肺脏　肺主喘。肺病实，则身温闷乱，气促喘急治当泻之。肺病虚，则身热哽气，长出气治当补之。肺热则手掐眉目鼻面，甚则吐稠涎及咯血者，久则肺虚治当补之。若虚热则唇深红色治当解热。若实则涎痰潮吐治宜下涎。肺气盛而热又复有风冷者，则胸满短气闷乱，喘嗽上气当先治肺，后散风冷。若肺只伤风者，不胸满也但只散风。又肺有虚实寒热咳嗽者并于咳嗽门论之。肺于四时，夏相秋王，冬衰春绝。若在秋肺王之时日迭时同，反见肝病来乘肺者，是肝强肺怯也，肺怯则唇色白。若病而闷乱气粗，喘促气哽者难治，为肺虚损也。唇白谓肺脾病久也。脾为肺之母，母子皆虚，不能相营也，故名曰怯治当补脾肺而泻其肝也。轻者肝病退则愈，重者唇白枯者死，白泽者吉。

肾脏　肾主虚。肾病无实，唯斑疮肾实，则变黑陷，余无实病。肾病虚则身冷无精光，畏明，体骨重，盖肾气不足，则下窜而骨重，惟欲坠于下而缩身也。又肾属水，阴也。虚则畏明，若因他病致肾虚者非也。又肾虚者，谓本怯，由胎气不成，精神不足，目中白睛多，面㿠白无光，多解颅，此皆难养。纵长不过八八之数。若恣色欲，多不及四十而亡也治并当补之。肾于四时，秋相冬王，春衰夏绝。若在冬肾王之时夜半同，反见心病来乘肾者，是心强肾弱也治当泻心而补肾。轻者心病退则愈，重者下窜不语，肾怯虚也。

凡病必视其新久虚实。假令肺病又见肝证，若咬牙多欠者则易治，谓肝虚不能乘肺也。若目直叫哭，项急顿闷者则难治，谓肺病久则虚，肝强而实，反胜其肺也。虚则补其母，实则泻其子。又病必视其五脏衰王时候，参其相乘胜负虚实，其顺易治_{微邪是也}。逆者难治_{贼邪是也}。五脏相反，随证治之。

凡病先虚，或已经下之，有合下之者，必先实其母，后下其子也。假如肺虚而痰实，此可下之证。证当先益其脾，后乃泻肺也。诸病仿此。

凡病有热者，或疏利解化之后，无虚证者，勿得用温补之。若用之，热必随生。

【点评】本节详细记述了五脏主病，"肝主风""心主惊""脾主困""肺主喘""肾主虚"，现在仍适用于临床，以及五脏之间的生克乘侮的关系。

诸死绝候

乔岳五脏绝歌

心脏 吐泻变为痢，血黑渴难当。_{心主血，心绝则血色变黑，虚燥而发渴。}肌瘦难行坐，虚舌不缩藏。_{心主舌，绝则不能收。}两脸如脂赤_{痢久则面当无色，今面色反如脂者，心绝则虚阳上发也}，无语口生疮_{心主舌，绝则不能语}。若向夏中得，更莫细思量。

肝脏 眼目时时涩，浑身似醉人，频频只要睡，心烦又多嗔。_{肝主目，绝则不能开，故涩而只要睡。又肝主筋，力绝则如醉人，不能举也。又肝主怒，绝则多怒不止也。}唇白眼胞肿，狂躁足啼声，东方应此候。病则不宜春。

脾脏 面色黄时好，不可见相传，体弱憎寒甚，虫行觅食餐。_{脾主肢体，绝则体弱，又脾绝则肾逆乘之。故发热憎寒，脾绝则胃热，故虫不安而上吐出。}吃乳唇无力，齿露盖时难_{脾主唇，绝则不能收掩其齿，又不能吮乳。}眼倾休下药眼眶属脾，绝则倾陷，免更住人间。

肺脏 肺候应白色，莫使见绝形。鼻青孔燥黑，腹胀眼胞倾。肺主鼻，绝则肝逆乘之而色青，又肺绝则无涕，故孔黑燥也。肺主眼胞，绝则陷之项直喘气急，胸凸没回声。肺主气，绝则喘急项直，以引气也，气绝则胸中满凸，但有出气而无回气也。秋间逢此候，四方别托生。

肾脏 冷汗时时有，尿多夜里惊。肾绝则阴阳相离，故冷汗出而小便不禁，精者神之舍，绝则精神离，故夜里多惊。肾属阴，夜亦属阴故也。遍身生粟疥，手足冷如冰阳尽不能充暖故也。项倒头难举，面黑没精神肾绝则天柱骨倒，面目皆黑，无精神也。此候应壬癸，冬得殒其身。

王叔和死证歌

眼上赤脉，下贯瞳人，囟门肿起，兼及作坑，鼻干黑燥，肚大青筋，目多直视，都不转睛，指甲黑色，忽作鸦鸣，虚舌出口，齘齿咬人，鱼口气急，啼不作声，蛔虫既出，必是死形，用药速急，十无一生。

钱乙死证歌

泻不定，精神好，大渴不定，止之又渴，吹鼻不喷，病重口干不睡，时气唇上青黑点，颊深赤如涂胭脂，鼻孔开张，喘急不定，面有五色，不常不泽。

诸般死证病困汗出，如珠不流，头毛上逆，唇口枯干，口鼻冷气，头足相抵，卧正如缚，四肢垂軃①，手足掌冷。

通真子死候歌

囟陷唇干目直视，口中冷气卧如痴，身形强直手足软，掌冷头低尽莫医。

【点评】本节以歌诀的形式描述各种死候。详细记载了"乔岳""王叔和""钱乙""通真子"的死候歌。

---

① 軃(duǒ 躲)：垂落的意思。

变蒸论

　　小儿在母腹中，胎化十月而生，则皮肤筋骨腑脏气血虽已全具，而术充备，故有变蒸者。是长神智，坚骨脉也。变者易也，蒸者热也。每经一次之后，则儿骨脉气血稍强，精神性情特异。是以《圣济经》言：婴孺始生，有变蒸者，以体具未充，精神未壮，尚资阴阳之气，水火之济，甄陶以成，非道之自然，以变为常者哉。故儿自生，每三十二日一次者，以人两手十指，每指三节，共骨三十段，又两掌骨，共三十二段。足亦如之，以应之也。太仓公曰：气入内支长机骨于十变者，乃是也。《圣济经》又曰：变者上气，蒸者体热。上气者，则以五脏改易，而皆上朝脏真，高于肺也。体热者，则以血脉敷荣，阳方外固，为阴使也。故变蒸毕而形气成就是也。亦由万物之生，非阴阳气蕴热蒸，无以荣变也。儿自生三十二日，为第一变者属肾。又三十二日再变且蒸者属膀胱，肾与膀胱为表里，共六十四日也。其变则耳与骶骨皆冷者，肾为水，水数一，故为变蒸之始也。又三十二日为第三变属心，又三十二日为第四变且蒸属小肠，心与小肠为表里，共一百二十八日也。其变则汗出而微惊者，心为火，火数二，故为变蒸之次二也。又三十二日为第五变属肝，又三十二日为第六变且蒸属胆，肝与胆为表里，共一百九十二日也。其变则目不开而赤者，肝为木，木数三，故变蒸之次三也。又三十二日为第七变属肺，又三十二日为第八变且蒸属大肠，肺与大肠为表里，共二百五十八日也。其变则皮肤热，或汗或不汗者，肺属金，金数四，故为变蒸之次四也。又三十二日为第九变属脾，又三十二日为第十变属胃。脾与胃为表里，共三百二十日也。其变则不食腹痛而吐乳者。脾为土，土数五，故为变蒸之次五也。后又六十四日复一大蒸，四次积二百五十六日，大蒸毕，凡五百七十六日。大小蒸变量足，其血脉充荣，则手受血而能握，足受血而能步。此亦手足之应也。其变蒸之候，体热微惊，耳冷骶冷，上唇头有白泡起，若鱼目珠子，脉乱或汗或不汗，不欲食，食则辄吐，目白者重，目赤黑者，微闭而不开。至变蒸了，自然明矣。其轻者五日而衰，重者十日而衰。或先期五日，或后之五日，或十日之中，热乃除耳。若热甚违日不歇，不得惊动，勿令旁边人多而语杂，不可妄行灸刺。但少与紫丸微利之，则热便止矣。或用孙真人肘后黑散子、粉香散调治亦可。唯不可余治。若伤寒时行温病，及惊热温壮等候，虽与变蒸颇皆相似，耳热骶热，唇上无白泡珠，乃为他病。各从其证为治。若以变蒸内有寒，加之寒热交争，脐腹夭矫，啼不止者，熨之则愈。

变蒸赋

看病婴儿，先明四时，既有变蒸之状，还如温壮之推。寒热初来，慎一七而方退，周期未满，当四八以重期。原夫魂魄将成，筋骸始荣，开舒腠理，通彻奇经，运用而阴阳以正，往来而血气初平，顿觉精神婴婴，全然有异。未知蒸变一一，子细须明。肝者干也，东方所属，为木象之三数，发形证于两目，浑身壮热，令瞳子以无辉，遍体昏沉，为神魂而未足。四数于金，二由在火，咳嗽频频，汗珠颗颗，两日间嚏喷仍加，数夜里虚惊又可，暗增骨髓，遂反复以番身，身渐长性情，畏傍人而恋我。脾土五呼，肾水一称，谷气暗引，精志时增，乳哺甘甜，尻骨成而独坐戏。经络流利，掌骨具而匍匐能，次后筋脉之稍更，膝踝之渐变，气血先荣于四肢，光彩而滋于满面，亭亭立犹未稳，喽喽语尚声颤。手足受血，移步行而堪怜，耳目通神，意智生而可羡，斯由呼吸以定，肌体乃厚，两气而外阳内阴，一息而入鼻出口。期来应节，自然腑脏充盈，将养乖宜，致得风邪甚有，于是发竖无润，乳呗吐，口珠起丹唇冷浸骪耳，或肠鸣而微利，或惊啼而勿喜，经云：蒸即蒸血肉之坚，变即变形神之正矣。

变蒸治方

紫丸 治小儿身热，变蒸不解，及温壮伤寒，乳哺失节，宿滞痰癖，腹满吐呗，便利不调等疾。亦治食痫，先寒后热。

代赭石火煅，醋淬十次 赤石脂各一两 巴豆三十个，去皮心油 杏仁五十粒，去皮尖

上前二味为细末，下二味捣成膏相和，更杵二千下相得。若硬，入少蜜，同杵作剂，密器中收之。三十日，儿服麻子许分丸，乳汁送下，候食顷之后，方与少乳，勿得多与。至日中当小利，即热除。若未除，明旦更一服，百儿小豆许，以此准量加减。夏月多热，喜令发疹。每二三十日，辄一服甚佳。

黑散子 治婴小身热，变蒸不解，及挟时行温病。

麻黄去根节，二分 大黄一分 杏仁一分去皮，二分和皮用

上都烧存性，为细末，每服一字或半钱，量大小加减，以水半银盏，煎少许，须抱儿于暖温避风处，连进二三服。取微汗，候身凉，以粉香散扑之。一方只炒黑用。

粉香散

蚌粉①不以多少研极细，水飞过 麝香少许，研

---

① 蚌粉：出自《日华子本草》。又名蚌蛤灰、蜃灰、蚌壳粉、蚌壳灰。功能化痰消积，清热燥湿。治痰饮咳嗽、胃痛、呕逆、白带、痈肿、湿疮。

上匀末，用绵裹，粉儿身。如已凉，胃气未和，不快美乳，服观音散方在后。

熨法 治小儿变蒸，内有寒，加之发寒热交争，脐腹夭矫而痛啼不止。

灶中灰　食盐

上二味，量其相等和匀，炒令热，以重帛裹，适温热熨儿，仍不可太热，恐惊烙儿也。

以上凡儿于变蒸之内，若遇身热脉乱，汗不出，不欲乳食，乳食后辄吐者，必审其日数，度是变蒸之时者。虽有是证，无所苦也。陈知军云：小儿变蒸，但以四君子汤加茯神与服。其方白术、人参、茯苓、茯神各半两，甘草炙三钱，同末，薄荷汤调下，一钱。慎不可余治及服惊药，恐冷伤胃气也。

【点评】"变蒸"学说是古代医家用来解释婴幼儿生长发育规律的一种学说。该学说首见于西晋王叔和的《脉经·平小儿杂病证第九》："变者，变其情智，发其聪明，主要是指精神发育；蒸者，蒸其血脉，长其百骸，主要指形体发育。蒸蒸日上，每隔一定的时间就有一定的变化，并且还可表现出一些症状，临床多见发热，可微热，可大热，心烦、夜啼、汗出、烦渴、呕吐、脉数而乱、口角起疱等症状。

脉理论

凡儿禀受，脏腑气血，荣卫形体，虽有生皆全，然于未语之前，变蒸之际，则血气未充，肤革未固，筋骨未坚，脉状未成。若有病也，难为诊切，又难访问，以是贤圣言婴小之病难治者，以无承据也。故立其观视形色之法焉。儿自生，积五百七十六日，大小变蒸数毕，则气血荣，精神异，筋骨壮，脉理全，然后方可诊切，又能言问也。或以谓小儿之阴，与壮老不同者，是不达延医之大体也。凡脉之长短迟速，在因形以别之，不必拘于至数。经言小儿脉多雀斗，要以三部为主。其脉小数小细者平也。诸家所言甚众，今择其当者具之。孙真人云：小儿之脉，固难分表里，今撮其要者，不出数条。

其总目歌曰：小儿有病须凭脉，一指三关定其息。

　　　　浮洪风热数为惊，虚冷沉迟实有积。

浮脉为风，秋得之曰平。余时得之，主伤风寒，头疼壮热，或夜热昼凉，咳嗽嚏喷，鼻塞清涕，呕逆不食。

歌曰：浮为风兮秋日平，余中风寒头目疼。

　　　　壮气夜极鼻清涕，嚏喷咳嗽吐食频。

洪脉为热，夏得之曰平。余时得之，主风热壅盛，身体温壮，疮疡血泄。

歌曰：洪为应候夏时和，余须发热壮温多，

　　　　风壅作惊或疮肿，有时泄下血滂沱。

数脉为惊，春得之曰平。余时得之，主惊风抽掣。脉数小者，多睡惕跳，直视怕怖，盗汗非时，咬牙吐舌，微吐喘息。脉数大者，一两日间，必发搐搦也。

歌曰：数为惊候春日长，余时小数睡惊扬，

　　　　喘息直视舌频吐，大数潮搐发沉殃。

沉迟为虚冷，冬得之曰平。余时得之，主脾胃虚弱，泄泻滑肠脱肛，吐痢不止，日渐尫羸，以成脾困或作疳劳。

歌曰：沉迟之脉冬日安，余时脾胃弱虚言，

　　　　泄泻滑肠肛脱出，吐痢尫羸瘦变疳。

实脉为积滞，四时得之，皆主食伤积聚，面黄腹胀，发焦烦渴，吐呃腹痛。

歌曰：实脉含伤积滞言，壮热腹胀发毛干，

　　　　吐利肚疼或为癖，四时无异一般看。

实鉴四时脉，谓者春弦夏洪，秋浮冬沉，四季缓，各推其王相表里以察病。假令春得弦而浮者，病在表在腑，为阳为顺，病则易治；若得弦而沉者，病在里在脏，为阴为逆，病则难治。余时仿之。

王氏脉歌：小儿乳后辄吐逆，更兼脉乱无忧虑，

　　　　　弦急之时被寒缠，脉缓即是不消乳，

　　　　　紧急细快亦少苦，虚濡邪气惊风助，

　　　　　痢下宣肠急痛时，浮大之脉归泉路。

脉经曰：小儿之脉快疾。一息七八至曰平，不及曰损，太过曰至。

通真子歌：小儿三岁至五岁，呼吸须将八至看，

　　　　　九至不安十至困，短长大小有邪干。

又曰：小儿脉紧是风痫，沉脉须知乳化难，

　　　　腹痛紧弦牢实秘，沉数有热在骨间。

死证脉脉来三动而止不见者死；脉来速如弓弦硬直者死；脉来瞥然不见者死。

歌曰：三动而止不来凶，速硬如弦劲在弓，

　　　　瞥然至而反不见，皆为死脉定由宗。

诸般病脉　脉弦者为风寒，弦数者为疟；脉急者为气不和，或为客忤；脉紧者为痛，紧数者惊痫；脉浮者为风，浮紧者惊风，浮大者伤寒，浮虚者盗汗，浮数者风热；脉伏者为气滞；脉缓脉细者皆为冷，为乳不化；脉虚脉濡者，为虚弱，为惊；虚濡者慢惊风，虚紧者伏热；脉沉重者为有积，沉数者骨间冷一云骨间热；沉迟者虚冷，沉缓者伤食；脉牢紧者癖聚，牢实者肠秘。心脉满大，肝脉小急者惊痫，心脉数小者疳淋，数急者热。寸口脉直上直下者为惊，寸口脉大小脉不匀，乱者变蒸。左手寸口无脉，心痛中热，呕逆口疮，或咳嗽，喉中哽声，头汗出而热，此乳母食冷以乳儿所作也。又脉乱者吐逆，右手寸口无脉，胸满短气，吐逆噎哕，喉中响，此乳母抱儿冲冒风寒所作也。凡脉如雀啄而紧者风痫。凡脉大小不依部次者，恶候。凡小儿

脉快，呼吸八至曰平，九至曰病，十至曰困。凡小儿脉虚者病亦虚，轻手得也。脉实者病亦实，重手得也。故急惊脉促急，慢惊脉虚微。

【点评】本节详细描述"一指定三关"的含义，浮脉、洪脉、数脉、沉迟脉、实脉及死证脉的脉象描述和临床意义，以及各种病脉。

诸身热论

凡小儿有病，皆须身热，其证不一，今条而具之。小儿于某时间发热，过时即退，至来日依时发热昼夜同，此为潮热，欲发惊也；小儿身热，但一向壮热不已者，此为壮热，甚则发惊也；小儿身热，但温而不甚壮热，此为温热；小儿身热，口中气热叫哭无时，呵欠顿闷，面目青色，此为风热甚，亦发惊；小儿身热，饮水悸惕，手足摇动，上视弄舌，印内青筋见，掌中赤，怕物生涎，此为惊热；小儿身热面赤，时久不退，睡觉颠叫，气急发渴，胸高涎壅，此为积热。与壮热相似，但胸高涎壅为异，乃脏腑积蕴热毒，三焦鬲脘壅滞也，又摇头顶硬者，亦三焦鬲脘壅也，以上皆甚则发搐治在惊痫门中。小儿身体发热，气促鼻塞，清涕嚏喷，寒毛立，眼泪出，或出痰水，此为伤寒治在伤寒门中。

小儿身热，时发时退，退但肚热，或夜发热，面黄腹胀吐泻，乳食不化，粪酸臭异常，此为食伤治在伤食门中。

小儿夜发热，晓即如故，多涎喜睡，此肺虚发热也，此与食伤夜发热相似，须要识之。况二证余候各皆不同。食伤者可下，肺虚者不可下，下之则失津液，发渴引饮。昔钱乙治朱监簿子，五岁，夜发热晓即如故，众医作热，以凉药解之不愈，其候多涎喜睡，又以药下其涎，病益甚，至五六日，大引饮，请乙治之。乙曰：不可下，乃取白术散煎汤三升，使任意取足服。朱曰：饮多不作泻否？乙曰：无生水不能作泻，纵痢亦不足怪，但不可下耳。朱又曰：先治何病？乙曰：止泻治痰，退热清神，皆此药也。服尽，作两次与服，其子不渴无痰。又投阿胶散二服而安，是此证也，钱乙方本集载之。

小儿每早食后发热，至夜则凉，此为血热_{治方在后}。

小儿身热，形瘦多渴，饮食不为肌肉，此为疳热_{治在疳门中}。

小儿血气旺盛，发渴引饮，大便黄坚，小便赤少，四肢身体翕然而热，此为胃实热也_{治宜下之}。

小儿身热微惊，耳冷骹冷，上唇头有白泡起，如鱼目珠，或汗或不汗，此为变蒸_{治在变蒸门中}。

小儿身热昏睡惊悸，喜嚏喷，耳尻冷，此为疮疹候_{治在疮疹门中}，与食伤变蒸相似，伤寒，耳尻皆热，变蒸，唇上有白疣泡珠子为异。

小儿身热者，更有内外，在内者多饮水得之，在外者多因风寒得之。钱氏有云：小儿身热饮水者，热在内；身热不饮水者，热在外，此大概之验也。在内者宜下之，在外者宜散之。若小儿积蕴内外，感伤表里，浑身俱热，颊赤口干，小便赤，大便焦黄少者，先以四顺清凉饮子，利动脏腑，热即退矣。既而复热者，是里热已解，而表热未除，复以惺惺散或红绵散加麻黄，微发其汗，表热乃去。既去又复发热者，世医尽不能晓，再下再表，皆为不可，误伤多矣。此表里俱虚，气不归元，阳浮于外，所以再发热也。但以六神散和其胃气则收阳归内，身便凉矣。阎孝忠论小儿壮热、伤风温疫、伤寒风热、疮疹伤食，率皆相似，未能辨认之间。但与升麻葛根汤、惺惺散、小柴胡汤服之，甚验，盖此数药通治之，不致误也。惟伤食者则大便酸臭，乳不化，畏食或吐，宜与微下之。

孙真人论，小儿内外气盛，眠时小惊，或微觉伤风伤食，又虑变蒸身热者，但以紫丸_{方已在前变蒸门中}或龙胆汤为治。此二药无所不疗，虽微利动，以减盛气，亦不虚人。小儿粪黄而臭者，此腹中有伏热也，宜服龙胆汤；若粪白而酸臭者，此挟寒不消也，宜服紫丸。但少与，令内消，甚者小增，令微稀溏。皆须节乳哺一两日，令胃气平和。若不节，则病易复。复则复下，伤其胃气，令腹胀满。若至再三下之，则过伤矣。

【点评】本节详细描述各种热证，如"潮热""壮热""温热""风热""惊热""积热"以及鉴别要点；描述了"肺虚发热"的特点，与"食伤发热"的鉴别，以及误治的后果；记载中医儿科医圣"钱乙"治疗因为"肺虚"导致的"夜间发热"的医案，有参考价值。

身热治方

胜金散　治小儿潮热温壮。

雄黄一钱，水飞　白附子半钱　甘草半两，炙　芍药半两，水煮十沸，焙干　南星半两，炮　荆芥穗一分

上为末，每服半钱，水一小盏，入薄荷三叶，煎至五分盏，去滓温服，无时。

金花散　治小儿潮热发燥。

川大黄一两　秦艽去芦，半两

上为末，每服一字，或半钱，水一小盏，入青蒿三两叶，葱白二寸同煎至五分盏，去滓温服。若变骨蒸劳气，用童子小便浸青蒿、葱白煎药。

秦艽散①　治小儿潮热，减食蒸瘦。

秦艽去芦，切，焙　甘草炙，各一两　干猫儿薄荷叶半两，切，焙

上为末，每服一二钱，水一中盏，煎至五分盏，去滓，食后温服。

地骨皮散　治小儿虚热潮作，亦治温壮及解伤寒。

①　秦艽散：此方来自《小儿药证直诀》。

知母　柴胡去芦　甘草炙　半夏汤洗七次，切焙　人参去芦头　地骨皮去骨　赤茯苓去黑皮，各等分

上为末，每服二钱，水一盏，生姜五片，煎至六分，去滓，食后温服。量大小加减。

凉肌丸　治小儿温壮身热，脸赤烦渴燥闷。

龙胆草去芦，二两　玄参去芦，一两　当归去芦，洗净，一两

上为细末，炼蜜和丸绿豆大，每服二十丸。竹叶汤下，儿大增之，无时。

牛黄膏①　治小儿温壮风热。

寒水石四两，煅出火毒　雄黄一两，水飞　山栀子仁一钱半　甘草一分炙　牙硝一两　铅白霜半两

上为细末，入麝香少许，炼蜜和，旋取皂子许，薄荷水化下，乳食后。

克效散　治小儿温壮风热。睡卧不稳，咳嗽喘急。

龙脑一两　薄荷叶一两　白僵蚕去丝嘴，半两，微炒　玄胡索去皮，半两

上为末，每服半钱，或一钱，蜜汤调下，无时。

镇心丹　治小儿风热惊热，眠睡不安，此胡御带秘方，许宣赞传

铁粉一分　蛇黄一两，煅，醋淬七次　代赭石半两，煅，醋淬十次　马屁勃半两　麝香一分，另研

上为细末，入炼蜜糊丸。如小豆大，每服一粒，磨剪刀环水化下，食后。亦治惊痫发搐。

梨汁粥　治小儿风热昏塞，燥闷不食。

上以鹅梨三枚切碎，以水二升，煮取汁一升，去滓，入粳米一合，煮粥食之。

龙齿散　治小儿惊热如火，亦治温壮。

上以龙齿为末，调服，或以烂龙角研浓汁，服一二合。

---

① 牛黄膏：此方来自《小儿药证直诀》，功能清热镇惊，主治小儿惊热。

又方　**人参牛黄散**　治如前。

以人参、牛黄等分为末，以薄荷水调下最佳。

又方　治如前。

以竹沥二合，温之，分三四服。无，即刮竹茹，以醋煎温服。

青金丹　治小儿积热啼叫，三焦壅滞。

青黛四两　甘草二两生末　蝉壳去足，一两末　麝香一钱，研　辰砂一分，研，水飞　牛黄别研　脑子各三铢　龙齿末半两　天竺黄半两

上为细末，以饴糖和丸鸡头大，每一粒分四服，温水化下，无时。

犀角丸　治小儿积热痰实，三焦蕴毒，及风热面赤，大小便秘涩。

生犀末一分　人参去芦，半两　黄连去须，一两　枳实去穰，半两，炒　槟榔半两　大黄二两酒浸，切片。以巴豆一百个，去皮，贴在大黄上，纸裹饭上蒸三次，切碎，炒黄焦，去巴豆，只用大黄

上为细末，炼蜜和丸，如麻子大，每服一二十丸，临卧时熟水[①]下。未利，加丸数，疏导极稳。

四顺饮子　治小儿诸热。

地骨皮去骨　防风去芦，并叉枝　山栀子去壳取仁　连翘各等分

上为细末，每用一钱或二钱，水一小盏，入灯心、竹叶少许，煎至五分盏，放冷服，无时。

甘露散[②]　治小儿诸热。

牙硝一分　龙脑薄荷叶一两　大黄半两　甘草半两，炙　川芎一分　雄黄一分，水飞

上为末，每服半钱，蜜水调下，无时。

牛黄散　治小儿诸热烦躁。取郁金大者，湿纸裹，慢火煨熟为末，入牛黄少许，冷水调下。大者一钱，小者半钱，无时。

---

① 熟水：最早是指开水，即沸腾以后的水。也指自然形态下放置两天以上的干净水。

② 甘露散：《小儿卫生总微论方》记载两个甘露散，分见卷三与卷七。

治小儿身热不瘥，上以熟汤研郁李仁，如杏酪，一日服二合。

又方

上以鸡卵一枚，和白蜜服之。

小儿于立夏之后，有病身热者，慎勿妄为吐下，但以除热汤浴，除热粉粉之，赤膏摩涂之。出《千金》

除热汤　以白芷根苗、苦参等分为粗散，用清浆水煎，更入盐少许，以浴儿。浴毕用粉粉之。

又方

白芷、苦参、秦皮煎汤，或无众药，但得一味煮汤皆可。

又方

切李叶一升，水七升，煎至五升，适温暖用之澡浴。或只用楮叶亦可。

凉肌粉

上以白芷、枫叶、藁本、苦参、黄连等分为细末，每用三钱，以蛤粉二大块，同研匀细，入生绢袋子。每浴了，以扑身遍，令匀。亦治夏月伏暍，遍身生赤痱子，用之极妙。

赤膏

丹砂　雷丸　芒硝　戎盐　大黄各三两

上切碎，用苦酒半升，浸四物一宿，以炼成猪脂一斤煎，三上三下，去滓，入芒硝成膏。每用以摩心下及涂脐中。

猪胆丸　治小儿血热，早食后发热，至晚则凉。

胡黄连　宣黄连去须，各半两　赤芍药一两

上为细末，以猪胆汁和成剂，却入在胆皮中，悬铫上，用浆水煮，勿令浆水入，煮熟取出，丸如绿豆大。每服三十丸，米饮汤下。食后临卧日三。有生瘰疬一证，亦早食后身热，颇相似，但以鼻衄泄泻，宜审辨之。

牛黄膏　治小儿疳热引饮，亦治伤风温壮。

雄黄研，水飞　甘草　末川　甜硝各一分　郁金末一钱　脑子一钱，研

寒水石_{生一两，飞研}　绿豆粉_{半两}

上同为细末，炼蜜和成膏，每用半皂子大，薄荷汤化下，食后。

四顺清凉饮子　治小儿里热，头昏颊赤，口内热，小便赤，大便少，要微挨动脏腑即安。

又治睡卧不宁，五心烦热，四肢抽掣及乳哺不节并寒温失度，热久连绵，欲发惊痫，目赤口疮，疮疹余毒。

大黄_{湿纸裹煨熟，一方生用}　当归_{去须，洗}　赤芍药　甘草_{炙，各等分}

上为末，三岁上儿，每服一钱，水一盏，煎至七分盏，分二服，更量大小加减。食后温服。

惺惺散　治小儿外热，要微发汗即愈，良方名桔梗散。治小儿风热，及伤寒时气，疮疹发热。

桔梗_{去芦}　细辛_{去苗}　人参_{去芦}　甘草_炙　白茯苓_{去黑皮}　栝蒌根　白术_{各等分}

上为细末，每服一钱，水一小盏，入薄荷三叶，同煎至六分，去滓温服。凡伤寒温壮，变蒸疮疹未辨，皆可服。

红锦散　治小儿风湿体热，头目不清。

白僵蚕_{去丝嘴，二两，炒}　天麻_{一两}　天南星_{二两，薄切片子，油炸黄}　苏木节_{二两半，别研}

上为细末，每服一钱，水一小盏，入绵少许，同煎至五分盏，去滓温服。若伤风有表证发热者，于本方中入去节麻黄半钱同煎；若有里热，心躁烦渴者，入滑石末半钱同煎。

六神散　治小儿发热，已经汗下仍热者。

人参_{去须}　白茯苓_{去黑皮}　干山药　白术　甘草_炙　白扁豆

上为细末，每服一钱，水一小盏，入枣一枚擘破，生姜三片，同煎至五分盏，通口服。此药用处甚多。治胃冷加附子；治风证加天麻；治诸痢加罂粟壳。若服之热犹未退，更与银白散治之。

银白散

干山药　白术　白茯苓_{去黑皮，各半两}　知母　人参_{去芦}　白扁豆

甘草_炙　升麻_{各一分}

上为细末，每服一钱，水一小盏，枣一枚同煎，至五分盏，温服，无时。

升麻葛根汤　治小儿温壮惊风及伤寒身体发热，或作疮疹，于初身热未辨之间，并宜服此。

干葛_{细剉}　升麻　芍药　甘草_{炙，各等分}

上为粗末，每服二钱，水一小盏，煎至五分盏，去滓，温服，无时。

小柴胡汤　治如前。

柴胡_{去苗，二两}　黄芩　人参_{去芦，各三分}　半夏_{六钱一字汤浸七次}　甘草_{三分炙}

上为粗末，每服二钱，入生姜三片，枣一枚，水一小盏同煎，至五分盏，去滓温服，无时。

龙胆汤　治小儿自出腹来，血气实盛，发热不歇及食不消，变蒸不解，客忤鬼气，温壮寒热，并诸惊痫，悉皆主之。

龙胆_{去芦}　钩藤　柴胡_{去苗}　黄芩　桔梗_{去芦}　芍药　茯神_{去木}　甘草_{炙，各一分}　蜣螂_{二个，去翅足，炙焦}　大黄_{一分，剉碎微炒，《千金》一两，疑太多}

上为粗末，每服一钱，水一小盏，煎至五分，去滓温服，无时。

粉方　治婴小壮热，未能服药者。

寒水石　芒硝　滑石　石膏　赤石脂　青木香　大黄　甘草　黄芩　防风_{去芦叉枝}　川芎　麻黄根_{各等分}

上为末，每用药末三合，入牡蛎粉一升，细蛤粉亦可。相和再罗细，用以粉儿，日二次。

桔梗散①　治小儿风热温壮，或伤寒时气，疮疹未发，并宜服。仍兼小黑膏服尤善。

桔梗_{去芦}　细辛_{去苗}　人参_{去芦}　栝蒌根　白术　甘草　川芎　白

---

①　桔梗散：以"桔梗散"命名方剂，在《太平圣惠方》《圣济总录》及《素问病机气宜保命集》均见。但组方、功效各不相同，需加以鉴别。

茯苓_{去黑皮，各等分}

上为末，每服二钱，水一盏，入生姜三片，薄荷三叶同煎，至七分盏。三岁以下儿作四服，无时。

小黑膏

川乌　南星_{各一枚，大者}

上入一小瓶子，用湿纸密搭封口，慢火烧之，候火灭取出，削取中心所存白处，如皂子大用之，须烧数枚，择中度者方用为，末次入薄荷叶、玄参末各五钱，研匀，炼蜜和成剂。每用旋拘豆许丸之，葱白汤下，频频服。若筋脉或缓或急，加乳香同葱白汤下之，

治小儿发热极，因伏留心经，昏冒不省，或误服热药，蓄热所致，用之神效。

以生梅花脑子半字或一字，取新杀猪心中血一两滴，同研作一丸，新汲水少许化下，大良。未省，即再服一粒。

治小儿惊热。

以水磨犀角汁服之。

薄荷散　治小儿风热温壮及伤寒伤风，疮疹未辨之间，皆可服之。

薄荷叶　藿香叶_{去土}　荆芥穗　甘松_{去土}　白芷　防风_{去芦并叉枝}　川芎　桔梗_{去芦}　白僵蚕_{去丝嘴}　甘草_炙　藁本_{去土，各一两}　细辛_{去苗，半两}

上为末，每服一钱，茶调温服。亦治大人风气不顺，头面风等疾，大能清利头目，止昏眩，聪明耳目。

惊痫论上

欲发搐

小儿惊痫者，世俗之总名，须分轻重也。轻者，但身热面赤，睡眠不安，悸惕①上窜，不发摇②者，此名惊也；重者，上视身强，手足拳③，发搐者，此名痫也。其发搐之病，最为重大。必有因渐，亦有将发之候，以明之也。养小儿之家，若能辨之。求治于未发之前，不惟易愈，又不至于危殆。今集欲发搐候下项：目上视喜惕者，欲发搐也；身热项强，常汗出者，欲发搐也；手足喜振掉④者，欲发搐也；摇头弄舌者，欲发搐也；喜欠目直面青者，欲发搐也；潮热或壮热不歇者，欲发搐也；睡中时笑，或狂语言，手足摇动者，欲发搐也；鼻中燥，大便小便不利者，欲发搐也；发上逆，啼，面暗色不变者，欲发搐也；身热吐呃喘粗者，欲发搐也；噫气⑤下而妄怒者，欲发搐也；鼻口青，喜忪悸⑥者，欲发搐也；切牙甚者，欲发搐也；目直色赤或青者，欲发搐也；瞳子卒大异常者，欲发搐也；面色青黄，

---

① 惕：惊惧。
② 摇：头身振摇
③ 手足拳：两手握固之意。
④ 振掉：全身动摇、颤动。轻者表现头摇动或手足微颤，重者可见头部振摇，肢体颤动不止。
⑤ 噫气：胃中气体上出咽喉所发出的声响。
⑥ 忪悸：指心跳剧烈，悸动不安。又称心忪、怔忡。

上窜气急者，欲发搐也；眼斜视者，欲发搐也；咽乳不和或噎乳①，唇舌紧者，欲发搐也；涎盛膈壅，呀呷②有声者，欲发搐也；卧而不安，身热不乳，数惕跳者，欲发搐也；体热口中气亦热，面目青，呵欠顿闷者，欲发搐也；掌中赤，印内青筋见，怕物生涎者，欲发搐也；吐痢不止，厥痛时起者，欲发搐也；唇口颊腮青，手足心皆热喜冷者，欲发搐也；目痫昏闷，撮口吐舌者，欲发搐也；身热小便难，或目直视，或视不精，皆欲发搐也。孙真人曰。此指孙思邈。小儿眠睡不稳，或身热之时，见有诸小惊之证，辄紫丸微下之，减其盛气，令终不病痫发搐也，月用一次甚佳。方已在前变蒸门中

【点评】本书卷四以欲发搐开篇，首先以症状轻重区分惊与痫，并提出发搐为最危殆之症。若查明先兆症状，求治于未发之前，则预后向好。书中列举欲发搐之26候，引唐孙思邈常予紫丸预防之，表明唐宋时期就已对小儿急症有很深的研究，同时已经有成熟的治未病思路。

有关小儿惊痫的论述有以下三种解释：

一是唐以前泛指惊风、痫证，惊与痫不分，宋朝钱乙开始将两者分开。

二是指小儿痫证因惊而发的一种类型，名惊痫。如《诸病源候论》卷四十五："惊痫者，起于惊怖大啼，精神伤动，气脉不定，因惊而作成痫也。"《医宗金鉴·幼科杂病心法要诀·惊痫》："惊痫，触异惊神气，吐舌急叫面白红，发作如人将捕状。"

三是指痫证发作。如本篇曰："小儿惊痫者，……轻者，但身热面赤，睡眠不安，惊惕上窜，不发摇者，此名惊也；重者，上视身强，手足拳，发搐者，此名痫也。"

---

① 噎乳：乳汁堵塞。
② 呀呷：呀是呼气，呷是吸气。一曰呼吸的声音，亦曰吞咽的声音。

已发搐

发搐之候，世俗所说者多矣，有言一证属一脏，一证属一腑。乔岳歌曰：小儿惊候有多般，不显根源见病难，睡里切牙惊入肾，非时吊眼病归肝，夜啼到晓元因肺，唇白面青一般看，前后心烦四肢热，面红如火向心间，干呕吃水脾惊患，脉微气喘一同言。汉东王氏言：非时吊眼惊入肝，睡后切牙惊入肾，夜啼到晓惊入小肠，面青乍白惊入胆，气喘吃水惊入肺，面红脸赤惊入心，五心烦热惊入脾，喉中锯响惊入大肠，干呕无时惊入胃，睡中啼哭惊入三焦。如此之类，言至百种，丛脞无据①。何以为治？又有言惊发三次为痫者，第一次发，两太阳左右青脉②朝眼。第二次发，山根青脉见。第三次发，眼下睑连金匮青脉见。又言发搐面赤，指内青纹见者为痫。又云耳后完骨上青脉如线者为痫。此等之论，亦为臆说③。大抵不发搐者为惊，发搐者为痫也。千金论痫证，大体只分三种：一曰风痫，因解脱衣袂④，触冒风邪而作，其证先屈指如数乃发，口中气热，呵欠顿闷，手足摇动，治当发散。二曰惊痫，猛闻大声，或扑仆⑤惊怖而作，其证先叫啼乃发，心神不宁，不可下之，下之内虚，则病益盛，治当安神去热。三曰食痫，因乳哺失节，或有积而作癖，其证先不乳而吐，先寒后热乃发。其证身体或温或热，多睡喜唾，吐逆腹胀，故小儿有癖积⑥。脉大者必发痫，治当下之。此三种内，风惊二痫，时时有之，食痫者十中无一，下之便愈，详此三种，虽诸病皆能变温，莫不缘于风惊食之所作也。又《内经》有云，五脏主五畜，其间发重者，各见

---

① 丛脞无据：是杂乱没有依据之意。丛脞是琐碎、杂乱之义。

② 青脉：脉学名词。指肝脏脉象。肝与青五行同属木，故称肝脉为青脉。

③ 臆说：主观地毫无根据的个人想象。

④ 衣袂：衣袖。

⑤ 扑仆：屡屡之义。

⑥ 癖积：经久不瘥，积有岁年曰癖积。

其象，肝为犬痫，目直视，身反折，手拳犬鸣；心为马痫，张口摇头，背强硬马叫。一云心为羊痫，目瞪吐舌羊叫；脾为牛痫，目痴腹满牛叫；肺为鸡痫，摇头反折，手纵搐搦鸡叫；肾为猪痫，目横身直如尸，吐沫猪叫。以上论痫发者，乃诸书精要也。然不若钱乙所论发搐者，乃心肝二脏为病也，其理有据而妙。肝主风，心主火，风火相加，发而为搐。前论小儿诸病，新久皆能变痫发搐者。以人有病，则饮食退减，脾胃不旺，肝必凌之，引动肝风，肝又主掣，若不得心火，则不能发搐。又人有病，则气血错乱，心神不宁，引动心火，心又主惊，若不得肝风，亦不得发搐也，须肝心二脏相为子母，俱有实热，风火相搏，惊掣相持，乃能发搐，其状亦如风之荡火，焰炽然也，故肝心二脏为病之源，余脏虽不正主，亦有相乘兼见之证，及所发亦有其时，假如钱论潮热变发搐。在早晨寅卯辰时有，此肝用事之时也，身体壮热，目上视，手足摇动，口生热涎，项颈强急，此肝旺也，钱治补肾泻肝，是谓补其母而泻其子也。发搐在日中巳午未时者，此心用事之时也，心惕目上，白睛赤色，牙关紧急，口内涎生。手足摇动，此心旺也，钱治泻心，心热退则肝母亦不能旺，是谓子能令母虚也。发搐在日晚申酉戌时者，此肺用事之时也，目微斜视，不甚搐而喘，身热睡露睛，手足冷，大便黄水，钱治泻其肝心，而补其脾，发搐者心肝实为病之源，故泻之。手足冷。大便黄水者。脾虚候也，故补之。发搐在夜间亥子丑时者，此肾用事之时也，不甚搐，眠卧不稳，身体温壮，目睛紧斜，喉中有涎，大便银褐色，乳食不消，多昏不纳津液。钱治但泻其心而补其脾，且心肝二脏为病之源。今独泻其心，而不泻其肝者，此本因潮热所作，发在肾用事之时，是肾虚心热极也，故但泻其心，热退则肝亦平矣，若更泻肝，则肾转虚矣，其大便银褐色，乳食不消，不纳津液，皆脾衰之证。故补其脾也。以上四脏，分主十二时，脾脏为兼见之证。此潮热发搐，治则惟泻心肝者，盖二脏俱实，为病之源故也，其肺脏有虚实之证，见虚则补，见实则泻，况发搐是心火旺所作，而肺金实证亦罕，惟偏搐者有之外，肾脏但主虚而无实，见其虚则补之。《内经》有云：虚则补其母，实则泻其子。先补其母，后泻其子。子能令母虚，母能令子实。钱乙论此发搐原由，为治次第，乃谓得圣人之经旨深意也，可谓出群拔萃矣。今更以钱论三事参之，一者发搐逆顺，二者发搐阴阳，三者发搐真假，及各于逐项之下。以钱治法为证，后学之士，将此三事，参推五脏。审别形候，察其虚实，观以时刻，依法为治，则小儿发搐之病。无以外也。

【点评】本篇继欲发搐后论述已发搐。文中先举前人对惊与搐的种种臆说，再言自己不发搐者为惊，发搐者为痫的独到见解。总结了宋以前关于痫病的认识，如《千金》将痫分风痫、惊痫、食痫三种，三痫中风痫、惊痫最多见。至于《内经》所云"五畜痫"是因五脏主五畜，症状各异所归五脏。更推崇钱乙所论发搐者，乃心肝二脏为病也，符合临床实际。本篇以"人与天地相应"观点为理论基础，遵循钱乙参推五脏，审别形候，察其虚实，观以时刻，依法为治的学术思想，本篇高度评价钱乙"乃谓得圣人之经旨深意也，可谓出群拔萃矣。"可以看出本书的作者对钱乙的医术推崇备至。

发搐逆顺

男发左搐，或手大指屈外，或目左视无声者顺也，若发右搐，或手大指屈内，或目右视有声者逆也。女发右搐，或手大指屈内，或目右视无声者顺也；若发左搐，或手大指屈外，或目左视有声者逆也。顺者相胜也，左肝为木，右肺为金，一负一胜，故无声也；逆者战也，二脏俱实，木金相击，故有声也。顺者易治，逆者难治。男逆稍易，女逆极难。更当参其发时，以补泻为治。昔钱乙治李寺丞子三岁，发搐自卯至巳，目右视，大叫哭。乙见曰：逆也。男为阳，本发左视无声则顺，右视有声则逆，所以然者。左肝木也，右肺金也，逆则二脏相战，金木相击，是言肝肺具盛。而有声也，治乃泻强补弱；假令女发搐，目左视，是肺来胜肝，肝不能任，故叫哭也，当泻其肺，后治其心，续治其肝。若病在秋，<small>日西时同</small>肺兼旺位，当大泻其肺；若病在春，<small>早晨时同</small>此肝旺之时，尚不能胜肺，是肺强而肝大弱也，当补其肝肾，大泻其肺。若男发搐目右视，是肝来胜肺而叫哭，当泻其肝心；若病在春夏，<small>早晨日中时同</small>肝心旺时，当大泻其肝；若病在秋，<small>日晡时同</small>此肺旺之时，尚不能胜肝，是肝强而肺极虚也，当补其肺，大泻其肝。所以言目反视者，乃肝主目也，凡搐则是风热相搏于内，风属肝，故引见于目也。今此病男反女，故稍易治于女也，先泻其肺，不闷乱，以知肺病退也，后补其肾，续治其肝心，五日而愈。乙又治徐氏子三岁，每日西发搐，目微斜露睛，四肢冷而喘，大便微黄。请乙与一李医同治，乙问李曰：病搐何如？以何药治之？李对不当。乙曰：搐者心肝实也，身微热者，日西肺用事之时，肺主身温，今且热者，肺虚也。目微斜露睛者，肝肺相乘胜也。四肢冷者，脾虚也，肺若虚甚，则脾母亦弱，木气乘之，四肢即冷，治当先补脾肺，得脾虚证退，然后治其心肝，九日乃愈。此亦逆搐，肝肺相乘，目斜者必当右视也，今举此以明逆顺为治之法尔。

【点评】根据五行生克乘侮规律提出的男发左搐，女发右搐以及有声无声的顺逆之说，以时辰发病和治疗的经验，值得后人进一步研究和商榷。本文引录钱乙治疗小儿发搐的典型案例，反映钱乙泻强补弱的治疗思路，彰显出钱乙的医术高深，有一定的参考价值。

发搐阴阳<small>附天吊慢脾风</small>

小儿发搐，为急慢惊者，古书无有，惟曰阴痫阳痫。所谓急慢惊者，乃后世名之也，以阳动而速，故阳搐曰急惊。阴静而缓，故阴搐曰慢惊，此阴阳惊痫发搐之别也。阳搐者，身大热，面赤引饮，口中气热，大小便赤黄，眼上视连札①。手足搐急，牙关紧噤，项背强直，涎潮响，此因心热极则生风。风属肝，心肝子母，风火搏炽，动而发搐也，及其发定，则了然如故，此阳盛阴虚，治当利惊以除风热，不可与巴豆药大下之，恐蓄虚热不消。小儿痰壅积热于心，因闻大声，或误惊触，则动而发搐。若热极者，虽不因闻声惊触，亦自发搐，小儿本实者，多此候也。

天吊②阳搐

小儿心膈壅滞，涎盛热积，不得宣通。或因母饮酒食肉无度，致烦毒之气，流入于乳，因以乳儿，令儿宿滞不消，热毒乘心，发为惊搐。眼目翻腾，壮热不休，甚者爪甲皆青，状若神祟。俗谓之天吊。此非天能吊人，以其眼吊上视，故取意名之。况小儿发搐，未有不眼上者，实亦阳搐之候也，治宜去涎热。昔钱乙治广亲宅七太尉弟八使者发阳搐，自寅至午。于未发前，钱乙见其目直视而腮赤，此心肝俱热，更坐石杌子③就冷，此热甚也。又肌体素肥而本实，其脉急促，发搐自寅至午，皆心肝用事之时，治乃泻其心肝，而补其肾，病遂得愈，此亦泻强补弱也。阴搐者，身温面㿠白，手足似搐不搐。但时时瘛疭，昏昏似睡，而无精神，眼露睛微微上视，或胃痛而啼作鸦声，或不能啼哭，唇口白色，脉沉弱。此因大病之后，或吐泻过甚，致脾胃虚损而生风。荏苒④乃成。此阴盛阳虚，治当补其脾胃，泻去肝风。小儿虚弱，虽不因吐泻取转，直发阴搐者亦有之，本怯者多此候也。

慢脾风阴搐

小儿因伤风冷，或病吐泻，医以温药补之不已，复用凉药治之又

---

① 上视连札：眼睛上视，连连眨动之状。
② 天吊：两目上视。
③ 石杌子：古代的石头凳子。
④ 荏苒：原意是时光不知不觉地渐渐过去。此指疾病慢慢形成。

不已，本谓伤于风冷，医乱治之，致脾虚而内不能散，外不能解。至十余日，其证昏睡露睛，大便不聚而泻，此脾虚风入，风在脾胃之间，故大便不聚而泻，时瘛疭，身体四肢口鼻中气皆冷，小儿亦有因惊所传，或诸病久变，见此证者，皆因脾胃虚怯，而生风所为也，故俗谓慢脾风矣，实乃阴搐之危候，治当去脾间风，风退痫止，以补脾胃。昔钱乙治王氏子病吐泻，他医以药下之，至虚变阴搐，其候睡露睛，手足瘛疭而身冷。乙见曰：此慢惊也！与药以实脾胃，即开目身温。王疑其子不大小便，又令他医以药利之，而复身冷，尚欲令乙利小便。乙曰：不当利，利之必身冷。王曰：已身冷矣！乙曰：不能食而胃中虚，若利大小便，使脾肾俱虚，当闭目身冷即死！今此儿幸胎气实而难衰，乙复补脾胃，则微能饮食。所以然者，谓利大小便，脾胃虚寒，当补脾而不可别攻也。后不语，他医作失音治。乙曰：既失音，何开目而能饮食，又牙不噤而口不紧？他医不能晓。乙曰：此因用清药利小便，致脾肾俱虚，今脾已实，肾尚虚故也，遂以药补肾。及依法为治，半月能言，一月而痊。

【点评】以疾病的成因、症状、治疗大法分阳痫和阴痫两大类。阳搐表现痰、热、惊、风证，乃心热极生风，风火搏炽导致，故阳搐以泻其心肝，兼以补肾的泻强补弱之法治疗；阴搐表现虚、寒证，乃大病之后，或吐泻过甚，致脾胃虚损而生风，荏苒而成，故阴搐以补其脾胃，柔肝息风之法。

又云慢脾风一证属阴痫，且是阴痫之危候，多由小儿脾虚风冷、久吐泻、误治、受惊等导致。究其病机，皆因脾胃虚怯生风。举钱乙用温补脾肾之法治疗慢脾风病案，说明慢脾风以"虚则补之"为其治疗大法。

发搐真假

真者，儿在母胎中时，血气未全，精神未备，则动静喘息，莫不随母。母调适乖宜①，喜怒失常，或闻大声，或有击触，母惊动于外，儿胎感于内，至生下百日以来，因有所犯，引动其疾。则身热吐呃，心神不宁，睡卧昏腾，躁啼无时，面青腰直，手足搐搦，口撮腮缩②，目瞪气冷，或眼闭胶生③，或泻青黄水，是胎痫也。是五内感病，发为真搐。然亦发稀而难治，不过三两次必死矣。假者，儿生出母腹，百日以来，肌肤嫩怯，血气软弱，被外风伤之，入客于内，每遇则儿不能任，故发搐搦。口中气热，呵欠嚏喷，此风痫之候，重者亦不呵欠嚏喷，与胎痫相似，然发频者轻，轻则易歇故也，治当发散。昔钱乙治李司户孙，生百日来发搐，日三五次，请众医治。或作热天吊，或作胎惊，或作惊痫，治皆无应。后请乙治。乙曰：婴儿初生，肌骨嫩怯，被风伤之，儿不能任④，故发搐也。然频发者轻，以客风在内，每遇不任，即搐轻则易歇，故发频也，搐稀者，是五内发病，不可救也。乙用微剂以散风邪，兼涂囟浴法，治之乃愈。仍不可多服，盖儿至小，易为虚实，多即生热，止一服而已，兼用涂，无不效。以上钱乙所用方，并本集载之。

【点评】本节强调孕母对胎儿的影响，母惊动于外，儿胎感于内则发为胎痫，并且提示胎痫预后多不好。这与《内经》"人生而有病癫疾者……病名为胎病，此得之在母腹中时，其母有所大惊……故令子发为癫疾也"的论述异曲同工。至于本节所谓发搐真假，实则是病情轻重，真搐预后险恶，临证时需慎之。本节还记载了钱乙用药物内服兼外治的综合疗法，实为后人治疗惊痫的典范。

---

① 乖宜：失当。
② 口撮腮缩：是指唇口收缩，两腮向内收缩。
③ 眼闭胶生：两目紧闭，精神昏困状。
④ 任：承受，战胜。

惊痫杂论

凡小儿急惊，虽搐甚不用忙扰，亦不足畏。慢惊虽微搐切当救，乃危候也。方搐之时，但与扶持①，慎勿擒捉②。盖风气方盛，恐流入筋脉。致手足曲戾③不随，或成拘挛。凡小儿急惊，阎孝忠云：当其搐势减，与镇心治热药一二服，如麝香丸、抱龙丸、辰砂丸、紫雪之类，候惊势已定，用药下其痰热，如麝香丸、软金丹、桃枝丸之类，如此则心神安宁即愈。凡小儿慢惊，若因吐泻，已成虚损者，阎孝忠云：当与速生胃气，以理中丸，并研金液丹末。煎生姜米粥调灌之，多服乃效，候胃气生，手足渐暖。四肢犹然瘈疭，即减金液丹一二分，增青州白丸子一二分同研。如上服，渐渐以意减金液丹，加白丸子，兼用异功散、羌活膏、钩藤饮之类调理，频频与粥，虽至危者，往往死中得生。凡小儿急慢惊，阴阳异证，切宜辨而治之。急惊合用凉药，慢惊合用温药。世人多用一药，不能分别，误小儿多矣，殊不知药性自有温凉，岂可泛用。初虞④世谓治阴阳痫，寒温药性，当于方中用时增损，则无失矣。又阎孝忠言：慢惊药中宜去龙脑，纵须合用，必以温药为佐，或少少用之，惟凉故也。凡小儿于天阴雷发声之时，必掩塞其耳，或作杂声以乱之，恐猛闻大声而发搐。凡小儿发搐。时醒而身软者为痫，若发搐不时醒，身硬者为痉⑤又名曰痓乃中风之候论在中风门。

凡小儿惊痫泄泻等诸病，烦渴者皆津液内耗也，不问阴阳，煎钱氏白术散，使任意取足饮之，弥多弥好⑥。凡小儿惊痫药中，能不用

---

① 扶持：虚则补之。

② 慎勿擒捉：慢惊风不要擅自攻伐。

③ 曲戾：弯曲。

④ 虞：预料。

⑤ 痓(zhì 室)：痉挛。

⑥ 弥多弥好：越多越好。

水银轻粉者尤佳，如不得已而用之，仅去其疾即止。盖小儿肠胃易损，亦伤口齿，今所集之方，多不用银、粉，如须用之者，当依此酌量减损。凡小儿欲生疮疹，有发搐者，当从疮疹为治。余诸病有与惊痫相兼，可以一方为治者，依法用之。若不可以一方为治者，则各用所主药，相兼治之。凡小儿惊，蜣螂为治第一，世医多不学。未见有用者，若用之，须择不伤水者，伤水即不堪用，去其头翅足，炙令焦，乃入药。凡小儿吐泻后，精神困顿，多睡，不吃乳食，四肢逆冷，欲变成痫者，以神曲为末，入脑麝各少许，龙脑与麝香的并称。温水调服。若已成痫，哭如鸦声，面色青黄，手足瘛疭，咽中不利，更入朱砂同末服之。若变痫滑利者，以曲末，蜜丸如鸡头大，温水化下。又一方，曲末一两，琥珀、甘草各二钱，朱砂、雄黄各一分，同末，蜜丸如鸡头大，名太乙丹，治小儿百病。

【点评】本节将小儿惊风分急惊风和慢惊风两大类，强调辨证论治，在治疗上急惊合用凉药，慢惊合用温药。急惊风症状虽重，但正气尚盛，用镇心安神涤痰之法救治，预后较好，选用麝香丸、抱龙丸、辰砂丸、紫雪之类。慢惊风正气已衰，病情较重，易危及生命，当用温药速生胃气，非理中丸、金液丹等经方不可救。中药蜣螂是治疗小儿惊痫的有效药物。

本节还论及惊痫常与其他杂症诸如泄泻、疮疹、呕吐之类相兼病症的治疗方法，治疗时宜各用所主药，相兼治之。

惊痫方下

治惊欲发搐方

定心膏　治诸热，安心神，截惊痫欲发。

生葛根取汁半合，如无生者干葛细剉，水浸一宿，慢火熬取汁　竹沥半合，依法旋取　大麻仁一分三味，同研　绿豆粉一两别研　朱砂半两，研飞　牛黄一钱，研　麝香一钱，研。

上同和如稀粥，更入少绿豆粉，相拌得所，石臼中杵三二百下成膏，丸鸡头子大。每服一丸，煎人参汤化下，量[1]大小增损。用无时[2]。

琥珀丹　治如前。

琥珀一两，研　白僵蚕去丝嘴，炒，半两　腊月牛胆制天南星一两　天麻一两　白附子半两　香白芷半两，以上先为细末　朱砂一两，研，水飞　龙脑一钱，研

上拌匀，炼蜜丸，如鸡头子大，每服一丸，煎人参薄荷汤化下，量大小增减。用无时。

生葛饮子　治热极不已，欲发惊痫。

生葛汁一合　竹沥一合　牛黄如杏仁许，别研

上相和，每服半合，量大小与之。无时。

---

① 量：根据、估计、审度之义。药量根据病情增减。

② 用无时：因惊痫属于急症，故采取即刻服用，不拘时的服药方法，所以称无时。

钩藤饮子　治发热时时戴眼①，口吐涎沫，欲发痫搐。

钩藤半两　蚱蝉七枚，去翅足，微炒　人参去芦，一分　黄芩一分　大黄一分

上粗末，每服一钱，水一盏，煎至六分，入竹沥半合，再慢煎数沸，下牛黄一小豆许，细研入之，搅匀放温，量大小与服，得微汗为妙。乳母忌蒜面炙爆之物。治小儿心胸积热毛焦②，睡中狂语，欲发惊。朱砂半两研，水飞，牛黄六分，同研如粉，每服一钱，磨犀角水调服，量大小与之，无时。治小儿热盛，夜后狂语，欲发惊，以竹沥，一岁儿连夜饮二合，少少频与。儿大以意加之。无时。

参苓散　治小儿忽作惊状，目上视，手足强，未可服惊药，宜先与此服之。

人参去芦　茯苓去黑皮，各半两　甘草一分，炙。

上为末，每服一钱，温汤调下，食空服。

茯神散　治小儿烦热心悸，手足摇动，欲发惊痫。

茯神去心内木　龙齿研细　牛黄别研　犀角屑各半两　寒水石一两　石膏研飞，一两　川大黄一钱。

上为粗末，每服一钱，水一盏，煎五分，去滓，入竹沥半合，更煎一二沸。量大小与服。无时。

又方　治如前。

茯神去心内木　龙齿研　升麻　甘草炙半　寒水石　石膏研飞　麦门冬去心

上为末，每服一钱，水一盏，煎至五分，去滓，入竹沥半合，更煎一二沸。量大小与服。无时。

辰砂金箔散　治小儿心膈邪热，神志不宁，悸惕烦渴，睡卧不稳，弄舌啮齿，痰实咳逆，咽嗌不利，发惊欲痫。

辰砂七钱，研　桔梗去芦，五钱　人参去芦，三钱　白茯苓去皮，三钱

---

① 戴眼：指目睛上视，不能转动，是病在危重阶段所出现的一种症状。
② 毛焦：头发枯萎无光泽。

蛤粉八钱　牙硝枯三钱，研　甘草二钱半，炙　脑子①半字　金箔二片

上为细末。百日以下儿用半字至一字，薄荷水调膏涂舌上，令自咽。百日上儿或大便涩者，蜜汤调一字与服，一岁上者半钱。咽喉肿痛，口舌生疮者，以少许掺病处，咽津必效。

牛黄散　清心凉膈，截惊痫欲发已发。

牛黄半两，细研　朱砂一分，研，水飞　麝香一分别研　蝎梢一分末　天竺黄一分，研　钩藤一枚末

上同拌研匀。每用一字。新汲水②调下。无时。

雌黄丸　治眼直恶声，嚼舌吐沫，欲发惊痫。

雌黄一两，研，水飞　黄丹一两，微炒　麝香一钱，研

上同研细。用牛乳半升，熬成膏和剂，丸绿豆大，每服三丸，温水下，日三。如无牛乳，用羊乳亦得。

急风膏　利胸膈，清心神，截欲发已发惊痫。

朱砂半两，研，水飞　天浆子③十四个，微炒，取虫去壳为末　腻粉一钱，研青黛一分，研　干全蝎十四枚，为末

上拌研匀细，入龙脑细末半钱，再同研匀，用软饭剂成膏，丸皂子大，每服一粒，煎人参荆芥汤化下。无时。

消惊膏　治小儿风热涎盛。截除惊痫。安镇心神。定宁搐搦。利膈脘。去壅滞。

龙脑半钱　朱砂研，水飞　天南星　白附子生末　天麻末　蝎梢末半夏汤洗净，生为末，各二钱　水银结砂子　腻粉各一钱

上同匀细。用石脑油盏内重汤煮过。搜和药末为剂。丸如黑豆大。每服一二丸。薄荷汤化下。更量大小加减。服无时。

---

① 脑子：即冰片，又称龙脑等。
② 新汲水：新取的井水。
③ 天浆子：天浆子又称雀瓮、棘冈子等。出自《神农本草经》。为刺蛾科动物黄刺蛾的虫茧。善治小儿慢惊、撮口及发噤。

神效朱砂丸　治小儿温壮①。惊风积热。一切壅滞。能化痰清神。利膈消惊截搐。

朱砂研细，水飞　腻粉各一分　连六金箔七片　干蝎十个，全者　天麻一分　白附子一分，炮　半夏汤洗七次，去滑焙干，一分　白僵蚕炒去丝嘴，一分

上同为细末研匀，煮枣肉和如小豆大，每服二丸，煎荆芥薄荷汤化下。无时。

剪刀股丸　治小儿惊风欲发，未见的证。但先服一丸。无不消退。用之常验。

五灵脂去砂石，一分　干蝎紧小全者　龙脑别研，半钱　牛黄别研细，一分　干蟾净洗，去五脏四足，慢火炙令黄色，一分　蛇黄火煅醋淬七次，别研如粉，半两　白僵蚕直者去丝嘴毕，微炒用　天竺黄别研，半两　朱砂研一钱，水飞　麝香别研，半钱

上顺手②研令极细，糊丸樱桃大，每服一丸。金银薄荷汤，以剪刀股③研化服之，三岁下者，只半丸，无时。

【点评】本段指出发生惊搐的先兆症状，小儿表现形式多样，如文中所述有表现热极不已高热，欲发惊痫；有发热，时时戴眼，口吐涎沫，欲发痫搐；有忽作惊状，目上视，手足强；有烦热心悸，手足摇动，欲发惊痫；有心膈邪热，神志不宁，悸惕烦渴，睡卧不稳，弄舌啮齿，发惊欲痫；有眼直恶声，嚼舌吐沫，欲发惊痫。在治法上采取了安心神，截惊痫；清心凉膈，截惊痫；镇心神，定宁搐搦；化痰清神，利膈截惊搐等法。本节载治疗惊欲发搐方13首。其中定心膏、琥珀丹、生葛饮子、钩藤饮子、茯神散、辰砂金箔散、牛黄散、急风膏、消惊膏、神效朱砂

---

① 小儿温壮：小儿病证名。《诸病源候论》："小儿温壮者，由腑脏不调，内有伏热，或挟宿寒，皆搏于胃气。足阳明为胃之经，主身之肌肉，其胃不和调，则气行壅涩，故蕴积体热，名为温壮候。"

② 顺手：依次、顺序。

③ 剪刀股：属菊科多年生草本。别名鸭舌草、鹅公英。善治小儿惊风。

丸等方均治发热、壮热或心膈邪热欲发惊痫。参苓散治小儿忽作惊状，目上视，手足强。雌黄丸治眼直恶声，嚼舌吐沫，欲发惊痫。

欲发惊搐虽然是先兆症状，但属于急危重症，故在服药时间上作者采用"无时"，即可服用，不拘时间的方法。剂型上除了内服法，还有外治疗法，这对后世治疗急症有很好的借鉴作用。

治风痫方

蛜蝌散　治小儿风痫发搐。

干蛜蝌三分，微炒　天麻半两　防葵半两　蝎梢一分　威灵仙半两，洗焙，以上先为末　川芒硝　天竺黄各一分，二味同研细

上同拌匀为散，每服一字或半钱，乳香汤调下，量大小加减与服，无时。

麻黄蝎梢散　治如前。

麻黄去根节，半两　蝎梢十四个

上将二味碎之，用薄荷叶裹遍，外更用纸裹了，于水蘸湿，慢火中煨纸及叶干透，取出为末，每服半钱，金银薄荷汤调下，无时。

芎犀散　治风痫多困不省。

川芎　犀角散　独活去芦，各半两　蝎梢　人参　天麻各半两

上为细末。每服半钱，温酒调下。无时。

葱汤丸　治风痫发搐，痰盛壅热。

天南星炮裂为末，炒，一钱　蝎梢一分，微炒　半夏一分，汤洗七次　寒水石熟为末，一分　朱砂半钱，水飞　僵蚕炒，去丝嘴，一分

上为细末，面糊丸绿豆大，烧葱白泡汤送下三五丸，量大小加减，无时。

人参化风膏　治风痫发搐，涕咳无时。

天麻一两，酒浸　全蝎十四个，微炒　僵蚕去丝嘴，微炒　人参去芦　川

芎　白附子各半两　羌活去芦　独活去芦　防风去芦，并叉枝，各一分

上为细末，炼蜜丸如皂子大，每服一丸，荆芥汤化下，量大小与之，无时。

治小儿风痫。

以鳖甲去裙襕①，炙黄杵末，每服一钱，乳汁调服之，或以蜜和丸，如小豆大。服之亦可，无时。

鸡苏散　治小儿风痫。

鸡苏②　木贼　荆芥

上各等分，为细末，以茶清调下半钱或一字，无时。

皂荚煎丸　治如前。

肥嫩不蚛③皂角十铤，去皮棱，以水二大碗，汁去滓净尽，将汁熬成膏，别顿。萧注云。凡虫所食之物曰。不蚛、谓未经虫食也　虢丹④不拘多少，于熨斗内簇熟，炭火煅至炭过，吹去其灰

上研虢丹为细末。量其所用。入皂荚膏和剂。丸绿豆大。每服五七丸。温汤送下。乳食前。

榴梅散　治如前。

大石榴一枚，割顶去子，剜作瓮，入全蝎五个在内，却以顶盖之。纸筋捶黄泥封裹了，先用微火炙干，渐加大火煅通赤良久去火，放冷去泥，取其中焦者，细研为散，每服半钱，乳调下，搐者服之便定，不会服者灌之。儿稍大，用防风汤调下，无时。

大青膏　治风痫发搐。

青黛一分，研　麝香一字，别研　天麻末，一分　白附子生末，钱半　蝎尾去毒，一钱　朱砂半钱，研，水飞　乌蛇肉酒浸一宿，去骨焙取末，一钱半　天竺黄五分

上为细末和匀，生蜜调膏。每用月中儿粳米大；百日儿半皂子

---

① 裙襕：鳖甲边曰裙。《五代史补》云：但愿鹅生四掌，鳖留两裙足矣。

② 鸡苏：又名龙脑薄荷、水苏。其叶辛香，可以烹鸡，鸡苏功用略似紫苏，故名。如《本草纲目》曰"其叶辛香，可以煮鸡，故有龙脑、香苏、鸡苏诸名。"

③ 蚛(zhòng 重)：虫咬；被虫咬坏的。

④ 虢丹：即黄丹，系用铅、硫黄、硝石等合炼而成。这里用治惊痫癫狂。

大；一岁儿一皂子，同牛黄膏温薄荷水化开一处服之；五岁上者，同甘露散一处服之。

牛黄膏

雄黄_{小枣大一块，用独蒜、萝卜根同醋一大盏煮至醋尽为度}　甘草_{三钱末}　川甜硝_{三钱}　朱砂末_{半钱，别研，水飞}　龙脑_{一字}　寒水石_{五钱末，并炒}

上为细末研匀，蜜和剂，温薄荷水化，如前法服之，无时。

甘露散_{一名玉露散}

寒水石_{半两，嫩而带青中有细纹者是}　石膏_{半两，坚白有墙壁者是}　生甘草_{一分}

上同为细末，每服一字或半钱，温汤调下，食后。

【点评】风痫是痫病常见的类型，发作时头强直视，不省人事，甚至牙关紧闭，多因外感风邪、痰盛壅热或肝经积热所致。本节载治风痫发搐方 12 首。诸方中用了蜈蝣、蝎梢、僵蚕、鳖甲等虫类药搜风通络；天麻、白附子等息风止惊定痫；麻黄、威灵仙、羌活、独活、防风、荆芥等祛风散寒通络；川芒硝、寒水石、牛黄、石膏清热泻火，除五脏伏热；天竺黄、天南星、半夏、皂荚涤痰，与风痫病机丝丝相扣。但此类药均药性竣烈，故用人参扶助正气，可窥作者的组方妙思。诸方炮制方法考究，服用剂量和服药方法严谨，值得后世继承。

治惊痫方

蝉壳散　治惊痫热盛发搐。

蝉壳_{去土，半两，飞炒}　人参_{去芦，半两}　黄芩_{一分}　茯神_{一分}　升麻_{一分以上，细末}　牛黄_{一分，别研}　天竺黄_{一钱，研}　牡蛎粉_{一分，研}

上同匀细，每用半钱，煎荆芥薄荷汤调服，无时。

镇心膏　治惊痫发搐，热盛闷乱。

远志_{甘草水煮，去心，一两}　防己_{半两}　茯神_{去心内木，半两}　人参_{去芦，}

半两　大黄半两微炮，以上细末　辰砂研飞，一两　雄黄一分，研，水飞　金箔①三十片，细研　银箔②三十片细研　龙脑一钱，细研

上拌匀，炼蜜和膏，每服一皂子，薄荷汤化下，无时

金银丹　治惊痫发搐。安神定志，解烦热，化痰涎。

羌活去芦　人参去芦　茯苓　川芎　山药　南星　蛇黄火煅，醋淬七次，别研，各一两　蜈蚣三分，炙　脑子一钱　乳香一分　全蝎一分　雄黄水飞，一分　蝉壳去土　僵蚕炒，去丝嘴　铁粉各半两　麝香一钱　朱砂半两为衣

上为细末，面糊和丸，作二三等丸子，随大小量丸数服，无时。

安神汤　治惊痫搐搦，精神伤动，心意不宁。

白茯苓一两　白鲜皮一两　菖蒲一两，九节者　人参去芦一两　远志甘草水煮去心，一两　石膏半两，研　甘草一分　犀角末一分

上为细末，每服一钱，水一盏，去心麦门冬少许，煎至五分，去滓放温，时时与服。

镇惊丸　治惊痫发搐，中焦壅热痰盛。

茯神去皮及心内木　人参去芦　防葵　铁粉研　朱砂研，水飞，各半两　雄黄研，水飞　犀角屑　龙齿别研　大黄蒸，各一分　牛黄研　龙脑研，各一分　金银箔各三十片

上为细末，炼蜜和丸小鸡头大，每服半丸或一丸，薄荷汤化服，量大小加减，无时。

【点评】 本节共载治疗惊痫发作期方5首，其中治疗热性惊痫方有蝉壳散、镇心膏、金银丹、镇惊丸4首；虚性惊痫方1首，即安神汤，治惊痫搐搦，心意不宁。纵观诸方，可知本节的惊痫是因小儿心神怯弱，受惊或气机郁结化热导致。这几首方中以镇心安神定志的茯神、牡蛎、菖蒲、远志、辰砂、金箔、银箔、龙脑、铁粉、麝香、朱砂、铁粉、雄黄为主，又根据小儿惊痫的病

① 金箔：《药性论》载金箔"主小儿惊伤，五脏风痫，失志，镇心，安魂魄。"
② 银箔：《药性论》载银箔"主定志，去惊痫、小儿癫疾狂走之病。"

机分别配以息风镇惊的蝉壳、僵蚕、蜈蚣、全蝎；清热除烦的牛黄、大黄、南星、石膏、犀角（犀角现已禁用，常用小牛角代替）；涤痰开窍的天竺黄；补益心神的人参、茯苓、麦门冬药物。组方巧妙，切中病机。

治食痫方

真珠丸　治食痫发搐。

滑石末三钱　轻粉三钱　干蝎七个　南星末一钱　巴豆四十个，去皮膜出油尽用　半夏曲末二钱　麝香少许

上为末。蒸饼和丸绿豆大。一岁下者一丸。上者二丸。葱汤下。乳食前。

蚘蜋①散　治食痫发搐，身热，眼上视。

干蝎　白附子　朱砂各一钱，研，水飞　腻粉半钱　巴豆二十四个，去皮膜出油，一云不出油研　天浆子三个，去壳　麝香一字

上同研细，每用一字，薄荷汤调下，量大小虚实加减，乳食前。

大青丸　治食痫发搐，及有惊积。许宣赞方

青黛炒，五钱　蜈蚣一对，全者微炒　蝎二十一个，全者微炒　巴豆二十一个，去皮心膜出油尽用

上为末，用鹅梨汁煎，绿豆粉作糊，和丸豌豆大，每服一丸，酒一匙，水一匙，薄荷汁少许，同化下，食痫或急惊发搐，服之立效，乳食前。

银汤丸　治如前。

天南星醋煮透切，焙干为末，炒，一钱匕　棘冈子十四个，去壳　十四个　巴豆十四个，去皮心出油尽　雄黄末炒一钱匕　朱砂五分

上为细末，煎薄荷汤调面作糊，丸如黍米大，每服五丸，煎金银

---

① 蚘蜋：蝎子的别名。

汤下，乳食前，更量大小加减。

妙圣丹 治食痫发搐，利胸膈。

蝎梢四十九个，微炒 木香一分 代赭火煅醋淬十次，一分 牙硝一分 大黄一分，炮，以上先为末 腻粉半分，研 朱砂半两，研，水飞 麝香半钱，别研 脑子半钱，研 巴豆七个，去皮心纸裹出尽油

上为细末，滴水和丸黍米大，每服三五丸，沉香汤下，乳食前。

蟾酥丹 治食痫毒盛，汤药不下。

蟾酥一分 真珠①末一分 甘遂一分，慢火煨黄 牡蛎粉一分 犀角末一分 巴豆七个，去皮心出油尽 杏仁一分，麸炒去皮尖，细研 麝香一分，研

上拌研匀，细糯米饭和丸黍米大，每服三丸，煎荆芥汤放温送下，量大小加减，乳食前。

灵朱丸 治食痫乳食不消，心腹壅滞，四肢抽掣。

五灵脂去砂石 朱砂研水飞，各一分 巴豆五枚，去皮心研纸裹去油

上同研细如粉，烧粟米饭和丸黄米大，一二岁儿，温水下二丸，取或痢或吐效，更在量大小加减服之，乳食前。

三痫丹 治痫证发，未能分辨，皆可治之。

黑锡②一两，水银半两，二味同结沙子研极细 蝎梢半两 木香半两 天南星半两，炮裂 僵蚕去丝嘴，半两，炒黄 人参去芦，半两 半夏半两，汤洗七次 防风去芦，并又枝半两

上为细末，石脑油半盏，研极细，入麝香一钱，脑子半钱，各研细，与众药末拌匀，枣肉和丸黍米③大，每服三五丸至十丸，煎荆芥薄荷汤下，无时。

【点评】食痫是由于小儿乳食过度，停结中脘，乘一时痰热壅盛，遂致成痫，发作时脸色发青、脘腹胀满、腹痛、恶心、呕吐、

---

① 真珠：即珍珠。
② 黑锡：古人称铅为黑锡。
③ 黍米：又称糯秫、糯粟、穈子米，颗粒大于小米，呈金黄色，黏度大。

大便秽臭或便秘。发作时两眼发直、四肢抽搐，重者昏倒、口吐涎沫。本节共载7首治疗食痫的方子（真珠丸、蚰蜒散、大青丸、银汤丸、妙圣丹、蟾酥丹、灵朱丸），另有1首是诸痫通治方。治疗食痫的方子大多数服药时间是在乳食前，同时，注意药后的反应，如灵朱丸治疗食痫，在药后取或痫或吐效。

治五脏五畜痫方

治肝病犬痫。

伏日取犬齿，水磨汁服。

又方

取犬颔骨为末服。

治心病羊痫。

三月三日，取羊齿，水磨汁服。又云心病马痫，取马齿，水磨汁服。

又方

取马毛烧灰为末，水服。一云马蹄。

治脾病牛痫。

取牛齿，水磨服，乌牛齿最佳。

又方

取白牛屎中豆服之。

又方

烧蹄末服。

又方

取牛鼻中木，烧灰服。

治肺病鸡痫。

取白鸡脑，水调服。

治肾病猪痫。

五月五日，取猪齿，水磨汁服。

又方

取猪乳服。

五色丸 治五脏五种痫并主。

朱砂半两，研，水飞　水银一分　雄黄二两，研，水飞　真珠末一两，令研极细　铅三两，同水银熬

上为末，炼蜜和丸麻子大，每服三四丸，煎金银薄荷汤化下，无时。

露蜂房散 治五种痫搐发，口吐涎沫。

露蜂房一两，洗净，焙干　石菖蒲一两九节者良　桂心半两　远志甘草水煮，去心半两　人参去芦，半两　牛黄一分，研　杏仁汤浸麸，炒去皮尖研，一分　朱砂一分，研，水飞

上同为细末。每用半钱。麝香汤调下。无时。

【点评】关于五脏五畜痫自隋唐就有提出，如《备急千金要方》就提出"五脏之痫"为肝痫、心痫、脾痫、肺痫、肾痫；"六畜之痫"指马痫、牛痫、猪痫、羊痫、犬痫、鸡痫。宋代严用和从五畜应五脏的理论说明了癫痫的发病机制，如《济生方》曰："夫癫痫病者，一曰马痫，作马嘶鸣，应乎心；二曰羊痫，作羊叫声，应乎脾；三曰鸡痫，作鸡叫声，应乎肝；四曰猪痫，作猪叫声，应乎肾；五曰牛痫，作牛吼声，应乎肺。此五痫应乎五畜，五畜应乎五脏者也"，由六畜痫变为五畜痫。

本节根据季节特点治疗五畜痫，如采用伏天的犬齿或犬颌骨治疗肝病犬痫；三月三日，取羊齿或马毛炮制后治疗心病羊痫；牛齿、牛蹄治疗脾病牛痫、白鸡脑治疗肺病鸡痫；五月五日，取猪齿、猪乳治疗肾病猪痫。又载五种痫并主的用五色丸、露蜂房散治疗。后世认识和治疗五脏五畜痫时应本着取其精华，去其糟粕的态度去看待和取舍。

治偏搐方

双剑金　治惊痫偏搐①。

赤足蜈蚣_{一条}　紫色大螳螂_{一个}

上晒至干，以利刀当脊分切作两畔②，各逐左右，别研为细末，不得交错，各用贴子盛之，于贴子上号记左右，遇其患者，每用一字许，鼻内任搐之，左治左，右治右。俱搐者，任右则右住，任左则左住，左右任皆住。

双金散　治如前。

上以蜈蚣一条大者，去头足尾，用真酥涂，慢火上炙黄，置枯。子面南用快竹刀子当脊缝中分剖作两半，用两贴子号记左右字，不得交差，差则误矣。又以麝香一钱，亦分左右两处，先将左分一半在左字贴内，与蜈蚣同研作细末，却入左字贴内盛讫③；次将右分一半，入在右边贴内，与蜈蚣同研作细末，却入右字贴内盛讫，不得相犯。每遇病者，眼睛吊上，止见白睛，搐搦不省，不能出声者，用细苇筒子置药少许在中，随搐者左右鼻孔中吹之，用药不可多。若眼吊全未下，即添些少，以意度量，其眼随手便下，搐亦便止。余同上法，二方相犯。

保寿散　治惊痫偏搐。

雄黄_{研细，水飞}　茯苓_{去黑皮}　人参_{去芦，各一分}　朱砂_{半两，研飞}　牙硝_{一钱}

上为末细匀，每用半钱，熟水④调下。一岁用一字。无时。

---

① 偏搐：是指肢体不对称抽搐。
② 畔：指旁边或者角落。
③ 讫：完结，终了、截止之意。
④ 熟水：古代熟水，一是指开水，即沸腾后的水；二是指生水在阳光下放置 2 天以上的干净水；三是指用植物或其果实作原料煎泡而成的水。

【点评】本节载治疗惊痫偏搐3方，即双剑金、双金散、保寿散。三方虽均为治疗惊痫偏搐病症，然主治、用法不尽相同。双剑金、双金散都采取左右鼻孔中吹药的外治法，说明外治吹鼻法在宋朝就已广泛使用；保寿散属于内服法。

治阳搐①急惊方

软红膏　治急惊潮搐②涎盛。

天南星一两，生为末　朱砂半两，研，水飞　水银一分，用真石脑油半盏，同研细　干蝎梢四十九个，为细末。

上拌匀，入脑麝各一钱，再研枣肉和剂，入石臼中杵三五百下，丸如皂子大，每服一丸，煎薄荷汤化下。神验。无时。

朱粉丹又名鹤顶丹　治急惊壮热，吐涎发搐。

朱砂半两，研，水飞　腻粉一分　蝎梢半两，微炒　巴豆七个，去心皮膜出油尽用。一方只用五个

上为细末，糊丸黍米大。每服三两丸，煎桃仁汤下。一方无巴豆，但作散。每服半钱，汤使如前，无时。

百灵丸　治急惊，化涎定搐。

黑铅一分　水银一分，二味同结砂子　天南星一分，炮裂　白附子一分炮裂　干蝎一分，微炒　天麻一分　蝉壳去土，一分微炒　麝香一钱，研　牛黄一分，研。

上为末匀细，糯米饭和丸黍米大。温酒下三丸。量大小加减。服无时。

天浆子丸　治急惊发搐。

天浆子十四个，有虫者去壳　牛黄一分，别研　麝香一钱，研　白附子一

---

① 阳搐：为表现阳热实证的惊搐证。
② 潮搐：定时而发的抽搐。病证名出自《儒门事亲》。见突然发生惊怖，目睛喘急，涎如拽锯，不省人事，抽搐如潮发作，定时而发。

钱，炮裂　犀角末一分　半夏一分，汤洗七次　蟾酥一钱　猪胆一个。

上为细末，入猪胆汁和剂。如汁少，入少面糊丸黍米大。每服三五丸。薄荷汤下。无时。

朱砂散　治如前。

朱砂一分，研，水飞　腻粉半钱　麝香半钱，研　芦荟二钱，别研　胡黄连一钱　蝎梢七个　白附子二钱　金箔七片　僵蚕十个，去丝嘴炒　赤足蜈蚣一条，炙　甘草二钱，炙

上为细末。二岁上儿半钱；以下者一字，金银薄荷汤调下；三岁上者一钱。如口噤不开，灌入鼻中。无时。

白金散　治如前。

天南星一两，大者四破之　朴硝两半　白矾一钱　甘草半两。

上为粗末，用水五盏，慢火一处煮，水尽为度，焙干为细末，入朱砂末一钱拌匀。每用半钱，煎金银薄荷汤，放温调下。无时。

七宝牛黄丸　治急惊目睛上视，手足发搐。

朱砂水飞　粉霜①别研　轻粉　雄黄研，水飞，各一钱　牛黄半钱，别研　脑子一字，研　麝香一字研

上为细末，糯米粥和丸小豆大。二岁下儿半丸；以上者一丸。金银薄荷汤磨化服之。月内儿一丸分四服；百日者分三服。看儿大小壮怯，及病势轻重，以意②加减。无时。

水银丸　治急惊，痰壅发搐，闷乱口噤。

水银一分，入枣肉少许，同研至星尽　腻粉一分，研　南星一分，炮裂　干蝎一分，微炒

上为末，再用枣肉和丸黍米大，每服五七丸，乳香汤下，量大小加减。无时。

---

①　粉霜：为轻粉的精制品，辛，温，有毒。功能主治攻毒，利水，通便，治牙疳，梅毒恶疮，水肿，鼓胀，大小便闭。外用研末撒或调敷，内服：研末入丸散。注意内服宜慎，体弱及孕妇忌服。

②　以意：根据小儿体质强弱及病情轻重，随症加减。

小朱砂丸　治急惊发搐痰壅。

朱砂一分，研，水飞　巴豆三十个，去心皮膜出油令尽　半夏汤洗七次，焙干为末，炒二次二钱　杏仁五个，热灰内炮过，汤浸去皮尖，炒黄

上为细末，面糊和丸绿豆大。二岁儿一丸，荆芥薄荷汤下；三岁加一丸；五岁者三丸。如有惊在内者，利动至病尽，药丸乃出，如无惊者，药不下也。甚妙而稳。乳食前。

至圣膏　治急惊发搐，手拳紧，多睡啼叫，烦热膈实。

朱砂一分，水飞　天南星腊月牛胆制用，半两　铁粉一分，水研　蝎梢十四个　续随子去皮，四十九个　脑麝各少许

上为细末，炼蜜和丸绿豆大，薄荷温汤化下一丸。如涎多加轻粉半钱，更量大小加减。无时。

牛黄散　治急惊搐搦壮热，膈壅痰盛。

干全蝎七个　巴豆二枚，去皮　轻粉半钱　雄黄二钱，水飞　川郁金一分，剉用皂荚半铤揉汁煮过炒至干用　朱砂一钱，水飞

上为细末，入脑麝各少许，每用一字，薄荷汤下，或得吐泻，或得睡汗，皆愈。如牙关噤，即先用药掺开，然后服之，开噤方在后。

蛃蜋散　治急惊风潮搐。

以全蝎中紧实者，去尾尖上毒，炒焦为末，每服一钱，浓煎防风汤调下。

予相识王宣教讳循理一子病惊搐，得此方治安，渠恐再发，遂与常服之。妙选同与乌蛇散服之，尤佳。

四圣散　治一岁至六岁儿，急惊潮搐。

天浆子一枚，去壳　朱砂二豆许，研，水飞　全蝎一枚　麝香一小豆大

上同研膏，每服少许，薄荷温水化下，无时。治小儿卒得急痫。钩藤，甘草炙，各半两，剉碎，以水五合，煮取二合，分八服，日五夜三。

治急惊风搐痰盛。

天浆子三个，去壳生用　干蝎七枚，生用　朱砂一钱，水飞

上同为末，软饭和丸粟米大，每服二丸，荆芥汤下，不计时，更量大小加减。

又方 治如前。

以全蝎一枚，薄荷四叶裹合，火上炙，令薄荷叶焦，同研细末。分作四服，温汤调下。亦治大人风涎，只作一服，无时。

治急惊发痫，迷闷不省，嚼舌仰目瘈疭。

以真牛黄一大豆许，研细和蜜水服之，以犀角末半钱，温水二合分服。以真熊胆二大豆许，以乳汁或竹沥服之，能去心中涎，即愈。以虎睛①研末。以水调灌之，量大小与。一方用一豆许，炙干研末，猪乳三合和之，绵缠蘸浸，与儿吮之，频频，以多为佳。

治小儿卒惊，似有痛处，而不知疾状。

以刺雄鸡冠血，滴少许，入儿口中。

治小儿初发惊疭，壮热痰壅，呕吐不止。

蝎一枚炙焦　麻黄一尺，不去节　薄荷四叶炙焦

上为细末。量大小用药。以水六分。煎一呷②温服。

牛黄膏 治惊风邪热，痰盛膈壅，时发潮疭，痰嗽不时，上视切牙。服之退惊化涎，凉膈镇心，祛邪止嗽，美进乳食。

牛黄别研　人参去芦，各一钱　甘草炙，二钱　牙硝枯　朱砂研，水飞，各半钱　雄黄一钱半，水飞　蛤粉三钱半　金箔一片　银箔一片　龙脑少许

上为细末，炼蜜和剂，每九钱重，分作一十丸，以金箔为衣，每服一丸，温薄荷水化下，乳后。

治天吊方 治孩童天吊痫疭。

以东行桑根取汁与服。亦能敷鹅口疮。

保生丸 治天吊疭搦壮热，脏腑壅滞。

蝎五枚，生　天南星一枚，炮裂　巴豆七枚，去皮心

---

① 虎睛：即虎的眼睛。《雷公炮炙论》：用虎睛，先于生羊血中浸一宿，漉出，微微火上焙之干，捣成粉，候众药出，取合用之。《备急千金要方·食治》：主惊痫。

② 呷：小口地喝。

上于清明时初夜，将药露北极下一宿，明旦杵罗为末，以豉四十九粒。口含不语，津润至脱去皮，研烂和丸黍米大，随年丸数，温水下，乳食前。

备急涂顶法 治天吊。

川乌末一钱，生 芸苔子①末三钱，生

上用新汲水调涂，贴顶上，立验。一方，用稀糊调涂囟上。

一字散 治天吊眼上，能退风爽神。

大天南星半两，微炮裂 蝉壳去土一分，微炒 干蝎一分 僵蚕去丝嘴，一分

上为细末，次入荞麦面一分，用酸石榴一个，去穰子留壳，将诸药入在内。盐泥封裹，于灶内慢火烧至泥干燥为度，取出，再研极细。每服一字，温酒调下。无时。

蠹鱼②膏 治天吊目睛上视，手足唇口搐掣。

以壁鱼③儿干者十个，湿者五个。用乳汁相和研烂。再入乳汁少许灌之。

琥珀散 治天吊惊风发搐。

琥珀末一分 真珠末一分 朱砂末半分 铅霜半分 赤芍药末一分半

上拌匀。每服一字。煎金银薄荷汤调下。无时。

僵蚕散 治天吊目上视发搐。

白僵蚕去丝嘴炒，半两 马牙硝半两 郁金半两 干蝎半两

上为末，每服一字，乳汁调下。急者服半钱。无时。

【点评】本节载治疗阳搐方21首。其中治急惊潮搐方14首，有软红膏、朱粉丹（又名鹤顶丹）、百灵丸、天浆子丸、朱砂散、白金散、七宝牛黄丸、水银丸、小朱砂丸、至圣膏、牛黄散、蛴

---

① 芸苔子：别名油菜籽，具有行气祛瘀，消肿散结功效。
② 蠹（dù杜）鱼：虫名，即蟫。因有银白色细鳞，尾分二歧，形稍如鱼，故名。
③ 壁鱼：即蠹鱼。

蝉散、四圣散、牛黄膏。治天吊方7首，有治天吊方、保生丸、备急涂顶法、一字散、蠱鱼膏、琥珀散、僵蚕散。

常用剂型：丸、散、膏、汤剂。重视药物的炮制方法、煎煮方法、服药方法。例如汤剂多作为送服丸剂之用，本节中桃仁汤、金银薄荷汤、麝香汤、薄荷汤、葱汤、荆芥汤、荆芥薄荷汤、乳香汤、防风汤、温酒、人参薄荷汤等均为送服不同丸剂的汤剂。

给药途径：除了内服法外，还有急救的鼻饲法，如用朱砂散鼻饲法治疗急惊发搐。还记载有涂敷法治疗阳搐，如用备急涂顶法治疗小儿天吊，难能可贵。

治疗阳搐的中药特点：①善用重坠或毒性很强的中药，如腻粉、牙硝、朱砂、珍珠、铁粉、轻粉、黑锡、水银、白矾、雄黄、金箔、银箔、龙脑、朴硝、琥珀等。②善用虫类药，如全蝎、蜈蚣、蟾酥、蝉壳、棘冈子、乌梢蛇、白僵蚕等。③善用动物药，如真熊胆、犀角、虎睛、猪乳、雄鸡冠血、猪胆等。④善用涤痰类药，如天南星、竹沥、郁金等。⑤善用走窜的中药，如麝香。⑥善用竣烈有毒的中药，如巴豆、甘遂等。现临床慎用。

治阴搐慢惊方 附慢脾风

犀角散 治吐泻变慢惊，发瘛疭。

犀角屑一钱 白术二两，水煮 甘草半两，炙 橘皮半两，去白

上为细末，每服半钱，水一盏，入金银薄荷煎至七分，温服。连进三服。无时。

银白散 治吐泻生风，发慢惊瘛疭。此药涤涎醒脾去风。

用大天南星一个，重一两者，换酒浸七伏①时取出，置新瓦上，

---

① 七伏：指七个昼夜。

周遭以炭火炙令干裂，顿于地上，去火毒，用瓷器合之。候冷取出，杵罗为末。次入朱砂细末一分拌匀。每服半钱，荆芥汤调下。早晨午前各一。

青金膏 治因吐泻变慢惊瘛疭。

乌蛇肉一分，酒浸一宿，焙干　蝎梢一分　天麻一分　白附子一分　大附子一分，炮裂，去皮脐　青黛一分，研　麝香一钱，研　天竺黄一钱

上为细末，入研药拌匀，炼蜜和膏，丸皂子大。煎人参薄荷汤化下，量大小与服。无时。

睡惊丸 治慢惊身热，瘛疭，昏愦。

朱砂末，一钱，水飞　香墨①末，一钱　青黛一钱，末　芦荟末，一钱　腻粉一钱　龙脑半钱，别研　使君子二个，去壳为末

上拌匀细，寒食面作糊，和丸桐子大。薄荷汤化下一丸。无时。

附子散 治慢惊身冷，瘛疭，昏困。保生名辰砂散

大附子一枚，重九钱，上者生用，去皮脐　天南星二钱，生用　半夏沸汤洗七次用，二钱　白附子一钱半　朱砂二钱，研，水飞　麝香一钱，研

上为末同匀，每服一字，薄荷汤调下。无时。

羌活膏 治脾胃虚而生风，或因吐痢，或取转过度②，发为慢惊。

羌活去芦　川芎　人参去芦　白附子炮　赤茯苓去皮，各半两　天麻一两　僵蚕去丝嘴，酒浸炒黄，一分　干蝎去毒炒，一分　附子炒去皮脐，二钱　白花蛇酒浸肉，焙干，秤一分　防风去芦，并叉枝，二钱　牛黄研，一钱半　麻黄去根节　肉豆蔻面裹煨　藿香叶去土　沉香　鸡舌香母丁香也　木香各二钱　真珠末研　麝香各一钱半　轻粉一字研　脑子半字研　雄黄研水飞　辰砂研，水飞，各二钱半

上为细末同匀，炼蜜和剂，旋丸如大豆许，每服一丸，薄荷汤或去心麦门冬汤下一二丸，量大小加减，服之无时，若急惊者，勿服此药，性温故也。

---

① 香墨：由松烟、冰片和香料等制成的墨。
② 取转过度：义为攻伐之药太过。

温白丸　治脾困瘦弱，或因吐泻，或久病成慢惊，身冷瘟疢①。

天麻半两　僵蚕去丝嘴炒，一分　白附子生一分　干蝎一分，去毒　天南星汤洗七次，剉碎，一分

上为细末，以汤调食面作糊，丸绿豆大，圆了，顿寒食面中养七日毕，取而用之。若急用，未足日数亦可用，每服五七丸至一二十丸，量大小加减，生姜米饮下，空心服。看病势渐加丸数，多与服妙。

钩藤饮子　治阴痫多昏睡，手足冷，时瘟疢，直视不乳。

钩藤钩子三分　僵蚕去丝嘴炒　川芎　甘草炙　蝉壳去土，并头翅足炙蛇蜕炙黄焦，各一分　蛴螂三个，去头翅足，炙黄

上为末，每用二钱，水一盏，生姜五片，煎至七分，去滓。量大小与服，小者分三四次与服，不会服即灌之。若审是阴痫的当。用药末二钱，入炮过附子碎，用指面许。依前煎之，温服，日三夜一。急惊不用附子。服之无时。

七圣丸　治阴痫体虚，赢瘦多困。

乌蛇酒浸软，去皮骨只取肉用　蝎梢　白僵蚕炒去丝嘴　青黛　白附子各一分　蛴螂五个，去头翅足炙令焦　蟾酥二皂子大

上为细末，炼蜜丸桐子大。如遇病者，先以半丸，汤泡薄荷水化开，灌儿鼻中，如得嚏则可医。以金银汤化下一丸，日二三，服之无时。若灌药不嚏，难治。

天浆子散　治阴痫昏困多睡，时时瘟疢。

天浆子三个，去壳用虫　白僵蚕三个，微炒　干全蝎三个，微炒

上为细末，每服一字，煎去根节麻黄汤调下，日三，得汗出为效。服之无时。

七神丹　治阴痫面青口噤，喉内涎吼，手足瘟疢，搐搦。

朱砂研，水飞　牛黄研　羌活去芦，各一分　天南星半两，炮裂　麝香一

---

① 身冷瘟疢：脾阳虚，脾败木贼症状。

钱，研　　蝎尾炒　僵蚕去丝嘴，炒，各七个

上为细末，以熟枣肉和丸绿豆大，薄荷汤下二三丸。儿小化服亦得。无时。

天南星煎丸　治阴痫慢惊瘛疭。

天南星一两，细剉，水二盏，慢火熬至半盏，去滓再煎成膏　白附子半两，炮裂
天麻一两　干蝎一两

上下三味为细末，入膏和丸绿豆大。三岁儿二丸；五岁儿三丸，薄荷汤送下，日二服，无时。

五灵脂丸　治如前。

五灵脂去砂石　白附子生　天南星生　干蝎生　蝉壳去土，生，各一两

上为细末，用醋二盏，先以药末一两同熬成膏，入余药，和丸绿豆大。未盈月①儿以乳汁化下一丸；二岁下二丸；大者以意加之，金银薄荷汤化下，服毕，鼻上汗出是效，无时。

蚬壳膏　治如前。

以蝼蛄一个，去头翅足，入麝香、轻粉各黄米许，同研极细，以新水少许就之，用蚬壳灌之，立效。

必救丹　治如前。

赤足蜈蚣一条，去头足　蝎梢七个　生犀尖锉末，一钱　染坯半钱　朱砂半钱，研，水飞　麝香一字

上为细末，煎猪脂油丸黍米大。每服三五丸，用大金散下。无时。

大金散

辰砂水飞，五钱　真铁粉一钱　轻粉一钱　金箔一大片

上为细末，分作九服。如遇患者，将一服分二处，每一半，用童子小便并酒共半盏，煎三四沸，放冷，调药一半，送下必救丹，如行五里许，再一服，约半日后，便下惊痰恶积便安。如已经取转虚者，

---

① 盈月：满月。盈，满也。

即用井花水调大金散，下必救丹。须认是慢惊者，方可与服，立见其效。气虽绝，心头温者，灌下药，即醒。

薰陆香丸　治虚风慢惊，发搐瘈疭，安神魂，定心气。

血竭半两，细研　乳香一分，别研

上研细，于火上炙熔为丸，如干，即入少许水和，如酸枣核大，每服一丸，薄荷酒化下，兼治妇人产后血晕，不省人事，无时。

如神散　治如前。焦大官人方

蜈蚣一条，全者酒炙黄　蝎十四个，全者微炒　辰砂一钱，水飞

上为细末。百日儿一字，荆芥汤调下，渐大，以意加之。无时。

天雄膏　治如前。

赤头蜈蚣一条，日晒干却用好酒半盏，滴润炙令脆　天雄①一钱，慢火煅存性，研　白附子一钱，切焙　朱砂半钱，研，水飞　细辛去苗，一钱　轻粉半钱　雄黄半钱，水飞　白术一钱，焙　郁金一钱　半夏一钱，洗净，生姜汁浸一宿，又洗切焙干

上为细末，入脑麝各少许，炼蜜和丸鸡头子大，薄荷汤化下一丸，无时。

涂囟法　治阴痫慢惊。

以天南星洗十遍，为细末。用生姜自然汁煮糊，调涂囟顶上。

妙圣散　治慢惊久不瘥，两手瘈疭，抽掣不定。

赤足蜈蚣一条，葱汁②浸一日，焙干　草乌头尖十四个，薄荷生姜自然汁浸一伏时，焙干同为末　麝香一钱，研　龙脑半钱，研

上拌匀，每用半字，以小苇筒吹入儿两鼻孔中。候两手定时。方可兼服别药。

天麻钩藤汤　治因吐痢，脾胃虚而生风，变慢惊。

---

①　天雄：《本草纲目》认为天雄有二种。一种是蜀人种附子而生出长者，或种附子而尽变成长者，即如种芋形状不一之类；一种是他处草乌头之类，自生成者。故《别录》注乌喙云，长三寸以上者，为天雄是也。

②　葱汁：即葱涕，功同葱白。古方多用葱涎丸药，亦取其通散上焦风气也。

钩藤三分　天麻　蝉壳去土　防风去芦，并又枝切　人参去芦　麻黄去根节　僵蚕去丝嘴，炒黄　蝎尾去毒炒，各半两　甘草炙　苄蒡各一分　麝香一钱，研

上同为细末，每用二钱，水一盏。煎至六分，量大小与服。如冷多面青唇白，四肢冷，入附子末半钱。无时。

喝起散　治因吐泻生风，变慢惊；或作慢脾风。

半夏一两，汤洗七次为末　生姜四两，研，取汁和半夏末拌作饼，如稀入少面　朱砂水飞　滑石　白矾生各一分　没石子①三个

上为细末，每服一字，煎冬瓜汤调下。如一服醒，便止后服，无时。

生银散　治慢惊乍静乍动，手足瘛疭，时发时止。

生银末半钱，细研　蛇黄三分，醋淬七次　黑铅一钱，水磨　天南星七钱，炮　磁石一钱，醋淬十次　铁华粉②二钱　朱砂一钱，水飞　麝香一钱

上为细末，每服一字，犀角屑汤调下。如见沉困者，用薄荷乳汁调下，汗出为效。治阴痫者，多用性温热之药。有至痫证已退未退之间，却生热证，或反为急惊者甚多。凡治病必当先问病者之家，所患几日，因何得之，曾服何药，如此详审。若服热药太过，可用解毒药治之，无不效者。

豆卷散　治阴痫慢惊。服温热药太多，而却生热证，反为急惊。

大豆　黄卷水浸黑豆生芽是也，晒干时用　贯众　板蓝根　甘草炙，各一两

上同为细末，每服半钱或一钱，白水煎，放冷服，甚者用药三钱。浆水入油数滴煎之，又治吐虫。无时。

龙脑散　治如前。

大黄蒸过　半夏汤洗，滑净，薄切，用姜汁浸一日，焙干炒用　甘草炙　金

---

①　没石子：又称没食子，是没食子蜂科昆虫的幼虫寄生于壳斗科植物没食子树幼枝上所产生的虫瘿。《药性论》：治大人小儿大腹冷、滑利不禁。

②　铁华粉：又称铁艳粉、铁霜，为铁与醋酸形成的锈粉，具有安神镇惊平肝之功。

星石　银星石　寒水石　禹余粮石_{火，}醋淬　不灰木①_火　青蛤粉_{即青黛也}

上等分为末，入龙脑一字再研，新水调下一字或半钱，量大小加减，此旧方也。钱乙入甘松两枝，藿香末一钱，金牙石一分，却减大黄一半，服之无时。

慢脾风_附

银白散　治慢脾惊风危困者。

天南星末_{生姜自然汁和剂捻作饼子，炙黄}　白附子末_{薄荷自然汁和剂捻作饼子，炙黄}

上同为细末，每服半钱或一钱，煎冬瓜子汤调下。

羌活膏　治慢惊及脾风，身体冷，四肢硬，危急将不救者。

羌活_{去芦}　独活_{去芦并土}　人参_{去芦}　茯苓_{去皮}　防风_{去芦并叉枝}　桂_{去粗皮，先为末，各一钱}　干蝎_{一钱，酒浸炒研}　水银_{半钱}　硫黄_{半钱，与水银同研如泥，后入}　麝香_{一字，研}

上先研硫黄，次入麝香、水银，研至无星极细，又入诸药末拌匀，炼蜜和膏，丸皂子大，薄荷汤化下。保生治胃虚吐泻生风，羌活、天麻、防风各半两，人参、茯苓、蝎桂各一分，朱砂、水银、硫黄各一分。服之无时。

大天南星散　治吐泻；或服转药过度，脾虚生风为慢惊；或作脾风，危急之候。

以天南星一枚，重八九钱至一两者。先撅一地坑，深三寸许，用炭火五斤，烧通赤，去火，入好酒半盏在内，然后入天南星，却用炭火三两条盖却坑子，候天南星微裂，取出剉碎，再炒令匀熟，不可稍生，放冷为细末。每服一字或半钱，浓煎生姜防风汤调下。无时。

又方　治如前。

梓州厚朴②_{去粗皮生姜制，一两，细剉}　半夏_{一钱，汤洗七次，生姜汁浸半日，}

候干用

上用米泔三升，同浸一百刻[①]，周一伏时[②]，以水尽为度。如至百刻水未尽，加少火熬干，去厚朴，只用半夏为细末。每服半字或一字。薄荷汤化下。无时。

辰砂膏 治阴痫搐搦昏困，传为脾风。

以大附子一枚，重六七钱上，微炮去皮脐。于顶头剜一窍子，入粉霜硇砂各半钱，却用取下附子末填满，于火上烧存性，次用天南星半两炮裂，蝎梢一分，羌活去节一分，朱砂研半两，同为细末，炼蜜和丸鸡头子大，每服一丸。麝香薄荷汤，入酒三两滴化服。无时。

丙丁散丙日作曲，丁日制药

天南星　乌蛇肉酒浸去骨，各三钱　天麻　麻黄去根节，各半钱　大附子一枚重半两，上者炮裂，去皮脐　全蝎一钱半　白附子三钱半　白僵蚕去丝嘴，四钱

上为末，以水一升浸三日，滤去其滓，用寒食面一袋和匀，踏作曲，楮叶罨七日取出，以纸袋盛吊起，十四日可用。遇小儿吐泻，精神昏困，多睡不乳，四肢逆冷，欲发慢惊者，以曲一两为末，入脑子末一字，每服半钱或一钱，温水调下。若已发慢惊者，此五脏俱虚，皆受其病。心主血，病则血乱；肺主气，病则气并；肝主筋，病则抽搦；脾主困，病则昏困；肾主寒，病则身冷。故病者血乱气并，四肢抽搦，吐泻昏困，唇口色白，身体冰冷，神情松悸，面青喉响，哭如鸦声。将上件已成药，更入朱砂末一钱半，当拌匀，服依上法。若慢惊吐痫，传为脾风者，用曲末一两，朱砂末一钱半，拌匀，炼蜜和丸鸡头大，名丙丁膏。温水化下。又别以曲末一两，朱砂末、雄黄末各抄一钱，琥珀末、甘草末各抄二钱，拌匀，炼蜜丸鸡头大，名太乙丹，治小儿百病，此方陈易简家藏，服之无时。

――――――――

① 一百刻：古代把昼夜分成一百刻，起计点在日出时刻，到下一个日出前计满一百刻。

② 一伏时：一昼夜的意思。

阎孝忠云：小儿吐泻，脾胃虚而生风，以为慢惊，或传成脾风。大便不聚，至虚损危笃者，当速生胃气，宜与理中丸，并研金液丹作末，煎生姜米饮调灌之，多服乃效，服至二三两无害，候胃气渐生，手足渐暖，阴退，四肢犹然瘛疭，即减金液丹一二分，却用青州白丸子一二分，同研。如上法与服，以意详之，渐减金液丹，加白丸子，兼用异功散此乃温中正气，治虚吐泻药方，具吐泻门羌活膏、温白丸、钩藤饮子之类方并具前，依此治之。仍顿与粥食，虽至危殆，往往死中得生，十有七八。予于岳太尉处得一方，称自王运使所传。

治小儿急慢惊风，吐泻不止，危不可治者，名为安胃丸。与上相似，大同而小异。

好青州白丸子三十粒　好金液丹三十粒　全蝎一枚，去刺　麝香少许

上同研为细末，以糯米饭和丸黍米大，每服三二十丸，煎萝卜糯米汤下。无时。

麝香牛黄丸　治小儿急慢惊风、慢脾风。

牛黄一钱　麝香一钱，研　蝎梢一钱，生　乳香一钱，研　没药一钱，研蜈蚣一条，酥炙　花蛇肉去骨，一钱，酒浸一宿　天南星二钱半，炮　草乌二钱半，炮，去皮　天麻二钱半，剉研　防风去苗，并叉枝，二钱半　雄黄半钱，研，水飞朱砂八钱，研

上为细末，酒糊和剂，如皂子大。一岁至三岁儿每服一丸，研细煎金银薄荷汤调下；七岁至十岁服二丸至三丸，煎人参汤调下。慢惊风细研三丸灌下，大有神效，无时。

麝香饼子　治小儿吐泻之后，脾虚生风，目睛斜视，背脊强硬，手足瘛疭。及治心肺中风，昏塞不省。此方与前方相犯而小异

川乌炮去皮脐，一分　天南星炮，一分　白花蛇酒浸一宿，去皮骨取肉，焙干，用一分　蝎梢一分　蜈蚣一条，去头足，以上先为细末　朱砂半分，研，水飞麝香一分　乳香半分，研　铁粉半分，研　牛黄半分，研

上为末，同匀细，酒糊丸如鸡头大，捏作饼子，每服一二饼，煎人参薄荷汤化下。

圣脾散 治慢脾风。

香附子_{炒去皮毛，一合} 小黑豆_{一合，炒} 甘草_{半分}

上为细末。每服半钱，饭饮调下。无时。

急慢惊通用 治小儿急慢惊风。声已不出，危殆，命在须臾者。

男左女右，屈中指在手心横纹当中点炷①，及与乳头上同时下灸，壮如麦粒，甚者不过三壮，声同即止。此灸法王运使传，妙。

天麻膏 治小儿急慢惊风，及慢脾风，搐搦瘛疭，昏塞牙噤。一切恶候，及吐泻等疾。

全蝎_{一分} 牛黄_{一钱，研} 白附子_{四钱} 天麻_{二钱} 雄黄_{四钱，研，水飞} 诃子_{去核，六钱} 白术_{二钱} 藿香叶_{去土，四钱} 白豆蔻仁_{三钱} 缩砂仁_{三钱} 白僵蚕_{去丝嘴，四钱，炒}

上为细末，炼蜜丸如鸡头大，每服一丸，煎薄荷汤化下，甚者两丸。泄泻者煎冬瓜子汤下；呕吐者煎丁香汤化下，并不拘时候，更量大小。临时加减，亦看病之轻重用药。则无失矣。

牛黄丸 治急慢惊，发歇不止。

牛黄_研 天竺黄_研 犀角屑 胡黄连_{各半两} 芎䓖 人参_{去芦} 白茯苓 丁香 钩藤 龙齿_{研各一分} 麝香_{一钱研} 脑子_{半钱研}

上为细末，炼蜜和绿豆大，每服三丸，粥饮下。无时。

黑神丸 治急慢惊。

腻粉_{一钱，研} 香墨_{一钱} 白面_{一钱} 芦荟_{一钱} 牛黄_{别研} 青黛 使君子_{去壳，面裹煨熟用，各半钱} 脑子_{一字} 麝香_{一字}

上为末，糊丸桐子大，每服半丸，薄荷水下，要利动②，服一丸。楚州小医王鉴，因此药致富，甚保惜之，未尝传人，予得之。乃睡惊丸小异耳，治惊极效，垂死一服，立瘥。无时。

青金丹 治如前。

---

① 炷：可燃的柱状物，如艾炷。

② 利动：犹活动。清朝王夫之曰：目失视，耳失听，口失言，四肢失其利动，而心亦疲于思。

雄黄末一钱　朱砂末一钱　铁粉二钱　乳香末一钱　南星末二钱　蝎微炒，二钱　轻粉　青黛各三钱　麝香一字　花头蛇一条，酒浸一宿，取肉焙

上为末，以梨汁和剂，分三等丸之。黍米麻子绿豆大，量大小与之一丸。薄荷水送下，煎金银汤亦得，无梨汁用薄荷汁。无时。

雄朱丹　治如前。

雄黄水飞，朱砂水飞，等分

上为细末。用白项曲鳝①一条，放药中令缠湿，以竹篦子刮下，丸如芥子大。每服三丸，金银薄荷汤下。其曲却须放了，不可坏死。服之无时。

软金丹又名圣力丹　治小儿急慢惊风，三痫瘛疭，头项动摇，目睛上视；或牵斜偏搐，背脊强直；或反折如弓，口噤牙紧；或屈指如数；或温壮连绵；或服凉药过多，内生虚风；或因伤寒变搐发渴；或因吐利生风为痫，一切诸证。乳食不进，昏冒不省，凡此急候，服之皆愈。但不喘急者，此药必效；如已喘急者，更须审详虚实。若涎实者，同水银丸化此药服之，二药引化惊涎，则潮搐立止。虚者但只服此药，即便放下眼来，如小涎热风热。有诸惊证，服之便瘥，更无变动。又治大人卒中风病，涎潮不省。此药神圣救人，不可具载。

牛黄别研　丹砂研，水飞　雄黄研，水飞　生犀锉末，细研　天麻　僵蚕去丝嘴　半夏汤洗七次，为曲　蝉壳去土，汤洗净焙　南木香　使君子取肉，各一分　肉豆蔻面裹，煨　香墨各一分半　天南星炮裂　白附子炮裂，各一钱　腻粉一钱　水银三钱半，用黑铅三钱半，准七钱结砂子用半两　白花蛇　乌蛇二蛇取项后粗处肉各一两，酒浸一宿，去皮骨曝干，不见火　螺青一两二钱　麝香一钱，研　龙脑半钱，研　附子一枚，炮裂去皮脐，虚者用之　蜈蚣中者二条生用，须赤足佳　全蝎三十个　天浆虫二十五个，去壳　大槟榔二枚　丁香一钱半　蟾酥三皂子大　金箔　银箔各十五片

上为末，逐件旋入，研之细匀。用不蚛皂荚一铤②。刮去皮弦，

---

① 曲鳝：即蚯蚓，中药名曰地龙。《本草纲目》：治急慢惊风。
② 铤：古代货币单位，如银铤。

以好酒半斤，浸一宿，揉取汁，去滓，入石脑油三钱。银器属性武火煎十数沸放冷，别炼蜜少许，投内和诸药得所。大者丸枣大，小者皂子大，别以金银箔为衣。每服一丸，金银薄荷汤化下。涎实者用水银丸化下。小儿量大小与，大有神验。水银丸具谭氏方也。服之无时。

夺命大青金丹　治小儿诸惊。此东京西瓦内出瓷马儿栗家方。

天竺黄一斤，末　墨二铤，不计大小亦不得使尽　麝香一钱，研　朱砂一钱，研，水飞　水银半两　锡半两

上于铫①内先熔锡化，入水银结砂子，乳钵内研开，次入诸药末研匀细，方用浓墨水和丸弹子大，以灰顿盆内铺纸，于纸上布药干。十岁儿一粒，分三四服；七八岁儿作四服；五六岁儿分六服；三四岁儿分十服；一二岁儿分十六服；新生百儿分三十服，并微利，常服者须隔旬日服一服。小儿风热发痫，潮搐涎盛嗽喘，并临时加减。如吐泻后生风，服亦不妨。此药性温，宜少服，并用汤化下。如煎汤不可犯铁器。入口如圣，服之无时。治急慢惊发搐，乳香半两研，甘遂一钱，同研细。每服半钱，乳香小便调下妙。

又方　治如前。

蝎梢二十一个　朱砂一皂子许水飞　麝香一豌豆许

上同为末，每服一字或半钱，用赤小豆拌匀，薄荷温酒调下。无时。

定命丹　治急慢惊风，吊眼撮口，搐搦不定，壮热困重。

蟾酥一钱，干者酒浸一宿　干蝎七枚，全者　南星末一分　白附子末半钱　青黛半钱，研别为衣　麝香少许

上匀细末。粟米粥和丸绿豆大，别以青黛为衣。每服一丸。荆芥薄荷场下，服药后困睡无疑。凡病者先化半丸点鼻中，得嚏者必效。如新生儿用腻粉二捻，生油一滴，新水半茶脚，化一丸服之，取下胎

---

①　铫（diào 掉）：煎药或烧水用的器具。

中所受病。更无诸惊邪热，服之无时。

麝香饼子 治如前。

乌头蛇—对，酒浸—宿，取肉 蝎梢半两 白附子—两，炮 天南星—两，炮
白僵蚕—两，炒去丝嘴 乳香半两，研 朱砂—两，研，水飞 天浆子四十九个，
去壳 麝香—钱，研 金箔十片

上为细末。炼蜜和丸桐子大，捏扁作饼子，用金银荆芥汤化服，
大小加减。无时。此便是除风膏。若以麦饭和丸，便是麦饭膏。此黑
孩儿柏防御真方也。

如圣散 治如前。

白附子二钱 僵蚕炒去丝嘴，一钱 全蝎二钱，中者用面炒去足，留身尾甲
人参去芦，二钱 草乌半两，炮去皮 牙硝二钱 丁香—钱，不见火 腻粉半钱
天竺黄—钱 天南星米泔浸—宿，焙干秤二钱 龙齿二钱 郁金—钱 脑麝各
少许

上为细末。十岁下儿半钱，以上者一钱。冷薄荷汤调下。如儿惊
结，大小便不通，连进二三服。无时。

南星汤 治如前。

以大天南星一枚，重四钱者，细研为末，用浆水一碗。冬瓜子四
十九粒。同煎至一盏，去滓，取清汁半盏，分三服，病愈。以四君子
汤补之。一方，每用南星末一钱上下，以水半盏，浆水半盏，或菌
汁①亦得。入生姜三片，冬瓜子数粒，煎至半盏以下，分二服。尤治
慢惊，服之无时。

南朱膏 治如前。

以大天南星二两为末，用腊月黄牛胆取汁和之，却入胆中，如胆
汁少许，量可用之，窨干为细末。入朱砂末一钱，麝香少许，煎甘草
膏子和剂，丸鸡头子大。每一岁半丸，熟水化下，量大小加减。如一
胆盛南星末不尽，用二胆亦得。服之无时。

---

① 菌汁：蒜或韭菜汁。

朱金汤　治如前。

以代赭石火煅醋淬十次，为细末，水飞过，日中晒干。每服半钱或一钱。煎真金汤调下，量大小与之，连进三服。儿脚胫上有赤点出者，不可治也。服无时。

如圣青金丹　治忽发身热吐逆，变急慢惊潮搐。

龙脑一钱，研　麝香研　腻粉研，各一分　白面三钱　香墨一钱半，为末　青黛二钱，研　使君子去壳，二个，面裹慢火煨熟为末　金箔　银箔各五片

上细匀末，滴水丸鸡头子大。慢惊用冷薄荷汤化下一丸，须臾便睡，睡觉立愈，更服三两服。急惊化下半丸，下涎一合以来，神效。无时。

滚涎膏　治慢惊风，潮搐无时。

龙脑一字　朱砂一钱半，末　蓬砂末三钱，亦名硼砂　马牙硝五钱　铅霜二钱　水银二钱，结砂子　牛黄一字　麝香一字

上同研，自然成膏。丸杨梅核大，梨汁化下一丸，量大小加减。无时。

牛黄丸　治急慢惊，发搐痰壅，及吐泻生风。

牛黄一钱　牛胆制天南星末一钱　滴乳香末一钱，研　人参去芦，一分　天麻一分，去苗　防风去芦叉枝，一分　白僵蚕炒去丝嘴，一分　茯神去心内木，一分　朱砂三钱，研，水飞　麝香一分　全蝎一分　脑子少许

上为细末，炼蜜和丸鸡头实大，荆芥薄荷汤化下一丸，相宜加减。无时。

罢搐丸　治急慢惊发搐，牙关噤，身反张。

水银二钱，黑铅二钱，同水银结砂子　天麻半两，去苗　花蛇肉酒浸，炙取肉半两　人参去芦，半两　天南星半两，炮　白附子半两　干蝎半两，去毒　朱砂半两，水飞　青黛一分　脑子　麝香各少许

上为细末，石脑油研和，丸小麻子大，每服一丸，薄荷汤化下。无时。

虎睛丸　治急慢惊搐，涎热多睡，及诸恶证。

虎睛一对碎切，酒浸一宿，焙干　通明天麻半两　白茯神去心内木，半两　白附子一分　天浆子五十个，炒黄去壳　使君子一百个，去壳，切碎，焙干　朱砂二两，水飞　全蝎半两，去毒　牛黄半两　天南星一两二钱，慢火炮裂　京墨半两烧过　青黛半两　麝香　轻粉各一分

上同匀细末，酒糊丸桐子大，每服一丸，薄荷汤化下，有急病加作二三丸。极妙，无时。

乌蛇散　治急慢惊，搐如弓，危困难治，疗之者，此方主之。

乌蛇肉酒浸去皮骨，三钱　赤足蜈蚣二条，去头足醋浸炙黄　全蝎二钱，去毒　天麻半两　白茯苓半两　黑附子半两，炮裂去皮脐　白附子一分，炮　麝香少许

上为细末，每服半钱，用旧断井索煎汤调下，其效如神。如急用，无断井索。煎荆芥汤代之，无时。

治胎痫发搐真假方

虎睛丸　治自生蓐①内至百日以来，壮热惊搐。凡发在百日内者，虽发搐真假相似，然发频者，多是外风伤之也。

虎睛一对，酒浸微炙取二个　牛黄一分，别研　朱砂一分，研水飞　雄黄一分，研水飞　麝香一分，研

上为细末，炼蜜和丸绿豆大。以乳汁研化三五丸。

乌金膏　治胎痫发搐频并。

乌蛇一条，水浸去皮骨，只取肉别用，酒浸一宿，焙干　蚕纸一张，烧灰　蝉壳去土，半两　全蝎半两，上先为末　朱砂半两，研飞　麝香半钱，研　脑子半钱，研　金箔三十片，细研

上拌匀，炼蜜和膏，丸皂子大。当每服一粒。煎人参薄荷汤化下。服无时。

---

① 蓐：原义是草席，指妇女做月子。此指新生儿期、产褥期。

牛黄丸　治自生至百日以来，五脏多热，而发惊搐。

牛黄一分，令研　龙脑一分　黄芩末半两　朱砂半两，研飞　干蝎一分
犀角末半两

上同研如粉。粟米饭和丸麻子大，温水化一丸与服。无时。

羌活膏　治胎痫发搐，昏困不省。

羌活去芦，一两　乌蛇肉一两，酒浸一宿，焙干　独活去芦，一两　天麻半两
全蝎半两，去毒　白僵蚕去丝嘴，半两，炒　人参去芦，半两

上为细末。炼蜜和膏。每服一皂子大。麝香荆芥汤化下。无时。

银朱丹　治如前。

干蝎一分，微炒　天浆子一分，微炒去壳　朱砂半两，研飞　牛黄一钱，研
露蜂房一分，微炒为细末　水银一分，用黑锡一分结砂子　麝香半钱

上同拌匀，面糊和丸黍米大。每服三五丸，金银薄荷汤化下。儿小，乳汁化下亦得。无时。

甲灰丸　治生下便喜多惊。

剪父母两手爪甲烧灰研细，面糊和丸麻子大，井花水化下一丸。无时。

生摩膏　治新生儿肌肤幼弱，为风邪所中，身体壮热，手足惊掣。

甘草　防风去芦，并叉枝，各一两　白术二十铢　雷丸二钱半　桔梗去芦，
二十铢

上咬咀，以猪肪脂一斤，煎油入药，微火上煎之良久，视稠浊得所，膏成乃去滓。丸如弹子大。每服一粒，炙手摩儿百遍。寒者更热，热者更寒。小儿无病，早起常以摩囟上，及手足心，甚辟风寒之邪。

朱砂散　治一腊①至月内儿发惊，转为慢惊。

朱砂一分，研，水飞　牛黄一分，别研　麝香一钱　干蝎十四个，微炒　天
浆子十四个，水炒色黄，去壳取虫用

---

① 一腊：宋代民间风俗。生子七日为一腊，有一腊、二腊、三腊、满月等说法。

上各研细，一处再研极细散。每服半钱，乳汁调抹儿口中，以乳汁送下。无时。

保生散 治新生儿胎惊。此在母胎中时，因有所惊乃感，至生下百日之内，心神不宁，睡卧不醒，壮热躁烦，啼哭无时，面青赤，腰直身冷，搐缩口撮，或粪青黄水。

胡黄连半两，水煮 蓬砂研 铁粉 轻粉各一钱

上为末。每服一字，薄荷乳汁调下。服之无时。服药后，有青赤物下是效，如无，隔日服琥珀丸。

琥珀丸

干全蝎二枚 琥珀另研 铁粉炒，各二钱 轻粉 南星炮 白附子炮，各一钱 龙脑半钱，研

上为末。酒糊和丸黍米大，薄荷温汤下一二丸，如服此药。眼反牙噤如鱼口者，乃死候也。服之无时。治婴小初生未盈月，惊着似中风欲死者，此方主之。以好朱砂，用新汲水磨浓汁，涂五心上，神验。治婴小新生中风以麝香一分。驴前背交脊上会中毛，拔取手指大许一把，以乳汁和令得所，于铜器中，慢火炒令焦燥，与麝香同研如粉。每服一字，乳汁调下，日三服。

【点评】慢惊风与急惊风的病因、症状治法不同。正如作者所述慢惊风多因吐泻、攻伐药太过、久病导致慢惊风；亦有急惊风转为慢惊风者，病机无不是因脾胃虚而生风，属于虚风，故又称阴痫。症状多表现为羸瘦多困、手足搐搦。若脾虚及肾出现身体冷，四肢硬，危急将不救者，则是"慢脾风"，乃脾肾阳衰，土虚木贼之象。还提到胎痫、胎惊、新生儿慢惊风等证。

本节共载治疗阴搐慢惊风、慢脾风方68首。详尽介绍了方药组成、炮制方法、功能主治、用法用量、服药时间、药后反应等。方药中善用补脾、温脾、化痰疗法，提出"治阴痫者，多用性温热之药"，故很多方子中均重用附子。另外，治慢惊风仍然

善用虫类药，取其搜风通络，镇惊息风之功；善用涤痰药如天南星等药。

难能可贵的是，本节用涂囟法治疗阴痫慢惊、艾灸法治疗小儿急慢惊风，说明小儿特色疗法如小儿推拿疗法、艾灸疗法等在宋朝时期就已经盛行。

卷 六

惊痫别论

惊痫咬牙

小儿惊痫发搐。有咬牙不休，及未发、发过时亦常咬牙者。予在行朝，有李统制一子，病证如是，遂请众医询治。有言是惊入于肾者，此乃乔岳汉东王先生歌中睡里咬牙惊入肾之句。其意谓牙为骨，骨入肾，故以言之，此常流无据语也。古书无有，亦无惊入肾之理，果用药无验。今详校其证，特为明之，乃足阳明之病也，足阳明为胃之经，起鼻交頞，循鼻外，入上齿中，还出侠口，环唇，下交承浆，过颐后，出大迎，循颊车。且发搐为风，风属木，胃属土，木能刑土。是以牙齿受风则痒，颊车邪干则紧，故使咬牙不休。以缓颊车之急，以解牙齿之痒也。治当去胃中风

【点评】本节论述惊痫发搐的病机。明确小儿惊痫发作时常常表现咬牙症状，非惊入肾，而是由于经络及脏腑五行关系，木亢克土所导致。惊痫除咬牙症状外，还有牙痒、颊车部发紧等症。治当去胃中风，以缓颊车之急、牙齿之痒。

暗痫

暗痫其病似惊痫，又似中风痓病，遇其发时，则暗地急。至令人

僵仆①，心神昏塞②，志意迷闷③，气乱不省，手足弹拨④，战掉⑤搐搦，喉中涎响，或吐痰沫，或作吼叫，其脉三部阴阳俱盛，每发远则终日或半日，近则一两时辰，发过便起，却如不病之人，俗呼谓之痫病。稍轻者谓之暗风。古人又云，小者发则为惊，大者发则为痫。小者气血怯嫩，发即难当而伤多，大者气血壮盛，发即易任而失少。

【点评】本节提出暗痫、暗风的概念。暗痫是一种遇阴暗地即发生的痫证。小儿气血怯嫩，若肝热较旺，易挟痰涎上犯心神，阴暗之地，小儿常至惊恐，故容易发作，其症特点为每至阴暗地即僵卧，不省人事，手足抽搦，战掉，喉中痰响，吐痰沫，或作吼声叫，发作时间，长则一日或半日，短则一二小时，发作过后即能起声，一如常人。同时，又提出体质强弱与发病轻重密切关系。

惊痫余证

小儿惊痫搐搦，至发定之后，有诸余证不退者，虽大势已罢，而病本尚在。或服冷热药过多，或汗下之失宜，故痫搐难退，而有余证也。

【点评】明确指出小儿惊痫搐搦发作后余症未尽、时时抽搐的原因，是由于峻药太过，或汗下失宜等失治误治所致。

---

① 僵仆：为身体不自主地直挺倒地。
② 昏塞：昏愦闭塞之意，犹意识不清。
③ 志意迷闷：志意，指精神、意志。迷闷，指神志不清，或迷茫，难以辨清。
④ 手足弹拨：惊搐时手足蜷曲状。
⑤ 战掉：恐惧发抖。唐代韩愈《上襄阳于相公书》："及至临泰山之悬崖，窥巨海之惊澜，莫不战掉悼栗，眩惑而自失。"

惊痫兼别病

小儿病久发搐，则五脏俱虚，并受其病，故发则血乱_{心气并肺}、搐搦_肝、昏困_脾、体冷_肾，又有因虚而别病兼发，或别病而因带惊痫，或有一方兼治之者，并采而具之。

【点评】本条论述小儿惊痫搐搦日久，则五脏俱虚，并伴发五脏兼证。其有因虚而兼发别病者，亦有别病而诱发惊痫者。

治惊痫咬牙方

蝉花散　治惊风切牙，并夜咳嗽。

蝉花_{和壳，去土}　僵蚕_{去丝嘴，直者酒浸炒熟}　甘草_{各一分}　玄胡索_{去皮，半分}

上为细末，一岁上儿一字，至三四岁者半分。煎蝉壳_{去土}汤调下。无时。

小镇心丸　治诸惊切牙不宁，大便色青。

朱砂_{水飞}　铁粉　京墨_{各一两}　脑子　麝香_{各一字}

上为细末。陈米饭和丸绿豆大，每服二三丸，荆芥汤化下。无时。

治暗痫方

真熊胆_{半两，研}　生天南星_{末半两}　粉霜_{一分}　朱砂_{半两，研飞}　雄黄_{半两，水磨}　脑子_{半钱，研}　麝香_{一钱，研}

上匀研细。用猪胆汁和丸粟米大，每服五七丸至十五丸，金银薄荷汤下。无时。

神乌散　治暗风痫极妙。

歌曰：腊月乌鸦一个全，半两朱砂口内填，

麻缠乌嘴安瓶内用瓶藏盛，盐泥固济①火中安窨②干火。

黄昏上火天明住，用木炭一称半取出筛罗为末研，

每服一钱麝酒下一日三服，服之十日定须瘥。

又方 方名同，治同前。

浑黑老鸦一个全者 胡桃七枚 苍耳心子七个

上用一藏瓶，入逐药味在内，盐泥固济，木炭火煅烟尽为度，取出研细。每服一钱。空心热酒调下。如患疝气肾肿，阴囊偏坠，更入新生孩儿胎衣一副同烧。亦依上法，葱椒热酒调下。看大小加减。

异圣散 治痫病日发数次，诸药不能瘥。

猪蹄甲不拘多少净洗，去带毛处剉碎于锅内炒，令烟尽取出于地上浓铺纸薄摊其药以盆盖之，候三日，出火毒毕为细末 金星石 银星石 青礞石各半斤，三石同入一合内，以马粪和泥固济晒干，先用熟火渐渐烧之，次添炭火煅令通赤，取出。仍先令掘一地坑，深一尺取药合在地坑内，用土盖埋二日，出火毒为细末

上用猪蹄甲末二两，石末一两半，再研匀细，入生麻油半两，再研极匀。每服半钱，以浆水研百遍调下。空心食前服，小者减之。

日应丹 治痫病连年不瘥。

黑锡 硫黄 水银 铁粉各一两 金箔 银箔各三十片

上先将锡于铁铫内熔化，次入水银，不住手搅令匀，次入硫黄诸药，同炒搅匀，离火再炒良久，都倾出，用纸衬地上，顿一宿，出火毒讫③，再研令匀细，以熟软粟米饭和丸绿豆大。每服五七粒，煎人参汤送下。无时。

接生如圣丸 治痫病暗风，年深不瘥。

赤石脂二两 硝石半两 白矾枯过一分

上为细末。糯米粥和丸绿豆大，每服十丸十五丸，温水送下，食后，日三服。如日一次发者，服半月即愈。

---

① 固济：粘结。明代李时珍《本草纲目》："此物性粘，固济炉鼎甚良。"

② 窨(xūn 熏)：又称地窨子，地下室。

③ 讫(qì 契)：完毕、截止、终究之义。

啄木散　治多年痫病。

腊月啄木鸟一个，用无灰酒三升，先以瓦罐子一个，底铺荆芥穗叶浓一寸，上顿啄木鸟，又用荆芥穗叶盖一寸浓，倾酒在内，仍用纸封合，盐泥固济，炭煅之。候酒干青烟出为度，去火放冷。只取。啄木鸟研为末，次入下项药。

石膏二两，研　　铁粉用浆水半升，煮尽研细末用，一两　　朱砂一分，研，水飞　附子一两，正生者炮裂去皮脐　　麝香一分研　　脑子一钱，研

上同匀细末，每服一钱，先令病患呷温水二两口，温酒一盏，先少许调药饮之，余酒送之，服毕便就枕睡少时，临发时一服，候一两日更服一次。每两日一服，不过十服即愈。

予有一亲姓王，患病十余年，发即涎潮，手足僵蜷，颠仆不省，服此药百服而愈。小儿可减服。

又方

取芭蕉自然汁，时时呷一两口，甚者服及五升必愈。前有亲姓王，同服此得效。二者恐不可并废，此亦治惊痫搐搦。邵通直云，加麝香尤妙。

【点评】此节载治疗惊痫切牙、暗痫、暗风、久痫等方10首。诸方中朱砂、铁粉、京墨、脑子(冰片)、麝香、雄黄、黑锡、硫黄、水银、金箔、银箔、赤石脂、硝石、白矾、金星石、银星石、青礞石等矿物药居多，药性重坠，有安神镇惊之功；僵蚕、熊胆、猪胆、猪蹄甲、乌鸦、啄木鸟、蝉花等虫类药具有息风定惊作用；生南星等专司涤痰，又有临床经验和案例作证，治疗惊痫病的思路彰明较著。

治诸痫通用方

开关散　治诸痫潮发，牙关紧急，口噤不开，不能进药。

蟾酥<small>一小片</small>　铅白霜^①<small>一字</small>

上研令极细。用乌梅肉蘸药，于两口角揩擦良久乃开，以进别药。

蝎梢散　治如前。

蝎梢<small>七个</small>　朴硝<small>一钱</small>

上同研细。每用一字或半钱揩牙，须臾即牙关口噤自开，然后进别药。

定命丹　治诸痫发搐壮热，昏塞不省。

蝎<small>七个，微炒</small>　天南星<small>炮裂为末，一分</small>　白附子<small>炮过为末，半分</small>　青黛<small>半钱研</small>
蟾酥<small>一钱，干者酒浸一宿</small>　麝香<small>一字研</small>

上为细末，粟米粥和丸绿豆大，别以青黛为衣。新生儿用细粉一捻，油两滴，新汲水一蚬壳^②，化药一米粒许与服。便当汞粉取下胎中旧粪，则惊热诸疾不生。若患惊痫困重者，用荆芥薄荷汤化下一丸，得困睡无疑，至觉乃愈。但有患者，先化下一丸，滴入鼻中，得嚏者为必瘥，不嚏者难治。

人参茯神汤　治诸痫发搐，精神昏愦。

羚羊角屑　人参<small>去芦</small>　茯神<small>剉，去心木，以上各一两</small>　天门冬<small>去心</small>　白鲜皮<small>以上，各半两</small>　天竺黄　甘草<small>各一分</small>

上为末，每服一钱，水一盏，入姜二片，薄荷三叶，同煎半盏，去滓温服。无时。

铁粉丹　治诸痫搐搦，包络有涎，胸膈不利。

铁粉<small>一两，研</small>　朱砂<small>半两，研飞</small>　牛黄<small>一分，研</small>　干蟾<small>一只，生姜自然汁浸一时，炙焦为末</small>　蝎梢<small>七个</small>

上为细末，糯米饭为丸黍米大，每服三五丸，煎人参汤下。无时。

---

① 铅白霜：亦称铅霜、水银霜。《本草纲目》曰：以铅打成钱，穿成串，瓦盆盛生醋，以串横盆中，离醋三寸，仍以瓦盆覆之，置阴处，候生霜刷下，仍合住。

② 蚬壳：又名河蚬、扁螺，为蚬科动物河蚬或其近缘动物的贝壳。

大惊丸　治诸痫发搐，神志昏乱，痰涎壅塞。

雄黄_{研飞，一钱}　青礞石_{火煅研，一钱}　铁粉_{二钱半}　朱砂_{研飞，三钱}
蛇黄_{火煅醋淬九次研飞，二钱}　虾蟆灰_{一钱半}

上研匀，以水浸饦饼和丸桐子大。每服一丸，煎薄荷水，磨剪刀股①化下，日二三。此药治惊化涎。不用银粉，服之则无他苦，不拘时候。

睡惊丸　治诸惊痫搐搦，痰壅昏愦，咽膈不利。

铁粉_{研末重罗}　茯苓　蛇黄_{火煅赤米醋淬七次，将醋煮干为度}　使君子肉
天南星_{研为粉，以薄荷汁和为饼炙干}

上各秤八钱末，入金银箔各一十片，麝香一钱，脑子半钱，拌研匀细，糯米稀糊丸皂子大，朱砂为衣。每用，五岁上儿一丸，分二服；三岁下儿分三四服，并薄荷汤磨下。无时。

猪胆半夏丸　治诸般痫搐。

以半夏一两，汤洗七遍。用猪胆三个，取汁浸半夏于瓷器中，日晒干，切片焙燥为细末，生姜自然汁煮面和丸桐子大，每服五七丸至十丸，煎麦门冬熟水下。食后临卧各一服，忌动风毒物，其效如神。

天麻防风丸　治一切诸痫。抽掣搐搦，精神昏愦，痰涎不利，及风温邪热等疾。

天麻　防风_{去芦并叉枝}　人参_{去芦，一两}　干蝎　白僵蚕_{去丝嘴并炒，各半两}　朱砂_{水飞}　雄黄_{各研}　甘草_{炙，各一分}　牛黄　麝香_{各研，各一钱}

上为细末，炼蜜和丸桐子大，每服一二丸，薄荷汤化下。无时。

神圣辰砂南星丹　诸痫发搐，服之曾经大效。

以天南星四十九个，一般大者，于五月五日。取活蝎四十九个，与南星同顿在一瓦器中盛之，用盐泥固济外边周密，吊于净室中，至腊日取出，拣天南星曾被蝎蜇者用之，曾经蜇者有小窍子为验，其不曾经蝎蜇者不用。将可用南星，以酒浸一宿焙干，杵为末，次用好辰

---

①　剪刀股：别名鸭舌草、鹅公英。出自《救荒本草》，记有：剪刀股，生田野中，处处有之。

砂一分，真牛黄麝香龙脑各一钱，研细，一处拌匀，生姜汁和丸桐子大，每服一二粒，煎人参薄荷汤化下。无时。

蚰蜒散 治诸痫经验。

以蚰蜒三十枚全者，用一大石榴割开顶上，取去穰子，作一瓮子。入蚰蜒在内，却以割下顶子盖之，纸筋黄泥固济，厚半指许，初近火炙，渐至干，入火烧令通赤，良久放冷，取其中焦黑者，细研为散，每服一字，乳汁调下。儿稍大用半钱，防风汤下，无时。

白金散 治诸痫潮发，不省困重。

白僵蚕去丝嘴，直好者半两，汤洗焙黄为末　天竺黄一分，细研　真牛黄一钱，别研　麝香研　龙脑研，各半钱

上拌研匀细，每服半钱，生姜自然汁调灌服，无时。

神授至圣保命丹 治一切惊痫风痉中风；并胎惊内吊。腹肚坚硬，夜啼发热；急慢惊风；恶候困重，上视搐搦，角弓反张，倒仆不省，昏愦闷乱等疾。

全蝎十四个，青色者　朱砂水飞，二钱，好者　麝香半钱　防风去芦并叉枝，一钱　金箔十片研　天麻二钱　白僵蚕去丝嘴直者，一钱　白附子二钱，好者　天南星一钱　蝉壳去土泥，二钱

上为细末，粳米饭和丸樱桃大，以朱砂为衣。初生儿半丸；周晬①儿一丸，乳汁或薄荷水化下；三五岁有急候者用二丸；五七岁至十岁常服只一丸。此药性平温，不冷不热，大能镇心神，退惊痫，安魂定魄，祛风逐邪，化涎消痰，甚有神效。世之名医，固多妙药。如或未得此方，请试合一料，验之方知。子细养小之家，能自合之，庶不为银粉药所误，兼缓急亦可救人。服之无时。

青金定命丹 治诸惊痫抽搦瘛疭等疾。

水银研膏　辰砂水飞　全蝎小者　天南星生　犀角屑各八分　天麻　白附子烧存性　白僵蚕去丝嘴，直者，各一两　青黛半两　麝香二钱

---

① 晬（zuì 最）：古代称婴儿满一百天或一周岁。

上同为细末，先用煮熟枣肉与水银研膏，至无星为度，然后和药末，如硬，更入枣肉，候得所。即丸如鸡头大，每服一丸，薄荷温汤下。无时。

【点评】此节载治痫通用方 14 首，治疗诸类型痫证发搐。其中，开关散、蝎梢散、定命丹为惊痫发作时的急救方，分别采用揩两口角、揩牙、滴鼻取嚏等外治急救方法，缓解牙关紧急，口噤不开、发搐壮热、昏塞不省等惊痫急性发作证候。余 11 方均为惊痫发作的内服方，多为丸、散、汤剂型。诸方在药物组成、功能主治、药物炮制、煎法服法、药后反应，治疗效果等方面对诸痫发搐均有深入的阐发，同时告诫后人不要迷信银粉类竣烈之药，和缓药也能治病救人。

治惊痫后余证方

延寿散　治痫搐止后，再被惊者，仍要发搐。

鸡舌香①一钱　黄芪一分，蜜炙黄　辰砂二钱，水飞　五灵脂去砂石，半钱

上为细末。婴小用一字；二三岁半钱；四五岁一钱。糯米饮调下。无时。

回魂散　治痫搐瘥后，多吐逆腹胀，气急不食；及罢惊之后，一切虚候皆主之。

人参去芦　茯苓去黑皮　甘草　白僵蚕去丝嘴　朱砂水飞，各一分　白附子一钱半炮　全蝎一钱　蝉壳去土净洗，去足二十个

上为细末。每服半钱或一钱，煎冬瓜子薄荷清米饮调下，量儿大小与之。乳食前。

仙乌豆　治因发惊痫之后，心神失守而痴。

----

①　鸡舌香：即母丁香。

虢丹二两　晋矾①二两

上同为末，入一合子盛，先用蛤粉封口缝，后以盐泥固济，炭火煅通赤。放冷取出研末，以水一斗，黑豆五升，同药末于锅中煮至水尽为度，晒干，任意与食。服无时。

通关散　治惊痫退后，只是声哑不能言。

以天南星炮裂为细末。婴小半字一字；二三岁至四五岁儿半钱；六七岁儿一钱，猪胆汁调服，咽下便能言语。昔钱乙治王氏子，慢惊退后不语，他医作失音治之，不瘥。乙曰：既失音，何开目而能食饮，又牙不噤而口不紧也。诸医皆不晓，乙曰：此前患惊痫时，曾用清药利大小便，致脾肾俱虚，今补脾实而治惊已退，肾尚虚怯，不能上接于阳故也，遂以地黄丸补，数日能言。其方本集载之。

天茄散　治惊痫退后，筋脉不舒，不能行步；或因汗出惊退，而汗出不通所致。

茄种见霜者，半两，切碎焙干　附子半两，炮裂去皮脐　羌活去芦，一分焙

上为末。二三岁儿一字；五七岁半钱；七八岁一钱。麝香酒调下，日三，疾愈止服，不拘时候。

【点评】此节载治疗惊痫后期余证5方。惊痫后期病证复杂，然虚证居多，有痫搐后受惊仍发者；有痫搐瘥后表现虚候者；有惊痫后心神失守而痫者；有惊痫后声哑不能言者；有惊痫后不能行步者。诸证虽多，究其病机皆为本虚标实，故宗补土抑木之法。观方中人参、茯苓、甘草补虚以扶本，白僵蚕、朱砂、白附子、全蝎、蝉壳等抑木以治标。更引钱乙六味地黄丸治疗慢惊后不语的有效病案，说明惊痫后期以补虚及辨证施治的重要性。

---

① 晋矾：古代矾按产地分为晋矾、波斯矾等。

治惊痫兼别病方

麝香饼子 治慢惊因虚，而风邪又从背俞袭之，入伤心肺之经，为相合之病成慢惊。本证之外，更加胸满短气，冒闷不省，汗出无时，外但心肺中风者。具中风门中

川乌头半两, 炮去皮脐　天南星半两, 炮　白花蛇酒浸一宿, 去皮骨焙干, 半两　干蝎梢半两　赤头蜈蚣二条, 酒浸酥炙黄, 以上先为末　麝香半两　乳香一分研　朱砂一分研飞　铁粉一分研　牛黄一分研

上同拌研匀细，酒糊丸鸡头实大，捻扁。每服一饼，人参薄荷汤化下。

乌梢丹 治如前。

乌梢蛇水浸, 去皮骨, 二两　天浆子二十一个, 微炒, 去壳　天麻一两　防风去芦, 并叉枝, 一两剉　天南星一两, 微炮　干全蝎一两, 去毒　白附子一两, 炮　大附子一枚, 炮裂, 去皮脐　半夏一两, 汤洗七次　人参去芦, 一两

上件①一处，好酒浸三宿，取出，焙干为细末，次用水磨雄黄一两，辰砂一两，同研细，水飞焙干。麝香二钱，龙脑一钱，各研细，与上件同拌匀，糯米饭和丸黍米大。每服五七粒至十粒十五粒。量大小加减，金银薄荷汤送下。神验。不拘时候。

干漆芜荑散 治诸般虫证，传带②惊痫。啮齿直视上窜，叫呼搐搦，渐成危急。

干漆杵碎, 炒令烟尽即止　白芜荑去皮, 各等分

上为末，每小者一字，大者一钱，米饮调下，日三。量大小加减，以瘥为度。乳食前。

绛朱丹 治惊痫涎痰，咳嗽喘满。

南星二两, 炮　半夏三两, 汤洗七次, 去滑　白矾枯过秤, 一两半　滑石二两, 火煅通赤　铅霜半两, 研

---

① 件：动词，分别之义。
② 传带：传，传化、传变。带，兼。

上为末，糊丸麻子大，朱砂为衣，每服十丸，生姜汤送下。乳食前。

缓息汤　治虚而生风，发搐喘满。此慢惊候

桑白皮三两　白茯苓去黑皮，二两　白僵蚕去丝嘴，一两　杏仁去皮尖，炒黄，别研，二两，后入　甘草半两，炙　人参去芦，半两　桔梗去芦，一两半　白术一两　陈皮一两，去白

上为末。每服一钱，水一盏，入生姜三片，同煎至六分，去滓放温，时时呷之。此黑孩儿柏防御方也。服之便定。

青金丹　治诸痫、诸疳、诸虫、泻痢等疾。

青黛二分，研　雄黄二分，研　朱砂二分，研　胡黄连二分　腻粉　熊胆温水化　芦荟各一分　白附子　脑子　麝香各半字　蟾酥一皂子大　水银皂子大一块，朱砂研无星

上为末同匀，用猪胆汁熬过，浸少蒸饼和丸黄米大。一岁儿二丸，量大小增减。如诸痫潮搐，先以一丸，温水化破，滴鼻中令嚏。吊眼者自下，搐搦亦定。更用薄荷汤化下一二服。如变蒸寒热，亦薄荷汤化下。诸般泻痢，米饮下。诸疳，粥饮下。疳虫蛔咬，苦楝子汤下。疳蚀口疮鼻烂，乳汁研涂。疳眼雀目，白羊子肝一片，竹刀批开，研药作末，掺在肝片内，麻缠，米泔煮熟，空心服。乳母常忌鱼、大蒜、鸡鸭猪肉。

如圣青金丹　治一切风痫搐搦，及寒热腹痛，诸虫五疳八痢，肚大脚细，泄泻无时，天吊胎惊，暗风痫病，热疳口疮等疾，悉能主之。

青黛半两　瓜蒂一分　朱砂一分，水飞　轻粉一分　蝉壳去土，三个　雄黄一分，水飞　芦荟一分　胡黄连一分　熊胆一分，化开　麝香少许

上为末匀细。用猪胆汁和丸桐子大，瓷合贮之。诸般惊痫风疾，搐搦上视。温水化一丸，滴鼻中，嚏喷立效。更用薄荷水化下一丸。久患泄泻，腹胀肚大，脚细诸疳，米饮化下。余同前方。

麝香丸　治诸痫诸疳等疾。

龙胆草_{去芦} 胡黄连_{去须，各半两} 木香 蝉壳_{去土，一分} 瓜蒂 龙脑 麝香 牛黄_{各一钱}

上为末匀细。猪胆汁和丸，作两等丸，大者如绿豆，小者如黍米。治疳眼，用猪肝汤下五七丸至一二十丸，量大小用药增减；疳渴者，猪肉汤下；惊痫发搐上视，薄荷汤下，更研一丸，滴鼻中；牙疳鼻疳口疮，研末敷之；虫痛，煎苦楝汤或白芜荑汤下。百日内儿大小便不通，水研封脐中；诸虫证加干漆麝香各少许，入生油一两，滴温水化下；惊疳或秘或泻，清米饮下，病急者研碎服之，病缓者浸化服之；若极虚慢惊者，不得与服。急惊痰热。尤宜服之。

夺命丹 治一切诸般惊风天吊；暗风痫病；胎惊发搐上视，身直背强；及治五疳肌瘦羸瘠，肚大脚细，发稀馋渴①；又治便利脓血，水谷不化，洞泄下注；并温壮身热，口疮烦躁，叫啼等疾。

朱砂_{半钱研，水飞} 麝香_研 麒麟竭_{研，各半钱} 牛黄_研 龙脑_研 没药_研 熊胆_研 粉霜_{一钱，研} 青黛_{三钱，研} 使君子_{十个，去壳，面裹煨熟为末}

上相和，再研匀细，取井花水滴水为丸，如豌豆大。每服一粒，以薄荷自然汁半蚬壳许化开，入温汤半茶脚调匀服之。若诸疳泻利不止，或惊热涎盛，吊眼发搐者，以三丸化下，更量大小加减。治诸惊痫客忤②，以麝香当门子一粒，好朱砂一块，如当门子大，同研极细，温熟水调下，未能服者灌之。治惊痫夜啼以仙人杖，安儿身边令睡。_{仙人杖乃笋欲成竹时立死者}

【点评】惊痫属于急症，难治，然惊痫兼见他病则更凶险、更难治，预后不佳。此节详述惊痫兼见心肺中风、诸虫、咳嗽喘满、诸疳证(疳积、干疳)及并发症(疳眼、疳鼻、疳渴)、泄泻、

---

① 馋渴：谓贪饮而得不到满足。
② 客忤：是指小儿突然受外界异物、巨响或惊吓，出现面色发青、口吐涎沫、喘息腹痛、肢体瘛疭，状如惊痫。

痢疾、口疮、发热等证的症状、治疗及有效方剂9首。在治疗方法上，以内服法为主，结合运用滴鼻法、敷脐法等外治法，并载有效病案，说明当时中医儿科综合疗法已臻完善。

中风论

小儿血气柔弱，肌肉脆薄，若寒温失度，则肤腠开而为风邪所中，始着俞穴而行经脉，次随血气而入腑脏，从其所着，即生病焉。其入腑脏者，唯心肺二脏居膈膜之上，空隙之处，又俞穴亦在于上，故风乃易中。而有患者，其状昏困不省，手足抽掣，心胸满，气短多汗，此尤为急。大抵其余腑脏，皆居膈膜之下，叠实之处，又俞穴亦在于下，故风乃难中。而无患者，其入于经脉者，为病甚多。今采其有患者具之。

风痉者一云风痓，风邪伤中阳经也，或因解脱，或脐疮未合，为风所伤，皆令发痉，其状口噤不开，项背身体强直，耳中策策①而痛，一向②昏愦不省，其脉如弦，直上下也。虽与惊痫相似，然发而时醒身软者。惊痫也，若发不时醒，身硬强直者；风痉也，其卒然身痉者死。

风角弓反张者，亦由风伤阳经也，故令腰背反折，不能俯屈，如角弓之状，此亦颇似痉病。然痉病身体强直，此病身体反折，所以异也。

风口噤者，手三阳之筋入络颔颊，足阳明之筋上夹于口，风邪中于诸阳之筋，使机关挛急不利，故使口噤不能开也，诊其脉迟者生。

风拘挛及不遂者，风邪寒热入于经络，搏于筋脉，筋脉受邪，冷则四肢拘挛，热则缓纵不遂也。诊其脉，脉急细如弦者，筋急拘挛

---

① 策策：象声词，耳鸣的声音。
② 一向：霎时，片刻。

也。若脾脉缓弱者，四肢不遂也。

风口眼㖞斜者，由风邪入于颔颊之筋，其脉偏急，故令口眼㖞斜。目不能平视，语不能正也，诊其脉浮而迟者可治。又云，夜卧当耳有隙①，因风入耳，亦令人口㖞也。

风癔②不省者，由风邪先中于阴，病发于五脏，其状奄忽③不知人事，喉中噫噫④有声，舌强不能言，汗出身软，眼下鼻两边人中左右有色白，可治。若一黑一赤吐沫者，难治。汗不出体直者死。

【点评】本段结合小儿血气柔弱、肌肉脆薄的生理特点论述了"心肺中风"及"风痉"的病症以及病情从经络到脏腑，由轻到重的演变过程。由于心肺二脏居膈膜之上，空隙之处，又俞穴亦在于上，故风乃易中，因而导致心肺中风，表现昏困不省，手足抽掣，心胸满，气短多汗等危急症状。风痉乃风邪伤中阳经，与惊痫有别。风痉发作时口噤不开，项背身体强直，神志清楚，身体柔软；而惊痫发作时多意识不清，身体僵硬强直。风痉发生口噤不开是由于手三阳之筋入络颔颊，足阳明之筋上夹于口，风邪中于诸阳之筋，使机关挛急不利导致的。西医学称面神经麻痹，中医称"面瘫"，是脉络空虚，感受风寒所致，不拘年龄，少儿也可见。

治心肺中风方

半金散　治心肺中风，昏困不省，心胸满闷，抽掣短气，汗出不休。

---

① 隙：缝隙。
② 风癔：病名，出自《诸病源候论·风病诸候》，即风懿。症见猝然昏倒，不知人事，伴见舌强不能言，喉中有窒塞感，甚则噫噫有声等。属于风中脏腑的范围。
③ 奄忽：疾速，突然。
④ 噫噫：低微，喃喃声。

乌蛇肉_{酒浸去皮骨，焙，一两}　天麻_{一两}　全蝎_{去毒，一两炒}　僵蚕_{去丝嘴炒，一两为末}　朱砂_{半两，研飞}　龙脑_{一钱研}

上为末，拌匀细。每服半钱，温汤调下。无时。

比圣丹　治如前。

干全蝎_{去毒，一两，微炒}　羌活_{去芦，半两}　白附子_{半两}　天南星_{半两生}　黑附子_{一枚重半两上，炮裂去皮脐}

上为细末，入腻粉一钱，研匀，炼蜜和丸绿豆大，每服五七粒，荆芥汤下。无时。

白花蛇散　治心肺中风，声不能出。

白花蛇_{腰以上者酒浸，去皮骨炙黄，一两}　羚羊角屑_{一两}　桂心_{一两}　菖蒲_{一寸九节者，一两}　人参_{去芦，一两}　川乌头_{半两，炮裂去皮脐秤}

上为细末，每服一字或半钱，麝香荆芥汤调下，并二三服。无时。

【点评】承接上一节，心肺中风病症，遂载治疗心肺中风方3首。其中，半金散、比圣丹治疗心肺中风昏困不省，心胸满闷，抽掣短气，汗出不休；白花蛇散治疗心肺中风声不能出者。前两方均用大量虫类药及天麻、白附子等息风镇惊、祛风通络；后方则在此基础上用石菖蒲开窍豁痰、醒神益智。

治风痉方

通圣散　治中风痉病。口噤体强，耳中策痛，发昏愦，不时醒。

蝎尾_{二十一个，去毒}　晚蚕蛾_{十四个}　天浆子_{去壳，十四个}　白附子_{半两}　以上为末　朱砂_{一分，研飞}　麝香_{一钱，研}

上拌研匀，每服一字或半钱，薄荷汤入酒两滴调下。

天南星膏　治如前。

天南星_{一两为细末，酒调慢火熬成膏}　赤头蜈蚣_{半两酥炙}　全蝎_{半两}　乌蛇肉_{酒浸去皮骨，半两以上先为末}　朱砂_{一两，水飞}　牛黄_{一分，研}　麝香_{一分，研}

上同匀细，入南星膏和剂，石臼中杵膏，软硬得所为度，每服一皂子大，薄荷自然汁，入酒一滴同化。服之无时。

二证同治方

乌犀煎　治心肺中风，及风痓病。

乌犀屑_{一两}　天南星_{半两，微炮}　白附子_{半两，炮}　天麻_{半两}　白花蛇_{酒浸去皮骨，炙黄，半两}　蝎梢_{半两，去毒}

上为细末，用无灰酒两大盏，银器中同熬成膏。每用皂子许，麝香汤化下。无时。

夺命散　治如前。

干蛇头_{一个，酒浸炙黄，取肉}　赤头蜈蚣_{一条，酥炙黄}　干全蝎_{去毒，一分}　麻黄_{去根节，一分}　草乌头_{一个，去皮尖炒黄，以上为末}　朱砂_{一分，研}　牛黄_{一分，研}　龙脑_{一钱，研}

上拌匀细，每服一字，温酒调下。无时。

乌蛇散　治如前。及治风角弓反张，并一切诸风之病。

乌蛇肉_{一两生}　石菖蒲_{一两，九节者良}　天麻_{半两}　全蝎_{半两，去毒}　僵蚕_{炒去丝嘴，半两}　附子_{一枚，半两者裂去皮脐}　羌活_{去芦，半两}　人参_{去芦，半两}　半夏_{一分，汤洗切片炒黄}　白附子_{一分，炮}

上为粗末，每二钱，水二盏，生姜十片，薄荷五叶，同煎至一盏，滤去滓，放温。时时滴口中。

【**点评**】风痓乃风中经络，心肺中风乃风中脏腑。本节所载5方中，通圣散、天南星膏善治风痓，乌犀煎、夺命散、乌蛇散风痓、心肺中风通治。因皆有风，均有口噤体强、昏愦等症状，故5方中均用了蝎尾、晚蚕蛾、天浆子、赤头蜈蚣、全蝎、乌蛇肉等虫类药息风镇惊；白附子、天南星祛风痰、定惊搐。

治中风角弓反张方

归魂散 治中风腰背反折，如角弓之状。

蝎梢一钱半，炒 赤足蜈蚣半条，酥炙 水银粉一字 川乌头尖二个，炒令深黄色 白花蛇肉酒浸取炙黄，秤一钱 天南星切碎，生姜自然汁浸一宿，焙干秤半钱 脑子一字 麝香一字

上匀细末。三岁下儿一字；上至四五岁儿半钱。金银薄荷汤调下，量大小虚实加减。无时。

水银丸 治如前。

水银 蛇黄烧赤米醋淬七次 轻粉三钱 雄黄研，水飞，各一钱 生犀末半钱

上同为末匀，以青州枣肉和丸大豆大。一岁儿蜜水化一丸。无时。

【点评】本节载专治小儿中风角弓反张的方剂归魂散和水银丸2首。针对角弓反张症状，此2方集镇惊、息风、开窍、安神等为一炉的虫类药和重坠的矿类药。这两类药均作用峻烈，副作用多，后世遣方用药一定要慎重。

治中风口噤方

石膏汤 治中风口噤，颔颊①紧急，冥冥②如醉。

石膏 独活去芦 川升麻各一两 麻黄去根节 桂枝 赤芍药 防风去芦，并叉枝 细辛去苗，各半两 甘草一分

上为末，每服一大钱，水一盏，入薄荷竹叶各数片，煎至五分，

---

① 颔颊：颔，为下巴颌骨处；颊，为面部脸颊部。
② 冥冥：昏昧，糊涂。

去滓温服。无时。

羌活紫汤 治中风口噤，身体强直。

以羌活一两，去芦头剉碎。酒三升。浸一宿，用黑豆一升，净淘，炒烟出，乘热就锅中以酒药沃①之，放温去滓。每服一注子②灌之，日二三服。无时。

雀矢丸 治中风口噤，声音不出，饮食不下。

取雄雀粪研末，糊丸麻子大，饮下三二丸，薄荷汤亦得。大良。雀矢白亦佳。

又方 治口噤颔急，风中阳经。

以白棘烧灰研为末。水调一钱匕服。

又方 治卒口噤不开。

以附子末，芦管吹入口中，甚良，治牙噤不开以天南星一枚煨熟，乘热用纸封裹，不令透气。仍于上尖处剪一鸡头大窍子，透气于鼻中，立开。

【点评】 小儿中风口噤常见于温热病过程中，表现牙关紧急，口不能张，颔颊发紧等症状，此风为外风，是由于小儿"肝常有余"，风邪外中，入里化热，热灼肝经，筋脉拘挛所致，非成人中风（内风），故本节所载治疗中风、口噤方5首中用了石膏、升麻等清热，麻黄、独活、羌活、桂枝、防风、细辛等专司祛风。

治中风拘挛不遂方

独活黄芪汤 治中风四肢拘挛。

独活　黄芪　酸枣仁_{汤浸一次，各一两}　麻黄_{去根节}　羚羊角屑　桑

---

① 沃：灌溉，浇。

② 一注子：犹一壶，古代的一种酒器。《水浒传》："那里等的他来！等他不得！说犹未了，早暖了一注子酒来。"

白皮_剉 肉桂_{去粗皮} 川芎_{各半两}

上为细末，每服一大钱，水一盏，入生姜、薄荷各三片，煎至五分，去滓温服。无时。

赤箭汤 治中风半身不遂。

赤箭①_{一两} 僵蚕_{去丝嘴，微炒半两} 白附子_{半两} 独活_{去芦，半两} 麻黄_{去根节} 白花蛇_{酒浸去皮骨，各半两} 杏仁_{三十个，麸炒去皮尖，研后入}

上同为末，每服一钱，水八分，煎入石榴皮少许，煎至五分，温服。无时。

【点评】从本节用药和症状描述上看，中风四肢拘挛，除了小儿热性病后期可出现此症状外，治疗范围扩大到了成人中风后遗症之半身不遂，系气虚或阳虚，经络痹阻不通所导致。所载独活黄芪汤和赤箭汤剂，配伍以补气的黄芪，温阳的肉桂、麻黄，搜风通络的天麻、僵蚕、白花蛇为特点，组成补气活血通络的方剂，其组方思路，实为后人之典范。

治中风口眼㖞斜方

防己汤 治中风口眼㖞斜，视不能平，语不能正。

汉防己 川升麻 天麻 川芎_{各一两} 桂心 羚羊角屑 麻黄_{去根节，各半两}

上为细末，用杏仁一分，汤浸去皮尖，炒黄研细拌匀。每服一钱，水一盏，入生姜三片，薄荷三片，同煎至五分，去滓稍热。时时与服。

二圣散 专治中风口眼㖞斜。

蝉壳_{去土一两，五月五日取东南枝上者} 寒食面②_{一两}

---

① 赤箭：是一种兰科植物，其根为天麻。
② 寒食面：清明节又称寒食节，这一天吃用荞麦做的面称寒食面。

上同研匀细，每用半钱，以酽醋①调摊薄纸上，如膏药花子，贴患处，左斜贴右，右斜贴左。如口正，急以水洗去之。

全蝎散 治中风口眼㖞斜，语言不正，手足偏废不举②。

全蝎去毒炒 僵蚕去丝嘴直者炒 川芎 黄芩 大天南星汤洗七次，去皮脐切焙 甘草炙

桂不见火 赤芍药 麻黄去根节，各三钱 天麻六钱

上为粗末，每服二钱，水一盏，生姜七片，煎至六分。温服无时。

朱砂丸 治中风口眼㖞斜，筋急牵引。

朱砂半两，研飞 干蝎微炒 天麻 白附子炮 牛黄 白僵蚕去丝嘴微炒 干姜炮剉 麝香研，各一分

上为细末拌匀，软粳米饭和丸黍米大。每服三钱，乳汁送下。日三服，无时。

又方 方名同，治同前。

朱砂研，水飞 干蝎去毒，微炒 僵蚕去丝嘴，微炒 天南星炮制，各半两 白附子一分

上为细末，糊丸绿豆大，一岁儿一丸，薄荷汤下，随数加之。无时。

【点评】本节载专治中风、口眼㖞斜方4首。3首用于内服；1首是贴敷外治方，即用二圣散贴患处，左斜贴右，右斜贴左，可见宋朝外治法已经盛行，此法成人也可参考应用。

治风瘛不省方

槐子煎 治中风瘛困不省。

---

① 酽醋：即浓醋。
② 偏废不举：即偏瘫，半身不遂。

槐子_{微炒}　白僵蚕_{去丝嘴，微炒}　防风_{去芦}　白附子_{炮，各一两}　干姜_炮
麻黄_{去根节}　半夏_{汤洗七次，各半两为末熬膏}　朱砂_{半两，研}　牛黄_{一分，研}
麝香_{一分}　金箔_{二十片，研，后入}

上用好醋两大盏，与前药慢火熬成膏，次入后药和匀成剂，丸绿豆大。每服五丸，温酒送下，量大小加减。牙关噤者，斡灌之。

急风散　治如前。

白附子_{四枚，大者去尖生用}　全蝎_{去毒，五枚炙}　天南星_{一个，到，炙深黄色}
半夏_{十个，汤洗七次，去滑尽}　天麻_{一分}　腻粉_{半钱}

上为细末，每以①一钱，分四服，薄荷酒调下，立效，能治一切诸风，更量大小与之。

愈风汤　治如前。

香附子_{炒揉去毛}　川芎　羌活_{去芦，各等分}

上为细末。每服一钱，水半盏，入酒两滴，同煎至七分，温服。急者汤酒调服。

【点评】中风瘛疭不醒是由于风邪外中，内传入里，神明被扰所出现的精神、意识障碍。本节所载 3 方以开窍醒神、涤痰通络、祛风镇惊为用药思路，值得进一步研究。

---

① 以：动词，用。

卷 七

伤寒论

经曰：伤寒有五，有中风，有热病，有温病，有中湿，有伤寒，其所苦①各不同。此五者配入五气，随四时为病，故春风、夏热、秋湿、冬寒、中温，而伤寒则居一焉_{其细论在伤寒类证集中}。其四时之病，皆谓之伤寒者，乃总概之名也。内热病者，乃盛暑之时，炎热之气中人为病也，又名曰中暍②。湿病者，乃雨露霜雾，烟岚水渍，湿气中人为病也。小儿无此二病，谓小儿不治家事，未有干③办。早卧晚起，不致冲冒故也。外伤风、伤寒、温病，小儿有此三病。谓严寒厉④风温气，无所不至，小儿肌肉脆软，气血柔弱，易为伤之故也。是三病者，其证其脉，不可诊切。儿稍大者，可切脉而别之。伤风之脉，阳浮而阴弱也；伤寒之脉，阴阳俱盛而紧涩也；温病之脉，行在诸经，未知何经之动，随其经之所在而取之也。若婴小未能诊切者，但看其形候耳。

伤风者，乃四时八方为厉之风伤人，其候昏睡呵欠顿闷，口中气热，或自汗恶风发热，鼻鸣干呕，热多寒少，面光而不惨，手足皆热，烦躁，治当发散。有饮水者，有能食者，有不能食者，其饮水能食者，可微下之，余不可下也。

---

① 所苦：原义是难受的感觉。引申为所患的疾病或症状。

② 中暍：病名，即夏季伤暑、中暑、中热。出自《金匮要略·痓湿暍病脉证》"太阳中热者，暍是也。"

③ 干：事情。

④ 厉：凶猛，厉害。

　　伤寒者，乃冬时严寒之气伤人，入于腠理，当是之时，壮者气行而已，怯者则着而为病，其即发者为伤寒，至春发者为温病。一云，在夏至之前，非时行温气之病。夏发者为热病。一云，在夏至之后，非中暍之热病。其候面赤，浑身壮热，头痛体疼，鼻塞声重，清涕咳嗽，寒毛立，气促急，或呕吐白水，寒多热少，面色惨而不舒，手足指末微冷，不烦躁而恶寒。伤风者，不恶寒而恶风；伤寒者，不恶风而恶寒。其恶风者，当风而乃憎寒也；其恶寒者，虽不当风而亦自憎寒也，以此别之。治者若脉洪盛，身体壮热，头痛面赤，四肢暖者为阳证，宜汗之。若脉微细，身冷不甚，头痛体疼，面青四肢冷者为阴证，宜温之。

　　温病者，四时之间，非节候邪气伤人。如春应温而反寒，夏应热而反冷，秋应凉而反热，冬应寒而反温，言此时通行此气为病。无少长略同，故名天行时气。又名时行温病，其候头痛身重，壮热体疼，与伤寒相似。但临时看其脉与其证，属何经受病，随经而分别之，以为治也。

　　以上三病，通以伤寒为治。邪在外者，解之汗之；邪在内者，温之下之，当随证按法而行之。钱乙言伤寒男体重面黄，女喘急面赤，各憎寒，口中气热，呵欠顿闷项急，此乃不分伤风伤寒而概言之也。况伤风伤寒，证候传变多端，自有专经可凭。孙真人云：治小儿与大人无异，惟减用汤剂极少耳。更有伤风寒而兼食者，俗呼谓之夹食伤寒也，其候壮热烦渴，鼻塞声重，四肢困倦，眼黄腹中胀痛，涎唾呕逆，或呵欠顿闷，治者不先攻所伤，但先解表，候表解然后下之，则病与食自然去也。若罔顾其表，便以药攻之，多致结癖也。又有因失饥而食寒饮冷，伤于脾胃，而中风寒，其候胸膈不快，腹胀而痛，面色唇口皆青，手足逆冷，脉沉细者，此寒伤于脾，病属太阴，庸工不识，以为胸膈不快，妄用针灸，或便投驶①药，则胸膈愈不快而吐利，只一两日间，便致危殆。此不明之误，非其治也，所谓伤寒，本经药

---

　　① 　驶：通"快"，误用攻下之药之意。

证甚多，难以具述。今采其小儿常所患者之方，及有所兼见之证，略为条叙。

伤风寒手足冷，身热，面赤头痛者，此脾怯也，宜先和脾，然后发散。伤风寒自利者，脾虚也，宜先补脾，然后发散，未瘥者先调顺其中，有下证者微下之，有惊者退之。伤风寒腹胀而喘者，脾虚也，宜先补脾，去胀定喘，候喘定，然后发散。伤风寒得下后，大势已退，而余热未解者，是下之太过，胃虚而热乘之故也。胃中虚热者，饮水无多，当生胃中津液，津液得生，则热与渴皆止矣。以上钱乙论，其治方本集载之

伤风寒其热在外者为表病，若未入于里而下之太早，里虚气逆，热结胸中，坚硬而痛者，此为结胸。但若硬满而不痛者，此为痞气。若因饮水得者，则为水结。若三四日外热入于里，则腹满痛，内实有燥粪者，当下之。若热入大肠，则为大便秘涩不通。若热入小肠，则为小便难涩不通。热入大小肠，则为大小便不通。热入脾胃，脾胃属土，候于肌肉，热盛蕴蒸于外则为发黄。热熏于心胸则为烦躁。津液耗减者，则为发渴。热上冲咽喉口舌者，则生疮肿疼痛。有血泄者，血得热则流溢妄行。从鼻出者，则为衄血；从口出者，则吐血；从大便出者，则便血；从小便出者，则遗血。若壮热未汗，躁喘鼻鸣，因衄一升数合而热得歇者，病则解矣，若出至二三升者，危矣。若热毒积满于内，不得时下，致毒乘瘀血，则烦盛发狂。若郁塞昏冒闷乱者，死。若胃有寒气相搏，则呕哕①咳逆。若肺有寒相搏，则咳嗽气急。若气怯者，传变入阴，则四肢厥逆，面青体冷，下利清谷。并当随证施治。

钱乙论伤风、伤寒、疮疹、伤食、壮热昏睡，一皆相似。若仓卒未能辨认之间，但与升麻葛根汤、惺惺散、小柴胡汤，此数药通治，甚验。《圣惠方》云：婴孩伤寒，不可用性燥药发汗，燥加腑脏，热

---

① 哕：干呕。

极伤心，则厥逆而难治。又不可用性热药，乃助阳，阳极则阴争，四肢汗出如油，手足或冷或热，多致发狂，颠痫搐搦，为难治。又不可用性寒药，寒则阳受其冷，则寒热相击，一向叫啼不睡，使热上冲于脑，则头骨缝开为难治。予流落钱塘，就馆于亲家苏伯正防御家，伯正以医治伤寒名闻，予常观其用药次第。若小儿伤寒壮热，头痛体疼，脉大鼻塞声重，嚏咳呵欠，恶风憎寒，病在表可汗者，用银白散；热多者甘露散；有食饮宿滞，脾胃不和者，以安胃丸间服；胸膈不快者，以香壳散间服；烦渴饮水，或作寒热者，苓砂散间服；有惊者，天麻防风丸人参化风膏；涎盛咳嗽者，小珍珠丸。如此施治，随手得愈者。十有八九，余一二者，乃病久传深，或已成坏证，方才请召。亦依法调治，乃得痊可。其所用之药，多非古方，性不燥热，率①皆温平，是谓达南北之异地，识寒热之所宜，深通古人治病之大体也。予尽得其方，今于诸方共叙于后。

银白散　治伤寒壮热，头痛体疼脉大，解表发汗，夹惊者皆可服。

以煅熟寒水石半斤。研极细，入炒熟黄丹一钱半研匀，如淡即添入些小，以红粉色为度。每服一钱，生姜汤调下。未能饮者，稠调抹口中，以乳汁送下，无时。

甘露散　治伤寒壮热，头疼体痛。解表发汗，及热多者。

以好滑石二两研细，入甘草末半两拌匀。每服一钱，以浓煎萝卜汤调下。一方更有防风半两为末，同研匀。滑石可用桂府白色者妙。

安胃丸

乃化滞丹，小丸子也。

香壳散　治伤寒心胸满闷不快。

以橘皮洗去穰，为细末。每服一钱，生姜汤调下。乳食前。

苓砂散　治伤风寒温热，表里未解，头痛发热，口燥咽干，烦渴

---

① 率：大概，大略。

引饮；或水入即吐，小便不利；或作寒热，及汗出表解，而烦燥不止。

以五苓散半两，入朱砂细末一钱，同研匀。每服一小钱，米饮调服。无时。

天麻防风丸

人参化风膏上二方俱具惊痫门

小珍珠丸　治风壅痰实。利咽膈，除咳嗽，止烦热，清头目。

半夏汤洗七次，焙干为末，一两　白矾烧汁尽研末，一两　寒水石通赤出火毒研，一两

上拌匀研细，面糊和丸，黄米麻子绿豆三等丸子。每服五七丸至十丸。温生姜汤下。食后量大小加减与服。

欢喜散　治伤风寒，发热头痛，无汗恶风，或温热鼻塞清涕，泪出嚏喷。

防风去芦并叉枝　人参去芦　甘草炙　天麻去芦　前胡去芦，各二钱半　细辛去苗　柴胡去芦，各一钱半　白茯苓去黑皮　桔梗去芦，各二钱　枳壳去穰麸，炒二钱半　川芎三钱

上为细末。每三岁以上抄一钱，水六分，薄荷两叶，同煎三两沸。通口服无时。

红绵散　治伤风寒，及夹惊。取汗。

麻黄去根节　全蝎炒　大黄纸裹煨熟，切，焙　甘草炙　白附子　苏木剉炒　天麻生各一分

上为细末。一岁下儿服一字，以上儿半钱，四五岁一钱。水一小盏，以绵少许，裹药煎之，至绵红色即去绵。温服。

坏煎散　治伤风寒，夹惊潮发，头痛体热，咳嗽，手足冷。

麻黄去根节，半两　人参去芦　茯苓　白僵蚕去丝嘴　全蝎　天麻　白附子　甘草炙，各一分　朱砂二钱，研　川乌炮，去皮尖，一钱半

上为末。每服半钱至一钱，水五分，入坏子胭脂一豆大，薄荷两叶，葱白一寸，同煎至四分，放温服。不拘时。

千金丸　治伤寒夹风、夹惊、夹食，取微利。

朱砂_{末一钱}　全蝎_{七个末}　白丁香_{七个末}　腻粉_{一钱}　麝香_{半钱}

上为末匀，白饭和丸萝卜子大，薄荷汤下。一岁儿三丸，量大小加减。无时。

茯苓散　治伤寒数日，胸膈不利。调中养胃。

赤茯苓_{一两}　陈皮_{三分}　桔梗_{去芦一两}　甘草_{炙半两}

上为末。每服一钱，水六分，入生姜二片，煎至四分。温服无时。

枳实散　治伤寒已汗未汗，卒胸膈痞痛。

以枳实麸炒黄为末。每服一钱或半钱，米饮调下。无时。

竹沥　治伤寒数日，烦躁不解。

以竹沥新汲水各半茶脚和匀。服无时。

真珠散　治伤寒口干，心神烦躁。

真珠_{末研}　龙脑_研　牛黄_{研，各半钱}　栝蒌根　茯神_{去心内木}　朱砂_{研，各一分}　牙硝　寒水石_{煅，半分}

上为末匀，每服半钱，蜜水调下，无时。

秦艽煎　治伤寒心神烦躁，口干烦渴。

以秦艽半两，去芦细剉，用牛乳半盏，煎至六分，去滓放温，分三四服。无时。

藕汁蜜　治伤寒烦渴。

以生藕捣取汁半茶脚许，入蜜一钱，调匀服。无时。

葛根汤　治伤寒发热烦渴。

葛根　人参_{去芦，各半两}　麦门冬_{去心}　白伏苓　甘草_炙　泽泻_{各一分}

上为末，每服半钱或一钱，水半盏，薄荷两叶，煎至四分，去滓温服。无时。

百合散　治伤寒腹中满痛。

以百合半两，炒黄为末。每服半钱或一字，米饮调下。无时。

黄芩散　治伤寒五六日，大便不通，热燥闷乱。

黄芩　枳壳去穰麸炒　大黄　大腹子各半两

上为粗末。每服一钱，水半盏，煎至四分，去滓服。不拘时。

犀角散　治如前。

犀角屑　川大黄炮　柴胡去苗，各半两　人参去芦，一分　朴硝　甘草各半分

上为末。每服半钱，水五分，入枣一个，煎至四分，去滓温服。量大小加减。

石燕散　治伤寒小便不通，小腹胀满。

以石燕火煅为末。葱白汤调下一字，以通为度。无时。

又方

以萱草根煎汤，调五苓散服之。乳食前。

葛根汁　治伤寒衄血不止。

以生葛根汁一小盏。分三四服即止。无时。

立应散　治如前。

蒲黄　干葛根末　石榴花焙干末，各一分

上为细末。每服半钱或一字，生地黄汁调下。并二三服止。无时。

又方

以黄药为末。每服半钱或一字，新汲水调下。无时。

金汁蜜　治伤寒衄血，数日不止。

生地黄汁小半盏　白蜜小半盏　蒲黄半两

上和匀，微暖过。每服半茶脚许。无时。

神白散　治伤寒吐血、衄血、咯血，大小便利血。

槐花一分微炒，蛤粉半两，同为细末。每服一钱或半钱，煎柳枝汤放温调下。如修合①不及，但以柳枝为末，新水调下亦可。

香墨丸　治伤寒衄血，儿小不能服散药者。

----

① 修合：指中药的采集、加工、配制过程。修，指对未加工中药的炮制；合，指对药材的取舍、搭配、组合。

以好细墨为末，鸡子清和丸黍米大，每五七丸。饮下或灌之。

地黄汁　治伤寒吐血，心胸不利，烦渴不已。

以生地黄杵绞取汁，量大小与之。亦治衄血。

麦门冬汤　治伤寒咳嗽喘急。

麦门冬_{去心}　款冬花_{去枝梗}　人参_{去芦}　紫菀_{洗焙，各一两}　桂心_{半两}　甘草_{一分}

上为末。后入杏仁二十枚，麸炒去皮尖，研细拌匀。每服一钱，水一盏，生姜二片，煎至六分，去滓温服。无时。

一捻金散　治伤寒风热咳嗽。

白僵蚕_{去丝嘴，一钱}　甘草_{半两，炙}　延胡索_{去皮，一分}

上为细末。每服一捻，齑汁调下。无时。

润肺散　治伤寒鼻塞，涎壅咳嗽，肺气不利，语声不出。

麻黄_{去根节}　人参_{去芦，各一两}　杏仁_{麸炒去皮尖}　贝母_{去心麸炒黄，各一两}　甘草_{炙，半两}　陈皮_{去白，一分半}　桔梗_{去芦，一分}　阿胶_{蛤粉炒如珠子大用，一分}

上为末。每服一钱，水八分，煎至六分，去滓温服无时。

赤芍药散　治伤寒阳证咳逆。

以赤芍药沸汤浸七遍，每遍以瓦盆盖少时，数足取出，炒燥为末。每服一钱，豆豉三粒，生姜一片，水七分，煎至五分，放温服。无时。

荜良汤　治伤寒寒多咳逆。

荜澄茄　良姜_{各等分}

上为末，每服一钱，水六分，煎数沸，入醋少许搅匀，带热服。

苓砂膏　治伤寒脉数，热入胃呕吐。

泽泻_{二两半}　桂_{去皮，一两}　猪苓_{去皮}　赤茯苓_{去皮}　白术_{去芦，各一两半}

上为末，炼蜜和膏鸡头大，每服一丸。生姜自然汁化破与服，只末用便是五苓散。亦治发热烦渴饮水，水入即吐；或小便不利，瘀热在里发黄。浓煎茵陈蒿汤调下。余病饮调。

四味人参汤　治伤寒脉迟，胃冷呕吐。

干姜_炮　黄芩　黄连_{去须}　人参_{去芦，各等分}

上为粗末，每服一钱，水六分，煎至四分，去滓温服。无时。

附子姜朴丸　治伤寒寒多，呕吐，手足厥冷。

附子_{炮去皮脐，半两}　干姜_{一分，炮}　厚朴_{去粗皮，生姜制，一分}

上为末，糊丸麻子大，每服五七丸，米饮下。无时。

半夏汤　治伤寒呕逆，不下乳食。

以半夏半两，汤洗七次去滑。生姜一两，同剉碎焙干。每服一钱，水一盏，煎至五分，去滓。时时与服。无时。

芦根饮子　治伤寒干哕。及反胃呕吐。

生芦根_{切碎}　青竹茹_{各二合}　糯米_{半合}　生姜_{半两}

上咬咀。先以水一升，煮千里鞋底，取半升，澄清，下药再煮，取二三合。随意服，量大小加减。

小半夏汤　治伤寒干哕欲死。

半夏　生姜_{各一两}

上咬咀。以水一大盏，入药煎，留半盏，去滓。分数服。

三黄散　治伤寒发黄。

川大黄_{半两，剉微炒}　黄芩_{一分}　黄连_{去须，一分}

上为末，每服半钱，水六分，煎半，去滓温服。无时。

大麦苗汁　治如前。

取大麦苗捣烂绞汁与服，小麦苗亦得。

人参柴胡饮子　治体虚伤于寒邪，浑身壮热，头目昏重，项背拘急，肢体疼痛，干哕呕逆。或作寒热，歇无时，烦渴不食。

人参_{去芦}　柴胡_{去苗}　白术　白茯苓　青皮_{去穰}　桔梗_{去芦}　麦门冬_{去心}　川芎　白芍药　甘草_炙　桑白皮　升麻_{各等分}

上为末，每服一钱或二钱，水一盏，乌梅一个，煎至六分，量大小分服。无时。

治伤寒时气，头痛不可忍。

以朴硝研细末，生油调涂顶上。

治伤寒毒攻手足痛者。

以羊桃汁，杂盐豉汁渍之。

黑龙散　治小儿伤寒在表，服冷药，寒伏于中，危困不得汗。

麻黄去根节，三分　竹茹一分　苏木一分　蝎梢二十一个　乌龙土一分，乃火团也

上为末，每服半钱，水五分，煎至三分。温服无时。

鸡白调散　治伤寒伤风，发寒热似疟，久不瘥，渐变骨间蒸热。

朱砂水飞　白矾枯　铁华粉　粉霜　铅白霜各一钱　轻粉　白附子各二钱　蝎梢六个　龙脑　麝香各少许

上为末，每服半钱，入鸡子白井花水共约一茶脚，调匀服。无时。

茵陈散　治伤寒发黄不可下。

茵陈一两　白术半两　甘草半两

上为散。每服半钱，沸汤调下。小便不利者，加茯苓一两。

绛雪丹　治伤寒五六日，发黄，小便不利，烦躁热闷，饮水烦躁不解。

朱砂半两，水飞　硝石二两，研　龙脑少许

上同研匀细，白米饭和丸鸡头子大，沙糖水化下。量大小服。

商陆散　治伤寒咽喉肿痛。

以商陆根切碎，杵烂炒熟，用手帕子裹之，熨肿处，冷即易之。

甘桔汤　治伤寒咽喉妨肿。

桔梗去芦，一两，米泔浸一宿焙干用　甘草二两炒

上为末，每二钱水一盏，煎六分，放温冷，细细呷服。

黄柏蜜　治伤寒热毒，口舌生疮赤烂。

以黄柏去粗皮，用蜜渍一宿，微煎过，含之，咽汁勿绝。或以黄柏为末，同煎膏含之。量多少。

黄芩汤 治伤寒口舌诸病，舌黄舌黑，舌肿舌裂，舌上生芒刺，舌上出血皆治。

黄芩三钱　赤芍药二钱　甘草二钱，炙

上咬咀，每二钱水一盏，煎至六分，去滓温服，亦主鼻衄。

胜金饼子 治伤寒结胸气痞，并主之。

大黄半两　枳壳去穰麸炒黄净，一两

上为细末，炼蜜和剂，捏作饼子，如小钱大，结胸者用芒硝半钱，同生姜水化半饼或一饼服之。痞气者煎陈皮汤化下。无时。

生熟散 治伤寒结胸硬痛。

以草乌头二个，一生一炮，同为末。生姜自然汁和匀为丸，如鸡头子大，每一丸用蜜汤化下。

芫花熨法 治伤寒因饮水，心下结痞硬痛，名水结。

以芫花醋拌匀，慢火炒熟，用绵裹熨之，冷即易，再炒用，以效为度。

蓝靛 治伤寒热毒乘心，神志冒闷，烦躁昏乱。

以蓝靛一字或半钱，新水调下。

苦参酒 治伤寒热毒结在胸膈，六七日望死。

以苦参半两剉碎，用酒一盏，煎至半盏，去滓放温，分三四服，连并服之，须臾吐出苦胆汁，立愈。

黄连汤 治伤寒热入肠胃，下痢脓血。

黄连去须微炒，二两　黄柏一两，剉微炒　阿胶一两，蛤粉炒　栀子仁半两

上为粗末，每服一二钱，水六分，煎至四分，去滓温服。无时。

栀子仁汤 治伤寒热毒攻于肠胃，下赤汁或如烂肉鸭肝，壮热腹痛。

栀子仁二十一个　豉二合　薤白一握切

上以水二大盏，同煎至一盏，去滓。量大小分作数服。无时。

乌仙散 治阴证伤寒，四肢厥逆。

以川乌不拘多少，童子小便浸，不计日数，直至浸脱皮时，用水

净洗切碎，晒至八分干，便以纸袋盛吊于当风处，用时旋取为末，腊茶调下半钱。量大小及病势与之。

烧附散 治伤寒阴盛隔阳，身冷厥逆，脉沉细，而烦躁体冷。

以大附子一枚半两者，入急火烧，微存中心二三分，取出，用瓷器合盖放冷为末，更入腊茶末一大钱，同研匀细，每服半钱，水一小盏，蜜少许，同煎半盏，去滓温服，服讫须臾，躁止得睡，汗出而解。又一方，烧附末每一字或半钱，酒调下，频服取汗出，瘥。小儿本怯者，最宜服。

茱萸熨法 治伤寒阴证厥逆。

以茱萸半升，酒和匀湿，用绢袋二枚盛，蒸令热甚。以熨脚心，冷即易之，候气通畅匀暖，即止。

牛蒡根汁 治伤寒汗后，余热不退，烦躁发渴，四肢无力，不能食。

以牛蒡根杵烂，绞取汁服，看大小多少与之。

玉女散 治伤寒汗后，潮热日发，诸药不效。

以川乌一两，火炮去皮脐，为细末。每服一钱或半钱，水一盏半，入生姜七片，枣一枚，煎至四分，温服无时。

伤寒之病，传变证候甚多，予尝编伤寒类证论方，亦颇详备。今集小儿伤寒截方。如或有证候未尽者，请照类证，依法为治耳。

【点评】本节以广义之伤寒总概其名，涵盖了中风、热病、温病、中湿、伤寒等四时之病。由于小儿肌肉脆软，气血柔弱，故五者中伤风、伤寒、温病三病居多。诊断方面，婴儿更重视望诊，稍大儿可参切脉诊之。本节详述伤风、伤寒、温病的病因、症状、治疗大法，尤其对天行温病有独到见解，认为是非时之气导致，实乃疫疠之气，不同于伤寒，其无论大小，症状相似，全身症状重；还论述了小儿外感与成人外感不同处在于小儿外感易夹痰、夹惊、夹滞。

在伤寒治法上尊"邪在外者，解之汗之。邪在内者，温之下之，当随证按法而行之"之旨，辨证施治，随症加减。本节还列举了伤寒表证未入里而用攻下药太早，致里虚气逆而出现的结胸、痞气、水结三证；又详述外热入里会引发诸证，并引儿科大家钱乙、《太平圣惠方》验案，以证其说。

本节共载治疗伤寒方 61 首，治疗范围包括了伤寒壮热，伤寒兼夹证如夹惊、夹滞、夹痰，外寒内热证，风壅痰实证，温热证，胸膈不利，胸膈痞痛，发热烦渴证，便秘，小便不利，伤寒血证如吐血、衄血、咯血、便血、尿血等，咳喘气急，伤寒阳证咳逆，伤寒寒多咳逆，胃热呕吐，胃冷呕吐，伤寒呕逆，伤寒发黄，体虚伤于寒邪，伤寒在表服冷药致寒伏于中，伤寒伤风发寒热似疟证，咽喉肿痛，热毒口舌生疮赤烂，结胸气痞，结胸硬痛，下痢脓血，阴证伤寒，阳虚厥逆证，阴盛隔阳证，伤寒汗后余热不退，伤寒汗后潮热证等诸证及治疗方药。在治疗方法与给药途径方面运用了内服法、外敷法、涂敷法、热敷法、外治熨足心法等等。此外，中药的炮制、煎服方法也很独特。整卷可谓理法方药俱全，实为后世学习中医儿科之典范。

卷　八

疮疹论

疮疹之候，古今皆云大率与伤寒相似，然亦有小异也。其初觉之时，头痛体重，面赤气粗，壮热多睡，惊悸呵欠，顿闷咳嗽，呕逆嚏喷，此皆同也。其疮疹者，不恶寒而恶热，面色与四肢俱赤，眼睛黄，手足厥，唇红，耳尖冷，尻骨冷，小便赤，大便秘，其脉三部皆洪数，绝大不定，是其候也，此小异耳。伤寒者宜发散解之，疮疹者宜温平处方，惟不可妄发妄下，言疮疹治疗宜温和、平调，不可太过发散、过用攻下。又不可令受风冷。

【点评】指出疮疹与伤寒证候的异同及治法的区别。初期两者皆有表证，但疮疹里热较盛，三部脉皆洪数。伤寒治宜发散，疮疹则不可过用发散及攻下，宜温和平调。

其疮疹乃儿在母胎中之时，食母血秽，滋养儿五脏之气，至生下以后，其毒不拘何时，须当出矣。惟年小者，皮肤嫩软，疮出快易谓数岁以下者；若长大者，皮肤厚硬，疮出艰难谓数岁以上者。然小儿所蓄胎中秽毒，因中寒温，蕴发生热三日以上，热运入皮肤，始如蚊蚤咬成赤点，或如沙粟、瘾疹、风疹之类，渐渐出而作疮也。前人言疮疹有表里证，其疮皮厚，如赤根白头，渐加赤肿有脓，瘥迟者谓之大痘，此谓里证，发于脏也。其疮皮薄，如水泡，破即易干者，谓之水痘，此为表证，发于腑也。

【点评】论述了小儿疮疹形成的病因病机及其表里证，表证发于腑，里证发于脏。

此言虽简，然未尽善，此但言脓水泡二种，外斑疹又不知属何所主也。不若钱之所论，其疮出有五名，以属五脏之液；其状有五象，以属五脏之色。肝为水泡主泪，以泪出清如水，其色青而大；肺为脓主涕，以涕出浊如脓，其色白而大；心为斑主血，其色赤而稍大；脾为疹主裹血，其色黄赤而小；肾为倒靥，其色黑细说在后。诸脏内惟涕泪出多，故水泡脓皆大，血营于内，所出不多，故斑子疹子皆小也。又病水泡脓者，涕泪俱少，以液从疮出故也。譬如泡中容水，水去则泡瘦矣。凡疮疹初欲出之时，则五脏证皆见，以热并动于五脏也。及至已出时，乃得归一脏者，以一脏受秽多而毒气盛也，亦有两证三证同出者。所受同而并发也细说在后。

昔钱乙治睦亲宅十太尉疹子。与众医坐上问曰，疹未出何属？一曰胃热；一曰伤寒不退；一曰在母腹中时有毒。乙曰，若言胃热，何乍凉乍热？若言伤寒不退，七日之外，则为再经[①]，何证不相应？言疮疹七日之外，他经症候未现，故疮疹不属伤寒。若言母腹中之毒，今发属何脏？皆无以对。乙复曰，儿在母胎中，至六七月已成形，食母腹中秽液，入儿五脏，至十月即秽液满胃，至生时，儿口中犹有不洁，产母以物拭清，又以黄连、汞粉下其脐粪之秽，此母秽液不洁，余气在儿脏中，因遇寒温邪气相搏，而发热出成疮疹也。未出欲作之时，热动五脏，则五脏之证皆见，呵欠顿闷者肝也；时发惊悸者心也；乍凉乍热、手足冷者脾也；面颊赤，咳嗽嚏喷者肺也。惟肾无证，以其肾在腑下，不能食其胃液。其候平者，但尻冷耳冷者是也。尻耳俱属于肾，居北方，主冷故也。疮既出则归一脏，肝为水泡，肺为脓，心为斑，脾为疹，肾虽无证，其候恶者，疮变倒靥而黑陷，则归肾也。此由不慎风冷内虚所致。疮黑陷，尻耳反热者，逆也。今十太尉疹子无他证，当用平和药为治，用抱龙丸数服而愈，其方在本集

---

① 再经：伤寒六经病证中，一经病证未愈，又传入他经。

载之。

【点评】通过钱乙诊治小儿发疹性疾病的医案，阐述了疮疹的五脏辨证法则。水泡属肝；色白而大属肺；斑属心、色赤稍大；疹属脾、色黄赤而小；内陷属肾，其色黑。这些对当今临床仍有现实指导意义。

凡疮疹欲出者，身必发热。其发亦自有时，随脏所主。如早晨发热不已为水泡，日午发热不已为斑，晡①时发热不已为疹，日晚发热不已为脓。发热三日以上，热运入皮肤即出也。其热重者疮亦重，其热轻者疮亦轻。方其身热疮未出之时，须审认证候子细，不可有误，误则为害大矣。

【点评】阐述发热与疮疹的关系，强调发热但疮疹未发时，应仔细审证。

且疮疹欲作之时皆身热，热则疮亦未出，热至三四日乃歇，疮方出也。若腹痛者，是腹中先出；眼涩者，是眼中先出；咽喉口舌痛者，嘴先出也。若三日以后不出，或出不快，热留肤腠之间故也，当以药微发之，止可服升麻葛根汤、抱龙丸之类，药平平者。或儿身不甚热者，与少胡荽酒饮之，此微发不出，即加药发之，既发之后，出不多，脉平无他证者，即是疮本稀也，不可更发。若不能审察病势轻重，但务多以热药发之，则热药熏蒸，疮出转难，别生热证，大小便不通，更以药下之，便致危殆，此误之甚矣。若疮欲发之时，有大热甚者，只可与利小便。如觉热极毒盛，服常药不可及者，宜微与利之②。以减其毒，不可大利③，须是仔细，常与看觑④。虽夜间亦不住

① 晡（bū 不）：申时，即下午3~5时。
② 微与利之：言微用下法。
③ 不可大利：言不可下之太过。
④ 觑（qù 去）：窥视之意，泛指看，视。

用灯观照，若未有赤红点子出时，乃可与微利。若已有出者，则不可利也。钱乙有曰：身热烦渴，腹满而喘，大小便秘涩，面赤闷乱，大吐者，当利小便，不瘥者，微导痢之。此亦疮疹未出之前，有此热湿之证，解而不减，乃可与微利之。张涣①亦曰：疮疹未出，脉洪数甚大不定，而小便赤，大便秘者，此证正宜疏利。涣频年在禁中及在外治此证甚多，皆获安愈，亦与上证并同者也。若红点未出之前，无此热实之证者，亦不可利。朱肱曰：伤寒身热在表，固不可下，疮疹身热在表，亦不可下。盖伤寒与疮疹一体之病，是以伤寒证中有出疮疹之候也。世人不学，妄云疮疹初觉未出时，宜先利。其毒已出者，不可利；若出已定，脓血太盛者，亦可与利，此皆非也。大抵疮疹首尾皆不可下②，此言甚善，医者当务从之。若能审察疮疹于未出之前，别无热毒之证者，不可与下；有热毒之证，轻者与利小便，重者利小便不减，方可与微下；若已出者，慎不可下；至出足已定，亦未可与下。须直候疮痂焦落，美饮食③，能举动之后，方可与解余毒药下之，亦不可用药过多，如此则无误矣。是以疮疹变黑陷者，多因误投冷药，妄乱下之。及不慎风冷，乳食不饱，内虚脾弱所致也。故儿病疮疹，不得令受风冷，冬月必在暖处，夏月虽不可壅遏，亦须避其风凉，在凉荫处则可。又当频频喂饲乳食，常令饱足，无令饥馁，今俗辈多禁食饵，殊④不知饥则内虚，脾胃气弱，别生他证也。且疮疹欲发之时，身必壮热，二三日渐凉，疮方始出，其出快，疮红肥，脉浮大而数者，毒气出也。若疮出多，却身热疼痛者，是内热外疮之所作，至出尽则凉也。庸工不明，见身热疼痛，以为热盛，便投凉药，致身反凉而疮出不快，变黑黡倒陷，脉沉细坏乱。到此病家方觉，医者拱手。如是夭伤，诚可哀惜！昔仓公扁鹊论小儿疾证，汤药有可服

---

① 张涣：宋代医家，以小儿科见长，著有《小儿医方妙选》《张涣编总方》。
② 疮疹首尾皆不可下：言疮疹初发至疹后都不宜用下法。
③ 美饮食：饮食如常。
④ 殊：非常，根本。

不可服之别，宜先顺阴阳，次调荣卫，然后方利脏腑。

古圣立言垂法，为后世逆治之戒，岂可忽诸？故众病之中，惟疮疹切忌妄下为最。昔钱乙治睦亲宅一大王儿疹子，始用一李医，以药妄下之，其疹稠密，乃召乙。乙见大惊曰：若非转下，则为逆病也。王曰，已下之。乙曰，疹始出，未有他证，不可下，但用平和之药，频与乳食，不受风冷可也。如三日外，出不快者，当依次发之。有大热者，当利小便。如疮痂起能食者，微利，一两行即止。今先下早，疮未尽出而稠密已盛，为难治，此误也。纵虽得安，其病有三：一者疥①，二者痈②，三者赤目。李不能治，经三日黑陷。复召乙，乙曰：幸不发寒，未致困也。盖疮黑者归肾，肾旺胜脾，土不能制水，脾虚寒战，则难治也。今未发寒，乃用药泻膀胱之腑，腑若不实，则肾之脏自不盛也，乃得安愈。或曰，何不泻肾？以肾主虚，而不受泻。若二服不效，加寒则死矣。乙之治方，本集载之。

【点评】再举钱氏医案，告诫医者，疮疹初期，热不甚者宜微发之；热甚宜利小便；热毒极盛，微用下法，强调疮疹务必慎用下法。并指出疮疹需注意日常调护，避风寒、频与乳食。

凡疮疹欲作，有发惊搐搦者，以疹疮由热所生。心主热而为惊，又热则生风，风属肝，心肝二脏风火相搏，故发惊搐也，轻者疮出热去则自愈。重者亦当泻其心肝之盛也。又有因惊而发疮疹者，惊本亦由热作，治当退热定惊。庸工不明，更以热药发之，致发热入表，表热而斑出也。

昔钱乙治四王宫五大尉。因坠秋千，发惊搐搦。前医以热药发散，不愈。召乙，乙曰：本乃急惊，后生大热。初当合用利惊药治之，今发散乃逆也。乙用药退解之，至三日肌肤尚热。乙曰：更二日

---

① 疥：疥疮，一种遍身瘙痒的皮肤病。
② 痈：一种毒疮。

不愈，必发疮疹，盖热不能出也。后二日果疮疹出，以药治之，七日愈。其钱乙治方，本集载之。

【点评】通过钱乙治疗惊风医案，论述疮疹与惊风的关系。疮疹、惊风皆由热作，心肝风火相搏所致，故治当退热定惊。

凡疮疹出有轻重逆顺，轻重者，若只出一般，或出作数次者轻，若三两般①同出，或一次便出尽者重；出稀者轻，出密者重；里红外肥者轻，外黑里赤者重，里外俱黑者大重。疮端②里有黑点如针孔者，势剧也，青干紫陷，昏睡汗出不止，烦躁热渴，腹满而喘，大小便不通者，困也。逆顺者，先发脓，后发疹子者顺；先发水，后发疹子者逆；先发脓，后发水泡多者顺，少者逆；先发水泡，后发斑子，多者逆，少者顺；先发疹子，后发斑子顺；先出疹子、斑子者，后必更出水泡、脓疱；先出水泡、脓疱者，后必不出疹子、斑子。盖以水泡、脓疱重而毒气出甚，斑子、疹子轻而毒气出微，甚者必带了微者也，微者不带甚者故也。

予家有数小儿，皆先出疹子，次出水泡，次出脓疱，共三次而已。其先出疹子者，或恐有斑子兼出，以斑疹相似，此两般乃子母之脏，故又轻重顺逆更看时月，大抵疮疹之病，在表属阳，出则为顺，不出则为逆。春夏病之则顺，秋冬病之则逆。又冬月肾旺寒冷之时，病者多归肾而变黑也。又当辨春脓疱、夏黑靥、秋斑子、冬疹子者，亦不顺也。病虽重，疮红肥犹当十活四五，若黑陷者，无问何时，十难救一。其候寒战牙噤，或身肿疮黑紫者，急以药泻膀胱之腑，以减肾气而救之，若服药后身热气温，欲饮水者可治，以脾气生而胜肾，寒冷去而温热生也。若服药之后。恶寒不已，身冷汗出，耳尻反热者，死候也。以肾大旺③，脾虚不能制也。

① 般：种类。
② 端：事物的一头。
③ 肾大旺：言肾之邪气太盛。

【点评】论述了疮疹的轻重顺逆，并与春夏秋冬四时相关。仅有一种疮疹、稀发、里红外肥者为轻；多种疱疹同出、稠密、外黑里赤者重。先脓后疹、先疹后斑者顺；先水后疹者逆。这些辨别疮疹轻重顺逆的方法对当今儿科临床仍有指导意义。

凡疮疹出多，稠密遍身，其势太甚，儿甚苦之。及变黑倒黡不出者，急以猪血、脑子救之。沈存中①侍郎有方，治疮疹欲发，及伏陷危困者，取腊月猪血，瓶盛，挂风中令干，每用半枣大，加生龙脑豆许，温酒下，甚效。予家有小女病伤寒，但腰痛，昼夜号哭，手足厥冷，日加昏困，形证极恶。予疑是倒发疮子，先不蓄此药，急令就屠家处买少②生猪血。时盛暑，血已败恶，无可奈何。遂多以龙脑和而灌之，一服遂得少睡，须臾一身疮点出，获安，不尔几死。

凡疮疹若黑陷而忽泻，便脓血，并痂皮者，此却为顺也；如水谷乳食不化者逆也。何以然？且疮黑属肾，今脾气本壮，或旧服补脾药，脾气得实，肾虽用事，脾能制之。今虽入腹，为脓血及痂皮得出，是脾强肾退，即出而安也。若泻米谷，乳食不化者，是脾虚不能制肾，则自泄也，此必难治。

【点评】阐述疮疹重证的治法及其转归。

凡疮疹若婴小及乳下儿病者，不可与稚一等为治，妄施汤药。小者宜少少服药，惟忌多服，服则反为累也，又令母慎口，又不可令儿失饥，避其风冷，及用药调理乳母为佳。若断乳儿患者，亦当审其轻重大小用药，如至八九岁以上，至十岁外者，方可施药也。

【点评】论述婴幼儿患疮疹宜少服药，注意避风寒、勤乳食，并嘱乳母忌口。

---

① 沈存中：沈括，字存中，北宋科学家，著有《梦溪笔谈》。
② 少：刚刚，一会儿。

凡疮疹儿病大盛，遍身溃烂，脓血沾粘衣衾，睡卧不得，及有疮成段无皮，或作窦穴，痘痛脓血多。盛者用腊月黄牛粪，日干烧灰，铺一寸许厚，令在上卧之，及掺其疮溃无皮之处，即愈。一方用黑牛粪烧灰敷，亦得。

【点评】指出小儿遍身疮疹的治疗，这些治法应审慎对待。

凡疮疹儿病面上有者，才脓出，急以真酥润之，频润为佳，才有痂，便揭去更润之。纵虽揭损，有少血亦不妨，但以酥或面油涂润之。若不润及揭迟，则疮痂干硬不落，有碍肉生，即隐成瘢子也，此理昭然，人多不晓，反谓揭早成瘢，甚误也。

【点评】指出小儿面部疮疹的护理。

凡疮疹切忌杂人。恐有汗气狐臭触之，又不可令儿闻秽恶臭物也。故左右不可阙于胡荽，以胡荽能御汗气，及辟诸恶气故也。家有数儿，一儿既患，余儿次皆及之，便当为备以防之，以秽气转相传染也。儿能食者，可时与少葡萄食之，盖能利小便，及取恶秽出快之义也。

【点评】论述了疮疹的宜忌，说明当时已经认识到某些疮疹具有传染性。

凡疮疹儿患者，切不可洗面，恐生水入眼，即损眼也。若初欲发时，验得的当，急以胭脂或药涂儿面目周遭，令疮不上面入眼也。若疮入眼者，是毒气入于肝经，上冲于目。若疮初出时，觉眼肿痛，便与时时开眼看之，睛上无疮，即不妨矣；若有疮，须服药治之，睛破者无奈也。若疮干以后，无故眼肿痛者，是余毒不尽所攻也。又疮疼已发，及或入眼，切要慎口。止①可食粥及鲫鱼、青鱼、鹤子，余鱼及猪羊等物皆不可食，最忌者鸡卵、鸭子，食之即目盲，漫若卵白之状。

【点评】论述疮疹入眼的诊治及饮食宜忌。

凡疮疹儿病出尽，至痂焦落，身已凉，喜饮食，能起动者，以清凉饮子浓煎，量大小与服，微痢一两行，去其余毒即安，无后病也。若不下，则后恐发热为肿腮、鼻衄、下痢，世人不用此法者，于此数证，或不能免也。

【点评】论述疮疹的善后用药，宜清凉饮子下其余毒。

凡疮疹治疗之法。初觉之时，身热未出，证候未明，未能辨认者，与升麻葛根汤、消毒散服；若热二三日，证候已明者，则涂面目、辟秽气；若出快，别无他证者，平和药调之，出不快者发之，出太盛者散之，变黑者救之。又毒攻咽喉口舌，则肿痛生疮；毒冲心胸者，则烦渴躁闷；毒入大小肠，则大小便不通，或遗泻下血；毒攻肝经，则目生障，疮生于睛，则损瞳人，以至灭疮瘢。退余热，一切诸候皆随证用药，其乳下儿患者，可令乳母同服其药，则病得易愈。

【点评】上段篇尾系统总结了疮疹的治法及其常见变证的证候。

升麻葛根汤　治疮疹初觉未出，身热不能辨认，恐是伤寒惊风，变蒸温壮，疑惑之间，皆可与服。

升麻　葛根　芍药　甘草炙，各等分

上为粗末。每二岁上儿用二钱，水一盏，煎至六分，去渣温服，

---

① 止：通"只"，只能。

无时。

消毒散 治疮疹已未出皆可服，未出即消毒，已出即减。

牛蒡子_{二两，炒纸衬} 甘草_{半两，剉炒} 荆芥穗_{一分}

上为粗末，每服一大钱，水一盏，煎至五分，去滓，温服。下痢者不可与服，若咽喉肿痛者，尤宜服之。

一方，更有防风一两，荆芥穗亦一两，此千金方。

紫草饮子 治如前。

以紫草_{二两，细剉}，用百沸汤一大盏沃①之。

化毒汤 治如前。本方治疮疹欲出，浑身壮热，情意不佳，不思饮食，服之即内消。已出，十解六七，全出者，当日须三服，立效。

嫩紫草_{去粗梗} 升麻 甘草_{炙，各半两}

上剉如麻豆，以水二盏，糯米五十粒，同煎至一大盏，去滓，放温，量大小，三四次与服。一方，疮疹未出，服之内消，已出减轻，全出即当日焦痂，三服立效。

人参散 治疮疹才觉出便服，令稀少轻可。

人参 白术 贯众 甘草_炙 羌活_{去芦，各等分}

上为细末，每服一钱，水一盏，煎至六分，去渣，温服，无时。

紫草如圣汤 治疮疹才初出，便急与服之，令减毒轻可，乳儿与乳母兼服之，断乳令自服。

紫草_{二两，去粗梗} 陈橘皮_{一两，去白，焙干}

上为末，每服一大钱，水一盏，入葱白二寸，煎至六分，去渣，温服，无时。

腊胭脂

疮疹才初出，便用涂眼周遭，以防疮子入眼也，左右悉涂之。

黄柏膏_{又名护目膏} 疮疹才出，急用以涂面，从耳前眼眶边厚涂之，以防疮子入眼，及面作瘢痕。能早用，即能护目，及面上不生。

---

① 沃：浸泡。

若用迟，纵出亦少，涂毕后，可用胡荽酒喷发。

黄柏—两，去粗皮，一方用蜜炙，一方只剉碎用　新绿豆—两，一方用一两半，拣净　甘草半两，生，一方用四两分两少者出，妙选更有红蓝花一两，分两多者出，钱氏只三味，董汲方同

上为细末，用好生芝麻油调为膏，从耳前眼外及腮面涂之，日三五次。

胡荽酒

以胡荽四两细切，用酒三盏煎沸，沃胡荽，便以物合之，勿令透气，候冷，滤取胡荽焙干，以红绢袋子盛之，缝合，令乳母并儿带之，其酒吸一两口，从儿项下喷，及肩背胸腹四肢令遍，不得喷头面。余酒与乳母饮之为佳，能令疮出快速，妙选不论及喷，余皆并同，又于儿左右常令多多频带胡荽，能辟污秽之气故也。

鼠粘子①汤　治疮初生，才作赤点，毒气未得透皮肤出作疮恐出不快，而微发之。

鼠粘子二两，炒香　荆芥穗—两　甘草半两，炙　防风去芦，并叉枝

上为末，每服二钱，沸汤调服，及利喉膈，化涎止嗽。

一方只鼠粘子一两，甘草半两为末，每服二钱，水一盏，煎至八分，去渣温服，无时。

紫草散　治如前。

钩藤钩子　紫草茸等分

上为细末，每服一字或半钱，温酒调下，无时。此先微用药发之，经夕未出，加药发之。

必胜散　治疮疹出，未能遍匀，服之能透肌毒。

以牛蒡子不限多少，炒令香熟，为细末，每服一钱，入荆芥二穗，水一盏，煎至七分，放温服，无时。

龙脑膏子　治疮疹未透，心烦狂躁，气喘妄语，或如见鬼。

---

① 鼠粘子：即牛蒡子。

以生龙脑①半钱研细，旋滴猪心血和丸鸡头肉大，每服一丸。煎紫草汤化下，少时心神烦躁便定。得睡，疮子已投发得透了，自然依常法取安。此方亦治黑陷伏靥者，如用以温酒化下。

又方只用猪血一橡斗许，脑子一小块，研细，酒少许和服之，极有神效之验。此沈存中所用之方也。

安斑散　治疮疹出快肥红，平调之。

川升麻　赤茯苓　绵黄芪　羌活去芦，各一两　人参去芦　枳壳去穰，麸炒　桔梗去芦　甘草各半两

上为细末，每服一大钱，水一小盏，入紫草薄荷各少许，煎至五分，去滓温服，无时。

快斑散　此方治病如前。

贯众一两，拣洗净焙干　赤芍药一两　甘草半两　川升麻半两　枳壳半两，麸炒去穰

上为末，每服一钱，水一小盏，入竹叶七片，煎至五分，去滓温服，无时，其效如神。

抱龙丸　治如前。

天南星为末，用腊月牛胆汁和成剂，再酿荫百日而干四两，如无，只以浆水或新水浸天南星三日，候透软，煮三五沸取出，乘软去皮脐，只取白软者，薄切焙干，炒黄色为末，用八两，以甘草二两半擘破，水二碗浸一宿，慢火煮至半碗，去渣，旋旋②洒入天南星末内，慢慢研之，令甘草水尽，次入于余药。

天竺黄一两　雄黄研飞，一分　辰砂研飞，半两　麝香研，半两

上同匀末，煮甘草膏子和丸皂子大，温水化服，百日儿一丸，分三四服，五岁儿一丸，若用腊月中雪水煮甘草和药，尤佳，此药治伤风伤寒、温疫风热、痰实咳嗽、惊风潮搐、蛊毒中毒温壮、及室女白带。钱乙治疮疹出快红肥，只以此药平调，最好。

---

① 生龙脑：冰片的一种。
② 旋旋：很快地。

小品犀角地黄汤　治疮疹太甚，解散之。

赤芍药一分半　　生地黄四两　　牡丹皮半两，去心　　犀角屑半两，无即以升麻代

上为粗末，每服二钱，水一小盏，煎至六分，去渣温服，有大热如狂者，加黄芩半两，更量大小与服。

木香汤　治疮疹太盛烦痛。

青木香一两　　丁香　　薰陆香　　白矾各半两　　麝香二钱

上为粗末，每服二钱，水一小盏，煎至六分，去渣温服。热盛者，加犀角屑半两，轻者去白矾，大效。

猪胆醋　治疮疹内发盛者。

醋四两，大猪胆一个，取汁用，合煎三四沸，每半合上下，量大小与之，日四五服，无时。

莱菔汁　治疮疹出不快。

以开花萝卜煎汁，时时与饮。

紫草茸汁　治如前。

以紫草茸水煎汁服。

活血散　治如前。

以白芍药为末，每服半钱或一字，温酒调下。如只欲止痛者，温熟水调下，无时。

蝉蜕饮子　治如前。

以蝉蜕十枚，去泥土，洗净碎之，用水三大盏，煎至八分，去渣分二服，出不快者，带热服之。若出多，要消退者，放冷服之，神效。

四圣散　治疮疹出不快，小便赤涩，心腹胀满，一切恶疾，亦治倒黡。

紫草茸一两　　木通四两，细剉　　枳壳四两，麸炒去穰　　黄芪半两，炙剉
甘草半两

上为末，每服二钱，水一盏，煎至六分，去滓放温，时时呷之。

川芎升麻汤 治疮疹已出，未能匀遍，或毒气壅遏，虽出不快，此药御风透肌，发疮甚效。

川芎　川升麻　当归去芦，洗净　白芍药各半两

上为粗末，每服一钱，水七分盏，煎至五分，去渣温服，不拘时候。

解毒汤 治脏腑蕴热，积毒发泄，斑疮稠密，脓血大盛，狂躁发渴，咽嗌[①]不利，遍身溃烂，苦无全肤，不能转侧，疼痛不任。

生地黄四两　犀角屑　白芍药　牡丹皮去心，各半两

上为粗末，每服一钱，水七分盏，煎至五分，去渣放温服之。

黑龙散

治小儿疮疹才发，服冷药伏，三日间危笃，急进此药。

麻黄三分，去根节　竹茹一分　蝎梢二十一个　苏木一分　乌龙土一分，乃火团也

上为细末，每服半钱，水五分，煎至三分，温服。

白虎化斑汤 治疮疹赤黑，出不快，毒盛烦躁。或云白虎汤，有为大人药者，殊不知孙真人言，大人小儿为治不别，但用药多少耳。

石膏四两，捶碎　知母一两半，剉　甘草三分，炙　人参半两，去芦

上为末，每服二钱，水一盏，入粳米二十粒，同煎至半盏，去渣温服，小儿量大小分减，初春深、冬月寒时，加枣煎服，并乳母兼服，大妙，断乳儿只自服。

神通散 治疮疹倒黡，伏陷不出，毒气稍轻，大小便通利者。

地龙一两，紧者去土微炒　朱砂一两，别研　生干地黄一两以上，先为末

上同拌匀，每服一字，煎胡荽酒少许，同温汤调下，无时。

如圣散 治疮疹已生，反倒黡内陷，舌缩，啼声不出，腹胀肚急，一切恶证。

用蛇蜕皮于灯焰烧，先用碗一只在下，才烧焰绝，放在碗内，急

---

① 嗌(yì 亿)：咽喉。

用碗一只覆之，不令透气，良久揭开，细研为末。每服一字或半钱，用藿香汤调下。若变红活时，则用牛蒡子炒熟为细末，每服二钱，水一盏，煎至六分，放冷澄清，以匙抄清汁，频频与服，能滋润咽喉肺经，大解疮毒。

七神散　治疮疹毒气内攻，黑紫倒陷伏靥，危恶之候。

腊月貒猪血新瓦罐盛，密封至渗泣①干，秤一两　牙硝一两　硼砂、牛黄、麝香、龙脑各一钱，细研别入，余血依旧封收之，以备再合要用。

上拌匀研细，以瓷盒贮之。每二岁儿用一钱，新水调服，痢下恶物，疮子红活为度。

又一方

更有朱砂细末一钱，余并同名救生散，治如上，甚者不过再服，神验无比。

又一方

无硼砂，却有腻粉、朱砂各一钱，研同匀，名无比散。

小貒猪尾上血三五滴相拌，小者一字，乳汁调抹口中，大者半钱，新水调下，余并同。

宣毒膏　治如前，曾经大效，神妙。

朱砂研，水飞　乳香一两研　甘草细末　牙硝半两，研　麝香研　生龙脑一分，研

上于腊月八日，取貒猪尾后刺血一升，用新瓦盆盛，入诸药，同拌搅匀，以一宽大旧竹筒，底留一节，都入在内，用纸数重密盖，紧系封合，却于筒口边通一窍子，以麻索系垂在大粪坑屋梁上，至清明日取出曝干，更入龙麝各一钱，研细匀，滴水和丸皂子大，每服一丸，煎人参汤化下。若毒盛，疮子倒靥变黑，服之则红活而长。

猪血脑子　治疮疹黑紫，倒撅不出。

生龙脑一字，细研，猪尾上取血半蛤蜊壳，右二味相和，以帛子裹

---

①　泣：通"涩"，干涩。

薄荷揉汁半合，调上件药匀，于汤中烫温，作一服饮之，神验。

又方

取小猪儿尾尖血三五滴，研生龙脑末少许，新水调下，治如前。

又一方　治疮疹黑靥恶候，医所不治者。

用獖猪第二番血清半合，酒半合，研龙脑细末少许，和搅令匀，服之，利一两行，十救十人，大验，小者量与。

又一方　治疮疹发，心间有热，或误服热药，致蓄热在心，昏冒不省人事，疮子黑撷。

用新杀猪心一个，取心中血，以生龙脑一字，同研合作一丸，新汲水化下，未省者再服。

又一方　治疮疹黑靥倒陷。

于腊日收生猪血，新瓦瓶中密封，候自然渗泣至干，每用半钱许，研散，入麝香少许，同匀细，新水调下，其疮变红便出。

以上数方，皆与沈存中龙脑膏相似，少有异尔，并经大验，今俱录之。

人齿散　治疮疹黑靥，发搐危困。

以人牙齿三五枚，炙令黄，一方存性研为末，入麝香少许，每半钱，温酒少许调下一方用乳香汤调下。沈存中言，屡见人用之效。

白母丁散　治如前。

以白丁香为末，入麝少许，研匀，每服一字，米饮调下，无时。

桃胶汤　治如前。

以桃胶煎汤，饮之大效。一方以水熬成膏，温酒调下，无时。

又方　治如前。

以黑狗一只，牢系住，不与物吃一两日，候肠中旧粪尽，与生粟米吃，候粟米粪下，于活水中净淘，只留化不尽米，曝干收之。每用二钱，再淘净，研为细末，入麝香少许，新水调下，顷刻间疮变红活。

百祥丸又名南阳丸

上以红牙大戟，不拘多少阴干。浆煮软去骨，日中曝干，复纳汁中煮汁尽，焙干为末，水和丸粟米大，每服一二十丸，研赤脂麻汤送下，无时，吐痢是效。

牛李膏又名必胜膏

上以牛李子不拘多少，须于九月后取之，乃野生道边，至秋结实，黑子成穗。九月后乃得成熟者，气全故也，烂研，绢滤取汁。于石银器中熬成膏，可丸时秤，每膏二两。入研细麝香末半钱和匀，丸桐子大，每二岁儿一丸，或丸作皂子大，量大小分减用，以浆水煎杏胶汤下。凡疮疹黑紫倒黡者，不过再服，当取下恶血，或如鱼子恶物。其疮黑陷于皮下者，即红大而出。

百祥丸、牛李膏，钱乙用此二药，治疮疹恶候，见于皮肤之下不出，或出而不长，反变黑紫，倒黡内陷，一切危急。用百祥丸以泻膀胱之腑，减肾气不旺；用牛李膏为治，则病得从顺也。

董汲云：汲小年自病此，几殆，父母已不忍睨，服此牛李膏得安然。此方得于世甚久，惟收得不知早晚，故无效。今以收得，并载之。

金液丹 《保生方》论小儿疮疹，误服凉药太过，身冷疮陷，不红活，脉沉细者。急投金液丹麻子大一二百粒，或有可生之意，至儿困极，则无及矣。方在和剂集中。

调肝散 治疮疹平调肝经，使毒气通流，疮不入眼。

生犀角一分，镑屑　草龙胆半分，去芦　黄芪半两，炙剉　甘草一分，炒大黄一分，炒过　桑白皮一分，炙剉　钩藤钩子一分　麻黄一分，去根节　石膏半两，研　栝蒌实半两，去皮

上为散，每服二钱，水一盏，煎至五分，去滓温服，无时。

兔肝丸 治疮疹入眼，初觉眼肿痛，便时时看之，若睛上无疮，即无。若有时，须先服清凉饮子。每日食后一服，取微利以去其毒，然后服此药并下方，虽有赤白障膜遮交其睛，但瞳子不破陷者，皆可治。

黄柏_{一两，去皮}　苍术_{半两，米泔，水浸一日}　石决明_{一两，生}

上为细末，煮兔肝烂捣，和丸绿豆大，每服三十丸，米泔水送下，食后临卧时服。

龙蛤散　与前药服。

龙胆草_{去芦}　蛤粉_{等分}

上为细末，每服二钱。獖猪肝半两，薄批掺药在中，以线缠定，用米泔于银石沙铫内炭火慢慢煮至肝熟为度，食后少顷食之，以汁送下，日三，须先以清凉饮子利动，方服此二药，必效。

煎柿散_{又名通圣散}　治疮疹入眼。

谷精草_{去根}　白菊花_{无节用甘菊}　绿豆皮_{各一分}

上为细末，每服一钱，用柿子一个，粟米泔一盏，同煎至水尽，取柿子吃之，日三，一月验。一云，浅者五七日效，重者半月日效。

仙灵脾散　治疮疹入眼。

仙灵脾　威灵仙_{去芦等分}

上为细末，每服半钱，米汤调下，食后。

珍珠散　治疮疹入眼，膜赤痛羞明①。

栝蒌根_{一两}　蛇蜕皮_{一钱，全者炙焦，为末}

用羊子肝一叶，批开去筋膜，掺药末二钱，麻线缠定，米泔煮熟，任意食之。乳儿未能食者，以肝研烂，和丸黄米大，生米泔下十丸，乳头喂亦可，日三。令乳母兼食之佳。

浮萍散　治疮疹入眼，痛楚不忍，恐伤其目。

以浮萍草阴干为末，每服一二钱，用羊子肝半片，入盆子内，以竹杖子刺碎烂，投水半合，绞取肝汁，调药服之，食后，不甚者，一服便瘥。若目已伤者，十服瘥。

蛇蜕散　治疮疹入眼，膜侵睛成珠子。

马勃_{一两}　皂荚子_{十四个}　蛇蜕皮_{全者一条}

---

① 膜赤痛羞明：指眼睛红肿热痛，怕见亮光。

上入一小罐子内，泥封烧，不得出烟，烧存性，研为末，温水调下，食后。

仙术散　治疮疹入眼，生障膜丁子。

先用朱砂、水银粉各一钱，粉霜三钱，一处拌匀，入一小砂锅子内盛讫，新盏一只盖口，黄土泥缝，炭火烧赤，少时取出，放冷收之。如左眼有病，即取药一豆大，绵裹塞左耳中。右眼有病，塞右耳中。然后服此仙术散。

紫苏一两　苍术二两，米泔浸一宿焙　谷精草一两，去根　青蛤粉一两

上为末，每用獭猪肝一片批开，掺药三钱在内，麻缕缠定，米泔熟煮，先于气上熏眼，然后食之。

煮肝散　治疮疹入眼，诸药不效。

青葙子　决明子　车前子　密蒙花各等分

上为细末，用羊子肝，竹刀薄批开，掺药二钱在内。荷叶裹，麻缕缚定，石器内煮熟，任意吃。

如圣汤　治疮疹毒攻咽喉，肿痛。

桔梗一两，去芦　甘草一两　牛蒡子一两，炒　麦门冬一两，去心

上为末，每服二钱，沸汤点，细细呷，入竹叶煎之，更妙，食后。

治斑疮入眼。

夜明砂半两　木香半两　淡竹叶半两

上为细末，每服半钱或一钱，井水调下，食后。

紫雪　治疮疹毒攻咽喉肿痛，水浆难下。方载于和剂集中

通关散　治疮疹心经有热，烦躁发渴，口舌生疮，及大小便不通。

大黄　瞿麦　木通　山栀子仁　滑石　甘草各半两　地扁竹一两
车前子半两

上为细末，每服一钱，水半盏，入紫草少许，同煎三两沸，放冷温服，乳食前。

甘露饮 治疮疹已发，热毒上冲，牙断宣肿①，不能嚼物，并乳母可俱服之。

生干地黄切焙 熟干地黄切 天门冬去心 麦门冬去心 枇杷叶去毛 黄芩去心 石斛去根 甘草炙 枳实麸炒去穰 山茵陈叶去土，各一两

上为末，每服二钱，水一盏，煎至七分，去滓温服，无时。

青黛 治疮疹热盛，心神烦躁。

以青黛细研，每半钱，温磨刀水调下，日三。

败毒散 治如前。

白芍药 甘草炙 雄黄醋煮水飞，各一分

上为末，每服一字或半钱，蜜水调下，无时。

牛黄散 治疮疹毒气入胃，便血日夜无度，腹痛啼哭。

郁金一两 牛黄一钱

上共研匀细。每二岁儿半钱，浆水半盏，煎至三分，和滓温服，日二。

升麻汤 治疮疹已愈，余毒未解，疮痂虽落，瘢色黯惨，或凹凸肉起，宜用此灭瘢消毒。

以川升麻不限多少，细剉，水一大盏，煎至七分，取汁，以绵蘸，洗拭疮瘢。

青金散 治疮疹愈而瘢不消。

白蒺藜半两 山栀子半两 青黛半两，研 腻粉一钱，研

上拌匀，每用少许，生麻油调涂瘢上。

又方 治疮疹瘢子。

以密陀僧细研为末，水调夜涂，明旦洗之。

又方

以真玉时时磨疮疹瘢子，久则平滑。

清凉饮子 治疮疹后解去余毒。

---

① 牙断宣肿：多因热毒上攻，熏蒸牙龈，致牙龈红肿，龈萎根露，牙齿松动。

大黄_{湿纸裹煨}　当归　赤芍药　甘草_{炙，各等分}

上㕮咀，每服一钱，水一大盏，入薄荷两叶，同煎至半盏，去滓温服，食后，更看虚实，以意分减。

神朱散　治疮疹后解去余毒。

赤小豆_{二钱，炒}　槐花_{二钱，炒}　麝_{少许}

上为细末，每服半钱或一字，温酒调下，临卧只一服，微利之。

【点评】本篇收集整理了 60 余首治疗小儿疮疹的方剂。初觉之时，升麻葛根汤、消毒散；疮疹已出，黄柏膏涂面；出快者，安斑散、快斑散、抱龙丸平调；出不快者，鼠粘子汤、紫草散、必胜散微发；出太盛者，小品犀角地黄汤、木香汤、猪胆醋等散之；变黑者，解毒汤、白虎化斑汤、神通散、如圣散、七神散、宣毒膏等救之；兔肝丸、仙灵脾散、珍珠散等治疮疹入眼；如圣汤、紫雪治疮疹毒攻咽喉；通关散治大小便不通；清凉饮子清解余毒。

吐泻论上

小儿吐泻者，皆由脾胃虚弱、乳哺不调、风寒暑湿，邪干于正之所致也。其证不一，今条叙之。

【点评】篇首纲领性指出呕吐的病因病机：脾胃虚弱、喂养不当、感受外邪。

吐^{哕呃附}

吐逆自生下便吐者，此是儿初生之时，拭掠口中秽血不尽，因咽入喉故也。吐逆胸膈满闷气急者，此因儿啼哭未定，气息未匀，乳母忽遽①以乳饲之，儿气尚逆，乳不得下，停滞于胸膈之间，因更饮乳，前后相沓②，气不宣通，故气逆而乳随出之为吐也，宜调其气而止吐。古书亦曰，大哭之后食乳者，多成吐泻也。

【点评】论述小儿生后即吐的病因病机、证候，气逆于上，故治宜调气止吐。

吐逆腹胀喘息，乳不化，夹青水，面青唇白者，此因乳母冒寒取凉，食冷饮寒，致冷气入乳，变坏其汁③，而不捻④去，仍以饲儿。

---

① 遽：言匆忙、仓促之意。
② 沓：言会合、重叠之意。
③ 变坏其汁：使其乳汁变坏。
④ 捻：驱逐，去掉。

或能食者，因以冷物饲之，其冷乳冷食入腹，与气相搏，伤于脾胃，则气逆而吐也。其证若此，宜温胃止吐调气。若伤重有停滞者，以稳药磨化①，不可快下②，恐脾胃愈虚而生风也③。凡风冷变坏之乳，当捻去之，暂断乳儿，令乳母服药温腹，然后饲儿。若不捻去，非只令儿吐逆，肠胃虚者，冷因得入，亦不利也。

【点评】论述胃寒呕吐的病因病机、证候，因其胃寒，故治宜温胃止吐。

吐逆身热，吐奶成片子者，胃有热也，此因乳母冒热，或因饮酒，热入其乳，变坏其汁，而不捻出，仍以饲儿，或儿乘热哺啜④，致热气入胃，与气相搏，致气逆而吐也。其证若此，如久有积热者，必四肢生疮。多渴而面黄，宜微下之，虚者以稳药磨化，后调其气。

【点评】论述胃中积热呕吐的病因病机、证候，因其胃热，故治宜微下泻热止吐，缓调其气。

吐逆身热，鼻青呵欠顿闷，口中气热，夜间发躁者，此伤风吐也。因解脱失宜，风冷袭之，搏于血气。故身热呵欠顿闷，口中气热也，气不得顺，故逆而作吐也。宜调气止吐，发散风冷。

【点评】论述伤风呕吐的病因病机、证候，因于外感，故治宜发散，调气止吐。

吐逆唇黑，面黄多啼，有痰吐气臭者，此脾胃有伤也⑤。宜先下之，后调其气。

---

① 稳药磨化：用平和之药消食化滞。
② 不可快下：指不能妄用下法。
③ 脾胃愈虚而生风也：土虚木亢则生风，为慢惊风。
④ 啜（chuò 绰）：吃。
⑤ 脾胃有伤也：伤于乳食。

【点评】论述伤食呕吐的病因病机、证候，因于积滞，故治宜先下，后调气止吐。

吐逆早晚发热，睡卧不安者，此惊吐也。心热则生惊，故睡卧不安，而神不宁也。心神不宁，则气血逆乱而吐也。宜与镇惊去热止吐。

【点评】论述惊吐的病因病机、证候，因于惊，故治宜镇惊止吐。

吐逆面㿠白无精光，口中气冷，口频撮①，不思乳食，吐水者，胃气不和也。宜补脾胃。

【点评】论述胃气不和呕吐的病因病机、证候，因于虚，故治宜补脾胃。

吐逆痰涎色黄，稠黏上壅者，胃热也。若吐痰涎白渌②，或吐沫者，胃虚冷也。热者宜微利之，冷者宜温补之。

【点评】论述胃热、胃虚寒呕吐的病因病机、证候，胃热者，微下；胃虚寒则宜温补。

吐逆痰涎及有血者，此肺热也，久则肺虚成痿。昔钱乙治段斋郎子四岁，身热吐痰，嗽数日而咯血，他医以桔梗汤、防己丸治之不愈，涎上攻，吐喘不止。遂请乙治，乙下褊银丸大一服，复以补肺汤、补脾散为治。乙曰：此子咯血，肺虚也，肺虽咯血，有热故也，久则虚痿，今涎上潮而吐，当下其涎。若不吐涎，则为甚便。盖吐涎能虚，又生惊也；痰实上攻，亦能发搐。依法只宜先下痰而后补脾

---

① 口频撮：口唇频繁收缩撮起，不能吮乳。
② 白渌：指清稀白痰。

肺，必涎止而吐愈，为顺治也。若先补肺为逆耳。乙所用药方，本集载之。此所谓识病之轻重先后为治也。

【点评】举钱乙医案论述虚热肺痿呕吐的病因病机、证候及治法，宜先下其痰，后补脾胃。

哕呗者，比吐逆异也①。吐者乃邪搏胃气，逆而上行，谷不能传化，随气出也。哕者，但气逆而欲吐，吐则谷无所出，故俗谓干呕也。呗者乃儿因吮乳汁过多，胃满而上溢出也，故俗呼谓之噫奶，当便与空乳令吮，即定。若频久吮之，亦能为病。

泻

泻色白者，冷泻也。此由小儿肠胃虚弱，因解脱风冷干之，或因食寒饮冷，入于肠胃，冷气相搏，为下痢②也。其色白面白，或腹痛者，并宜调中。若又伤风冷，前后重沓，冷甚则泻不止，而为泄注也。

【点评】论述冷泻的病因病机、证候，因于冷，故治宜调中。

泻色赤者，热泻也。此由小儿肠胃本挟虚热，而风冷乘之，入于肠胃之间，热气相搏而为利下，故其色赤也。宜微下之，以导其热，后调其气。

【点评】论述热泻的病因病机、证候，因于热，故先微下，后调气。

---

① 哕呗(yuē xiàn 约现)者，比吐逆异也：言干呕、溢奶与上论呕吐不同。哕，古同"哕"，干呕。呗，不作呕而吐，亦泛指呕吐。

② 痢；通"利"，泄泻。

泻色乍赤乍白，或水或谷者，此冷热泻也。由小儿肠胃先因有冷，而复伤热，或先有其热，而复伤冷，肠胃宿①虚，冷热交攻，而为利下。宜调其冷热，和养其气。

【点评】论述冷热泻的病因病机、证候，因其冷热错杂，故治宜调冷热，养脾胃之气。

泻色黄赤红黑者，皆热也。赤黑者有毒，并微下之，然后调气。

【点评】论述热毒泻的病因病机、证候，因其热毒在里，故先微下，后调气。

泻色青，发热有时，睡卧不安者，此惊泻也。小儿粪黄，脾胃土之本色也。色青者，肝木为风，肝木来刑脾土，宜早治之。不尔，则变脾风，而发瘛疭，则难治也。所谓粪青者，须才便下，便色青是也。若初下时黄，良久乃青者非也。小儿安者皆然，不可认为青粪也。若泻青色白，谷不化者，此谓冷也，宜温补脾胃，发散风冷。

【点评】论述惊泻的病因病机、证候，指出宜早治，以防脾风。

瀼②下色赤白，腹大，上青筋见，发稀饶③啼，或吃泥土，时有蛔虫，此疳泻④也，宜止泻退疳。治方具于疳门之下。

【点评】论述疳泻的病因病机、证候，治宜止泻退疳。

---

① 宿：平素，本来就有的。

② 瀼：停饮积食所致的泄泻。

③ 饶：言多。

④ 疳泻：多因积热或虫扰，损伤脾胃，致水谷不分，频频作泻。

泻多日，唇口及粪色皆白，粪颇多者，久因成冷，脾胃衰困，恐变脾风发痫。宜以药防备而温养，补助脾胃。

【点评】论述久泻而成慢脾风的病机及防治法则。

泻于暑热时多患者，谓时热及饮食皆冷故也。不伤于热，必伤于冷，若伤热伏暑而泻者，则心脏烦热，必小便不利，清浊不分，泻色赤黄，宜利小便，解暑热。若小便快而泻者，冷泻也，色必青白，谷不化，宜温脾胃止泻。

【点评】暑热时节，泄泻分两端：热泻宜利小便；冷泻宜温脾。

泻者不可急以热药止之，多变为痢而下脓血也。当审察冷热证候，详度缓急施治也。

【点评】篇尾指出治泻宜细查冷热虚实，辨证施治，不可妄投热药，否则易致下痢脓血。

吐泻

吐泻多病于春夏秋三时，惟冬时绝少者。盖吐泻皆因脾胃虚冷热所致。以冬时阳气在内，多食温暖，少饮水浆故也。设有患者，必因伤于乳食也。若春时病吐泻者，多因于风；夏时病者多因于热；秋时病者多因于冷。凡治吐泻者，必当参其时候，观其形证，察其温凉寒热，如此则无误矣。

【点评】此为吐泻之总则。指出本病的季节性，春夏秋多发，治疗应根据时令，查其冷热虚实，辨证施治。

伤风吐泻

伤风吐泻，身温，乍凉乍热，呵欠顿闷多睡，口中气粗而热，大便黄白色，呕吐乳食不消，时咳嗽，宜散风补脾。如先已曾经下，或无下证，慎不可下也。此由脾肺受寒，不能入脾也，更有五脏兼见之证。发散者，化大青膏服之；补脾者，后服益黄散。此钱乙所用药也，方在本集。

伤风吐泻，身热多睡，能乳，呵欠顿闷，口中气热，饮水不止，吐痰，大便黄水，此为胃虚，热渴吐泻也。当生胃中津液，以止其渴。钱乙用白术煎汤服之，然后发散风冷，亦用大青膏。

又云，吐泻昏睡露睛者，胃虚热也；吐泻昏睡不露睛者，胃实热也。

伤风吐泻，身凉吐沫，泻青白色，呵欠闷乱，不渴，哕气①长出气，昏睡露睛，此伤风荏苒轻怯②，因成吐泻，当先补脾，钱乙先用益黄散，后发散其风，用大青膏，此二病于春冬多也。

【点评】本篇论述了伤风吐泻的证候及其治法。一般先用大青膏发散外邪，后用益黄散补脾；兼胃虚者，先用白术生发胃中津液，后用大青膏发散；如吐泻重、伤风已轻，则先用益黄散补脾，后用大青膏发散外邪。

伤食吐泻

吐泻乳食不化，其吐及粪，皆有酸臭气者，此伤食吐泻也。

凡吐乳泻黄赤者，伤热乳食也；若吐乳泻青白者，伤冷乳食也。

---

① 哕气：出气不顺畅。
② 伤风荏苒轻怯：指伤风证候渐渐退去，已经轻浅。荏苒，渐渐过去。

并宜微下之，后和胃气，虚者以缓化滞药渐磨化之。指用消食化滞药渐渐消导。

吐泻在初生三日内，壮热不乳，大便乳不消化，或白色者，是伤乳，当微与下，后和胃气，虚者以缓化滞药渐磨化之。

吐泻在初生三日以上至十日，身温凉，不思乳，大便青白，乳不消化，此上实下虚也。更有五脏兼见证，泻其所实者，而补其脾胃虚者也。

吐泻有兼脏证者，兼肺则睡露睛喘气，兼心则惊悸饮水，兼脾则困倦饶睡_{吐泻乃脾胃之本病}，兼肝则呵欠顿闷，兼肾则不语畏明。

昔钱乙治冯承务子五岁，吐泻壮热，不思食。乙见儿目中黑睛少，白睛多，面色㿠白。乙曰：此子必多病，面色㿠白者，神怯也；黑睛少者，肾虚也。本怯而虚，故多病也。纵长成，必肌肤不壮，不耐寒暑，易虚易实，脾胃亦怯①，更不可纵于酒欲，若不保养，不过壮年也。面上常无精神光泽，如妇人之失血也。今吐泻不食、壮热者，微有伤食也，又虚怯则不可下，下之虚，入肺则嗽，入心则惊，入脾则困倦，入肾则加虚，但当以药磨化之，为微有食伤也，若重伤则须下之，不下则成癖也。若实食在内，乃可下也，下毕补脾必愈，随其虚实，无不效者。乙所用药，其方在本集载之。

【点评】本篇举钱乙医案论述了伤食吐泻的证候及其治法。实者微用下法，虚者消食化滞，告诫应注意顾护脾胃。

冷热吐泻

吐泻在五月中以后，身壮热者，此热也。小儿脏腑中十分中九分热，此因伤热乳，或胃热入内，吐乳不消，泻深赤色，宜与解热，钱乙用玉露散。

---

① 怯：虚弱。

吐泻在六月中以后，身大温而似热，脏腑中六分热，四分冷也，呕吐乳食不消，泻色黄多白少似褐，或食乳，或不食乳，宜少补脾，而大解热，钱乙少用益黄散，多用玉露散。更宜审察冷热，如儿大热，泻色赤黄者，此热多，依五月中后治之。

昔钱乙治广亲北宅四大王宫五太尉。六月中吐泻，米谷不化，众医用温药，一日而加，喘吐不定。乙曰：当用凉药治之，谓伤热在内也。众医皆言吐泻多而米谷不化，当补脾胃，何得用凉药？王信众医，又用补脾温药。乙曰：不可服此。三日外必腹满身热、饮水吐逆，三日外一如所言。谓六月热甚，伏入腹中，而令引饮，热伤脾胃，即大吐泻，他医又行温药，即上焦亦热，故喘而引饮，三日当死，众医不能治，复召乙。乙见有热证，以白虎汤三服，更以白饼子下之，一日减药二分，二三日又与白虎汤二服，四日用石膏汤及旋合麦门冬、黄芩、脑子、牛黄、天竺黄、茯苓，以朱砂为衣，竹叶汤下五丸，热退而愈。乙所用方，本集载之。

【点评】根据吐泻的发病时间，冷热多少，辨证用药。吐泻在五六月中后，热多冷少，解热用玉露散，补脾用益黄散，并举钱乙医案加以说明。

吐泻在七月中以后，身温，脏腑中三分热，七分冷也，不能食乳多，似睡，闷乱，哽气长出气，昏睡露睛，唇白，多哕而不渴。钱乙于食前令多服补脾益黄散，于食后少服解热玉露散，更宜相度冷热，若身大温，泻后黄者，依六月中以后为治也。

昔钱乙治广亲七大尉，七岁，吐泻，是时七月。其证全不食而昏睡，睡觉而闷乱，哽气干呕，大便或有或无，不渴，众医疑睡，作惊治之，不愈。乙曰：当先补脾而后退热，与使君子丸补脾，石膏汤退热；次日以水银、硫黄二物末之，生姜水调下一字。乙曰：凡吐泻，五月内九分下而一分补，八月内十分补而无一分下，此皆是脾虚泻，医妄治之，至于虚损，下之即死，故只当补脾。若以使君子丸恐缓，已又留温胃益脾药止之。有一李医问曰：何食而哕？乙曰：脾虚不能食，津液少即啘逆。又曰：何泻青褐水？乙曰：肠胃至虚，冷极故也。乙治而愈，其方本集载之。

吐泻在八月中以后，身冷，无阳也，不能食乳，干啘泻青褐水，钱乙只用益黄散补脾，不可下。

【点评】吐泻在七、八月中后，热少冷多，宜多服或只服补脾益黄散补脾，少用解热玉露散，不可用下法。并举钱乙医案加以说明。

吐泻所论冷热时月，此钱乙以中原之地言也，今较之江浙，则气候不同。今江浙之地，二三月尚寒，四五月温暖，六月入伏之后才热，七月热盛，八月热尚未退。虽冬月晴多便暖，虽夏月阴多便寒，不可概以中原冷热时候便为定论，经所谓东西南北之异地，温凉寒热之异宜。况每岁寒热，自随时令早晚，难以拘定月日也。候之者，乘其至也，谓至其热则从热治，至其温则从温治，至其寒则从寒治，至其凉则从凉治，此乃随四时之气，各适其宜。

【点评】指出论治吐泻不仅要因时论治，亦要因地论治，不可拘泥。

吐泻于夏秋大热之时，伏暑伤冷，则心脏烦躁，小便不利，清浊不分，阴阳二气相干，名曰气乱，乱于肠胃之间，名曰霍乱。其证乘热伤冷，气逆而喘，腹胁胀满，身热脉乱，头痛体疼，如伤寒之状，上即大吐，下即大泻，重者四肢厥冷，脚胫转筋。法当调顺其气，分别清浊，升降阴阳。若只伏暑吐泻者，则小便不利，其证虽与上证稍同而轻，非霍乱比，泻色赤黄，此但只名伏暑吐泻，不为霍乱也。治霍乱吐泻，若热多而渴者，五苓散；寒多不渴，而心腹身体疼痛，及烦躁渴不能饮者，可服理中汤。寒甚腹痛转筋、四肢拘急者，理中汤加附子，汗出恶寒，手足厥冷，下利清谷，内寒外热；脉微欲绝者，并四逆汤。以上诸证，并可与香薷散服之，以他药不能疗此证也。治伏暑吐泻，若小便不利，与五苓散利小便，及与香薷散解伏暑，坯莲散、救生丹止吐。

【点评】论述霍乱的证候及其治法，热多用五苓散，寒多宜理中辈。

吐泻不拘何时，则令脾胃虚弱，多致生风，而为脾风慢惊也，以脾土衰而肝木来刑①故尔，当先补脾胃，不令困弱，则风不生而病易愈也。

吐泻已定未定烦渴者，皆津液内耗也，不问新久，宜煎钱乙白术散，使满意取足饮之，多即愈好。不尔即津液内耗，而引饮不止，内生其热，外邪相干，则证变百端，以成他病，渐至危困也。

【点评】指出慢脾风及吐泻烦渴的防治，须补脾，宜用钱乙白术散。

---

① 脾土衰而肝木来刑：言土虚木亢，肝风内动。

卷 十

吐泻方下

治吐方

木瓜丸 治自生下便有吐证，此因初生时，拭掉口中秽液不尽所致。

干木瓜末　麝香　腻粉　木香末　槟榔末_{各一字}

上研匀，面糊和丸，粟米大每服一二丸，甘草水下，无时服。

塌气丸 治啼哭未定，便令食乳，气逆停滞，心胸满闷，气急吐逆。

巴豆_{去皮分为十片，三个}　胡椒_{十个}　丁香_{十个}　青橘_{十个，汤浸一宿，不去穰，每个入巴豆一片、胡椒一个、丁香一个，以麻缕缠之余并同}

上用酽米醋一碗，煮药至醋尽为度，取出细切焙干，同为细末，粟米糊和丸粟米大，每一二岁儿三二丸，三四岁儿四五丸，饮下，日三服。此药利胸膈，然后复进观音散①一二服补气，食前。

和胃膏 治哭啼饮乳，气逆噎塞，及胃虚气不升降，胸膈痞满，吐逆不时。

人参_{去芦}　藿香叶_{去土}　水银　枇杷叶_{先炙去毛，生姜汁涂炙令香熟}　白茯苓_{各一两}　甘草_{炙，半两}　肉豆蔻_{面裹煨熟}　硫黄_{研细，入铁铫同水银一处拌匀，于火上炒不住手研如泥放冷，各半两}

---

① 观音散：出自《世医得效方》，由人参、白术、扁豆、茯苓等组成，主治小儿慢惊，胃气不和，脾困，不思乳食等。

上同为末，次将硫黄、水银炒匀入之，再研匀细，炼蜜和膏。每一岁儿桐子许①，生姜枣汤化下，量大小加减。亦治人翻胃，服一皂子许②。

【点评】木瓜丸主治小儿生后即吐，塌气丸、和胃膏治啼哭哺乳所致呕吐。

白附子丸　治伤风冷吐逆，及治粪青下泻。

白附子_{末，一分} 蝎梢_{研，一分} 舶上硫黄③_{研细，半两}

上先将半夏_{半两}，汤洗净，生为末，生姜自然汁和剂，捻作饼子，小钱大，沸汤内煮至熟，取出研成膏，入三味药末和之，如干，添少汤，丸萝卜子大，每服二三十丸，米汤或乳汁送下，无时。

羌活膏　治伤风吐逆，亦能截痫定泻。

羌活_{去芦} 独活_{去芦} 人参_{去芦} 白茯苓 防风_{去芦并叉枝} 肉桂_{去粗皮不见火} 全蝎_{炒，各一分} 硫黄_{三钱} 水银_{与硫黄同研青色至不见水，银星子为度，一钱}

上同为细末，炼蜜和膏，每用量大小，旋擘④，婴孩大豆许，三二岁鸡头大，五七岁儿龙眼大，并薄荷水化下。

【点评】白附子丸和羌活膏是治疗伤风吐逆的两首方剂，功能发散风冷，调气止吐。

托养丸　治伤食吐逆，心胸满闷，阴阳痞⑤，手足厥冷，烦热躁闷。

硫黄 水银_{各半两，同研细不见星} 附子_{炮去皮脐，半两} 木香_{半两} 当

---

① 桐子许：梧桐子大小。
② 一皂子许：皂荚子大小。
③ 舶上硫黄：一般指从日本进口的硫黄，功效较好。
④ 擘：掰开。
⑤ 伤食吐逆，心胸满闷，阴阳痞：乳食积滞，气机不通，阴阳痞塞。

归_{去芦，洗净，切焙，半两}　大黄_{湿纸煨熟，一两}

上为细末，炼蜜和丸樱桃大，每服一粒，生姜汤化下，无时。

【点评】托养丸治疗伤食吐逆，攻下消食，温通阴阳。

朱砂丸　治惊吐不止。

朱砂　乳香_{各一钱}　半夏_{洗净七次，姜汁浸一宿，切焙，二十一个}

上同为细末，姜汁糊丸，黄米大，每服五七丸，乳香汤下，无时。

紫霜丸　治如前。

朱砂_{五分}　杏仁_{三十粒，去皮尖，炒黄}

上同研细，糊丸麻子大，每服五七丸，桃心汤下，乳食前。

三香丹　治挟惊吐逆不止。

藿香叶_{去土}　丁香_{各半两}　麝香_{当门子①，研，半钱}　腻粉_{研，半分}　半夏_{汤浸七次，焙干，一钱}　龙脑_{研，半钱}

上为末拌匀，生姜自然汁糊和丸黍米大，每服十丸，人参薄荷汤送下，无时。

四季散　治惊吐及番胃，诸药不效者，服之立验。

以好硫黄_{半两，研细}，入水银_{一分}，同再研至无星，如墨煤色，再用一钱或半钱，以生姜自然汁同酒各半同煎，用少许调药，空心服之，服毕覆卧，当自汗出乃愈。

【点评】上述治疗小儿惊吐的4首方剂：朱砂丸、紫霜丸、三香丹、四季散，镇惊止吐，但多含朱砂、硫黄、腻粉等有毒之品，当审慎应用。

集香散　治脾胃不和，气虚吐逆不食，渐成羸瘦。

丁香　沉香　木香　白术　藿香叶_{去土}　制厚朴_{各半两}　白茯苓白

---

① 当门子：麝香的别称。

豆蔻各一分

上为细末，入麝香少许拌匀，以水半升，蜜四两，大枣十五个，生姜十五片，于银器内慢火熬成膏，去姜枣不用，以膏和药丸如皂子大，于当风处窨①干，每服一丸，米饮化下，量儿大小加减，乳食前。

人参白术散　治胃气不和吐逆，不思乳食，亦治霍乱吐逆。

厚朴去粗皮生姜制，二两　人参去芦　白术　半夏汤洗七次　陈皮去白，各一两

上为细末，每服一钱，水一小盏，生姜二片，煎至六分，去滓温服。

人参藿香散　治脾胃不和，吐逆不定。

人参去芦，涂姜汁微炙，一两　藿香叶去土，半两　白术剉炒　丁香　良姜　枇杷叶去毛姜汁，炙，令香熟　甘草炙，各一分

上为细末，每服一钱，水一小盏，入木瓜一片，煎至五分，温服，无时，去滓，通口服。

藿香散　治脾胃气不和吐逆，心腹胀满。

藿香叶去土　半夏曲　甘草炙，各一两　陈皮去白　厚朴去粗皮，姜制，各二两　人参去芦　白术各半两

上为细末，每服半钱或一钱，水一小盏，生姜三片，煎至六分，去滓温服，无时。

万安丹　治胃虚伤冷吐逆。

半夏汤洗七次焙干，一分　白术一分　附子炮制去皮脐，一个　硫黄研，一分　朱砂研飞，半两

上前三味，先为末，入研药拌匀，生姜汁和丸黍米大，每服十粒，米饮下，乳食前。

圣石散　治如前，经验。

礞石炭火烧一伏时，四两　不灰石炭火烧一伏时，二两　母丁香一两　木香

---

① 窨(xūn 熏)：熏干。

一两　人参去芦，一两　白茯苓一两　半夏汤洗七次焙干，半两　真阳起石先同

上为末，半两　阿魏汤化，去砂石以面和成饼，焙干，一钱　巴豆　杏仁并连皮灯上

烧作炭，略存性，各十四个

上同匀细，汤泡蒸饼细丸荔枝子大，每服一粒，水一大盏，入姜皂子大，掰破同煎，至五分放温，时时服之，煎药须用银石器。

【点评】集香散、人参白术散、人参藿香散、藿香散、万安丹、圣石散治疗胃气不和所致的吐逆，补脾胃，降逆止吐。

厚朴散　治胃冷气逆，吐不思食。

白茯苓一两五钱　肉豆蔻面裹，煨，半两　厚朴去皮生姜制，一两　枇杷叶炙去毛，一钱

上为细末，每服一钱，水一小盏，生姜二片，煎至六分，去滓，空心温服，无时。

人参膏　治脾胃虚冷，乳食不化，吐逆连并，不喜乳食。

人参去芦　滑石　藿香叶去土，半两　丁香一分　甘草炙，二钱　朱砂研水飞，一钱五分

上为末，炼蜜和膏，每用皂子大，米饮化下，无时。

楠皮汤　治胃冷吐逆，正气。

以楠木皮煎汤汁服之。

温脾散　治寒湿吐逆。

厚朴去皮，涂姜汁炙令香熟，一两　丁香　白术　干姜焙，各半两　肉桂一分

上为细末，每服一钱，煎人参汤调下，无时。

香参汤　治寒痰吐逆。

丁香　藿香叶去土　丁皮　人参去芦　白茯苓各一两　青皮去瓤　木香　甘草炙，各半两

上为末，每服一钱，水一小盏，生姜二片，煎至五分，去滓温服，无时。

【点评】厚朴散、人参膏、楠皮汤、温脾散、香参汤治疗脾胃虚寒所致的吐逆，温补脾胃，降逆止吐。

三黄散　治伤热吐逆。

五灵脂　大黄　雄黄研水飞，各等分

上为细末，每服一字，磨刀水调下，无时，治热吐尤佳。

槐花散　治热吐不止。

皂角去皮烧烟尽　白矾枯　槐花炒　甘草炙，各等分

上为细末，每服一钱，白汤调服，无时。

丁香益胃汤　治胃虚挟热，吐逆不止。

丁香　人参去芦，各一两　桂去皮　大黄炮黑黄色　诃黎勒皮一分

上为细末，每服一钱，水一小盏，生姜二片，煎至五分，去滓温服，无时。

人参桂姜汤　治热气不调吐逆，腹满胀痛。

人参去芦，三分　桂去皮　良姜各一两　甘草炙，半两

上为细末，每服一钱，水一小盏，生姜三片，煎至六分，温服，无时。

白术汤　治吐逆热烦而渴，津液燥少。

白术　干葛根　人参去芦，各一两　木香　藿香叶去土　白茯苓　甘草炙，各半两

上为细末，每服一钱，水一小盏，生姜三片，煎至六分，去滓温服，或用生沸汤调下，无时。

【点评】三黄散、槐花散、丁香益胃汤、人参桂姜汤治疗胃热吐逆，微下、清胃止吐；白术汤清胃热，生津液治吐逆烦渴。

香朴散　治冷热吐逆，调顺其气。

厚朴去皮姜制，一两　人参去芦，一两　丁香半两　麦门冬去心，半两

上为细末，每服一钱，水一小盏，入生姜二片，枣一个，同煎至五

分，去滓温服，无时。

坯莲丸 治一切冷热，吐逆不止。

半夏_{汤浸洗七次捶碎，一两} 胡椒_{一分，二味同炒紫黑色} 丁香_{四十九个} 莲子心_{一百个}

上为末，姜糊和丸菜子大，每服三二十丸，煎坯子_{即坯子胭脂①，见卷七}、石莲汤送下，无时。

【**点评**】香朴散、坯莲丸治疗冷热吐逆，调气降逆止吐。

清膈饮子 治伏暑吐逆。

淡竹叶_{去枝梗，只取叶焙干，一两} 香薷_{一两} 檀香_{半两} 人参_{去芦，半两} 半夏_{汤洗七次焙干，半两} 白茯苓_{半两} 甘草_{半两} 白粳米_{一合}

上为粗末，每服一钱，水一小盏，煎至六分，去滓，温服，时时加熟水服。

灯苍丸 治伏暑吐逆，头目痛，四肢厥冷，烦躁不解。

半夏_{姜制，二两} 硫黄_{一两} 白善土②_{一两}

上为末，滴水和丸大豆大，每用一二丸，以针穿于灯上燎过。吐逆者盐艾汤下，烦躁者生姜汤下，四肢冷者热酒下，头痛者腊茶下。儿小者服一丸。

【**点评**】清膈饮子、灯苍丸治疗伏暑吐逆，解暑降逆，止吐。

双金丸 治霍乱吐逆不止，又治番胃及沉积，赤白恶痢。

五灵脂_{去砂石，研，二两五钱} 拣丁香_{为末，一钱} 巴豆_{去壳并心皮，细研入，半两}

上二味和，上以枣肉和丸，黄米大，每用量大小虚实加减，二岁

---

① 坯子胭脂：胭脂的半成品，性味甘平，无毒，功能活血解痘毒。
② 白善土：味苦，性温，无毒，归肺、脾、肾经。功能温中、涩肠、止血、敛疮。主治反胃，泻痢，吐血等。

上五七丸，三岁上十丸。煎丁香藿香汤放冷送下，服药毕，须候两时辰，不得与乳食，候大便过一两次，服补药四圣丸，如吐后躁热，心间烦闷，服四顺饮子，此三药乃一宗也。儿本壮，食伤积滞者，宜服，虚者更宜斟酌。

四圣丸

白豆蔻　肉豆蔻面裹煨，去油　草豆蔻去皮　干姜炮　良姜　藿香叶去土　丁香枝杖各等分

上为末，醋糊和丸绿豆大，每服三十丸，煎人参或白术汤下，如止泻，米饮下，无时。

四顺饮子

地骨皮去骨尽　防风去芦，并叉枝　山栀仁　连翘去膈，各等分

上为末，每服二三钱，水一盏，生姜三片，煎至五分，去滓临卧温服，如大便秘涩，煎灯心竹叶汤放冷服。亦治诸热，心胸烦躁懊闷。

【点评】双金丸治疗霍乱吐逆，并指出大便后宜服四圣丸补脾胃；吐后烦躁宜服四顺饮子清热除烦。

乳呋散　治婴儿吐乳不定。

枇杷叶一分，去毛炙焦黄色　母丁香一分，为末

每服少许或半字一字，涂乳上呋儿，便止。

马通汁　治婴儿吐乳黄色。

以新马粪一块绞汁，量大小分减灌之。

葛根粉　治小儿吐逆壮热，不下食。

上以葛根粉二大钱，水二合调匀，泻入沙罗中，侧转令遍，如荡粉皮法，重汤内煮令熟，以糜饮相和食之。亦治痢。

白鱼灰散　治百日内儿，涎壅吐乳。

上以书中白鱼七枚，烧灰研细，乳汁调一字与服。或敷在乳上

咽之。

丁香散　治胃虚气逆，呕吐不定，霍乱不安，精神困弱。

丁香_{一分}　人参_{半两}　藿香叶_{去土，一分}

上为末，每服一钱，水半盏，煎三五沸，入乳汁三五滴，更煎一两沸，带热服，无时，频频服效。

圣白丸　治小儿吐逆。

半夏_{汤洗十次竹刀切作片子，焙令干，半两}　丁香_{半两}

上于木臼中同杵为末。生姜自然汁和丸麻子大，每服十丸十五丸，温汤送下，无时。

白术散　治小儿吐逆，或加喘促。

白术_{二两}　干山药　白茯苓_{各一两}　人参_{去芦}　木香　白扁豆_炮　藿香_{去土，各半两}　甘草_{炙，一分}

上为末，每服一钱，紫苏汤下，喘者陈皮汤下，无时。

附子散　治小儿虚风呵欠，吐逆涎盛。

白附子_炮　南星_{炮，各半两}　黑附子_{炮，去皮脐，一分}

上为末，每服一钱，水一小盏，生姜二片同煎，仍不住手搅，煎至半小盏，分三服，量大小与，甚效。

滑石散　治胃热吐奶食。

白滑石　白善土_{好者，等分}

上末研匀，每服半钱，葱白煎米饮调下。

坯莲散　治一切吐逆及烦渴。

枇杷叶_{洗刷去毛尽，涂蜜，炙焦黄色，大者五片}　麦门冬_{去心}　紫苏叶_{四十九叶}　丁香_{一百粒}　石莲心_{一百个}　藿香叶_{去土}　甘草_{炙，一分}

上为末，每服半钱，煎坯子胭脂、石莲汤调下，无时。

白茅散　治吐逆不定。

丁香花　桑叶　人参_{去芦}　藿香叶_{去土}　白茅根_{剉，各一分}

上为散，每服一钱，水一小盏，煎至五分，去滓，量大小分服，无时。

白附散 治小儿吐逆不定，虚风喘急。

白附子 藿香叶去土，等分

上为细末，每服半钱或一钱，米饮调下，无时。

油滴散 治小儿胃气虚冷，痰盛吐逆。

半夏大者十四枚 生胡椒四十九枚

上为粗末，每服半钱，水一小盏，入生油七滴，煎至五分，去滓服，无时。

二白剉散 治小儿膈上痰壅，吐逆不食，渐生惊候，胸中满塞，咽嗌不利。

大天南星一个，炮裂出火毒 大半夏四个，汤洗七次去滑

并剉作块子，以水一大盏半，入生姜七片，慢火煎至一呷服之，入冬瓜子同煎更妙。

五香半夏丸 治小儿膈满，气不升降，吐逆痰壅，或作咳嗽。

沉香 麝香 丁香 木香各一分 藿香叶去土，半两 半夏汤洗七次，姜汁拌炒黄，三两 肉豆蔻面裹煨去净油 人参去芦 陈皮去白，各一分

上为细末，姜汁糊丸黄米大，每服三十丸，生姜汤下，乳后。

定吐香银丸 治小儿脾胃气弱，挟于风寒，呕，亦治便青泄痢。

丁香 干葛各一两 半夏汤洗七次，切焙 水银后入，各半两

上前三味先为末，入水银研匀，生姜汁和丸麻子大，每服三五丸至十数丸，量儿大小与服，藿香汤下，无时。

龙虎救生丹 治一切吐逆，不下食。

水银半两 硫黄一两，二味同研细至无星为度 丁香半两 半夏曲一两 人参去芦，一分 天南星炮，半两 白附子炮，炙，一分

上为末，生姜汁煮糊和丸萝卜子大，每服一二十丸，煎藿香汤下。伏热吐者，煎莲子心汤下，量大小服。又治妊妇阻病，立效。

枇杷叶汤 治一切吐逆烦渴。

枇杷叶拭去毛尽炙微黄，一两 丁香半两 人参去芦，半两 甘草炙 白茯苓各半两

上为细末，每服半钱，煎紫苏汤调下，无时。

定命丹　治一切吐逆不止。

巴豆十个，去油　丁香一两，炒黑色

上为细末，以煮酒蜡就剂，旋丸如绿豆大，每服三五丸，米饮汤下，腹胀，皂儿汤下。夜啼，朱砂汤下。儿本壮实者、有积食宜服。

五倍子散　治吐逆不定。

以五倍子二个，一生、一熟，甘草一寸，用湿纸裹煨。同为细末，每服半钱，米泔调下，立瘥。

壁钱汤　治如前。

以壁钱窠煎汤饮之。一方用二七个，其虫似蜘蛛，作白幕如钱于壁上，土人呼为壁茧。

麻仁汁　治如前。此李谏议方，尝用极妙

以麻子仁二两杵烂，熬以水，研取汁，入盐少许服之，立效。

丁香散　治如前。

丁香　藿香去土　代赭石火、醋淬不计遍数，以易碎为度　甘草炙，各一分

上为末，每服半钱，煎薄荷汤下，如吐泻，更与木香白术散同服，方具于治泻门中。

生姜汤　治吐逆，百药不瘥。

以生姜一两，细剉米豆大，将七合，于银器煎取四合，空腹旋呷，大者和滓服。

羊粪酒　治无故吐逆酸水不止。或三五口，食后如此。

以羊粪十颗，好酒二合，煎取一合顿服，未愈再服，更量大小加减。

羊乳　治哕呃，干呕烦热。

以羊乳一升，煎至减半，分五服。无羊乳，只牛乳亦得，小者减之。一方与生姜汁合煎，牛乳二合，姜汁一合。银器中慢火煎五七沸，一岁儿服半合。

鹿角粉　治如前。

以鹿角粉、大豆末等分相和，乳汁涂上，令儿唯服之。

枇杷叶汁 治如前。

以枇杷叶拭去毛净，煮汁饮之。亦治咳嗽。

玉真散

白术_{半两} 半夏_{汤洗七次为末生姜汁制，七个} 胡椒_{半钱}

上为末，每用半字，以水一呷调下，大者一字。

消乳丸 治饮乳过多吐奶瓣不消，好令常服。

丁香 木香 青皮_{去穰，炒黄} 肉豆蔻_{面裹煨} 牵牛子_{炒黄，各半两}

上为末，滴水丸针头大，每服三五丸。乳上沾唯服。

蟮粪饮 治呗乳不止。

取田中曲蟮①粪一两研末，空心米饮调下半钱匕，一二服立效，儿小减服。

芦虫汤 治饮乳呗吐，不入腹。

取芦中虫_{二枚}，煮汁饮之，须破芦取，虫似小蚕。

【点评】此30余首治疗小儿吐逆的方剂，多具补脾胃、降逆止吐之功，如丁香散、白术散、滑石散、枇杷叶汤、生姜汤、消乳丸等，目前儿科临床仍常用，但马通汁、羊粪酒等则应审慎对待。

治泻方

粟煎汤 治肠胃受风寒，下泻不止，身体壮热。

白术 当归_{去芦，烧焙} 川芎 人参_{去芦} 肉桂_{去粗皮} 芍药_{各一两}

上为末，每服一钱，水一盏，入姜_{三片}，粟米_{半匙}，煎至米熟，去滓，温服。

---

① 曲蟮：即蚯蚓。

惺腥散 治伤风挟惊，下泻日久，脾困不食，及恐作脾风发痫。

天麻半钱 全蝎炒，半钱 糯米微炒，一钱 甘草炙，一钱 木香炮，一钱 白扁豆炮，一钱 山药焙，一钱 茯苓微炒，一钱 人参微炒，一钱

上为末，婴孩一字，二三岁上儿半钱，水半银盏以下，枣半个，煎三五沸，温服。

白附子丸 羌活膏 皆治伤风或惊，泄泻不止。

方已具于吐门之下。

人参生犀散 治风寒惊悸痰嗽，服寻常药即泻。

前胡去芦，八钱 桔梗去芦，半两 人参去芦，三两 甘草炙黄，二钱 杏仁去皮尖末，五钱

上前四味为末，后入杏仁拌匀，细罗罗过，每服二大钱，水一盏，同煎至八分，去渣温服，无时。

诃子汤 治伤冷泻不止。

诃黎勒皮 人参去芦 木香 白茯苓各一两 甘草炙 陈皮汤浸，去白，各半两

上为末，每服一钱，水一小盏，入生姜二片，煎至五分，温服无时。

诃黎豆蔻丹 治如前。

诃黎勒皮 草豆蔻各一两 白术 干姜炮 川黄连去须 当归去芦，洗焙，各半两

上为细末，粟米饭和丸黍米大，每服十粒，汤饮下，无时。

肉豆蔻散 治胃寒下泻。

肉豆蔻面裹煨 白枯矾各一两

上为末，温米饮调下一钱，或半钱，空心服。

益脾散 治脾胃伤冷，泄泻腹痛，全不入食。

陈皮去白，一两 青皮去穰，半两 诃子肉半两 甘草剉炒，半两 丁香二钱 干山药二两

上为细末，每服一大钱，水一小盏，生姜三片，枣一个，煎至六

分，去滓温服。与益儿丸间服甚妙。

川椒丸　治夏月伤湿冷，泄泻不止。

川椒去目并闭口者不用拣净，慢火炒香熟为度，一两　肉豆蔻面裹煨，半两

上为细末，粳米饭和丸黍米大，每服十粒，米饮下，无时。

柏叶　治泻泄洞下。

以柏叶煮汁服之，或焙干作末，煎服。

乌姜丸　治脾虚泄泻，不入食。

生姜切棋子大，二两　黄连去须，剉豆大二味同炒紫黑色，二两　肉豆蔻二十五个，每个入丁香二个，共五十个，在内讫别用生姜研烂取汁，和面裹煨，熟和面，研之

上同为细末，滴水和丸芥子大，每二三十丸，枣汤下，乳食前。

龙香散　治肠胃虚弱，滑泄无度，腹痛肠鸣，或疳泻不止。

当归去芦，净洗　龙骨煅　赤石脂　乌鱼骨　白术　香白芷　人参去芦，各等分

上为细末，每服半钱至一钱，温米饮调下，乳食前。

如圣散　治伤热生风，聚泻不定，或时惊悸，睡卧不宁。

板蓝根肥者，麸炒令黄色，二两　丁香半两　甘草炮，一两　乳石两半
井泉石一两半

上为细末，每服半钱，米饮调下，并服三服，立效。如惊风，薄荷汤调下。

治小儿水谷不调。

以枳实面炒黄杵末，米饮服半钱匕，二岁下儿一钱匕，量大小加减服。

温脾散　治泻泄食不化。

苍术米泔浸一宿，去黑皮，炒，半两　甘草炙　厚朴去粗皮，生姜制　诃子炮
木香　干姜炮　茯苓　人参去芦　桔梗去芦，各一钱

上为末，每服一字或半钱，米饮调下，食不化者紫苏盐汤调，泻不止者木瓜汤调下，乳食前。

二和丸　治泻不止。

黄连_{去须，一两}　南木香_{一两}

二物各半生半炒，为末，醋糊和丸绿豆大，每服三四十丸，米饮下，乳食前。

还肌散　治洞泻、聚泻、疳泻等，肌肤瘦弱，乳食不进。

肉豆蔻_{一个}　诃子_{去核，三个}　没石子_{一个，三味各用大麦面裹，慢火煨黄熟，勿令烟出}

上为细末，每服半钱，米饮调下，如人行五里久，再一服，须用陈米饮下，神效。

和中散　治痰逆胃虚泄泻。

白术　陈皮_{去白}　厚朴_{去粗皮，生姜制}　甘草_{炙，各等分}

上为细末，每服一钱，水一小盏，生姜_{三片}，枣_{一个}，同煎至六分温服。一方更有藿香叶减半。

附子散　治胃寒泄泻不止。

以半两附子_{一枚}，炮裂去皮脐，为细末，每服一钱，水一盏，盐半钱，煎至五分温服，亦治洞泄，乳食前服。

赤石脂丸　治泄泻虚滑无度。

赤石脂　干姜_{炮，等分}

上为末，糊丸麻子大，每服一二十丸，米饮下，空心服。

豆蔻丸　治泄泻，米谷不化。

肉豆蔻_{面裹煨，一两}　木香　青皮_{去瓤炒黄，半两}　黑牵牛_{微炒，一分}

上为细末，滴水和丸黍米大，每服十丸，生姜米饮下，乳食前。

建胃散　治泄泻，身热烦渴。

厚朴_{去粗皮，生姜制，一两}　川黄连_{一两，去须}　白术　肉豆蔻_{面裹，煨，一两}　缩砂仁_{半两}　干姜_{炮，半两}　木香_{半两}

上为细末，每服一钱，水一小盏，入生姜粟米各少许，煎至五分，去滓温服，无时。

顺胃丹　治泄泻虫烦腹痛。

白术　良姜　干漆_{炒烟尽}　肉桂_{各一两}　肉豆蔻_{面裹煨，半两}

上为细末，面糊和丸黍米大，每服十粒，米饮下，乳食前。

建中丹 治泄泻腹痛多啼。

胡椒　蓬莪术煨　全蝎各一钱　肉豆蔻面裹煨，半两

上为细末，面糊和丸黍米大，每服十粒，米饮下，乳食前。

茱萸散 治脾胃弱，食不消，泄泻无度。

吴茱萸拣净，用盐二钱水一盏煮之，如此换水煮十四次，各至水尽，遍数足晒干，炒令紫黑色，半两　甘草炙，一两半　陈皮去白，炒令香熟，二两

上为细末，每服一钱或半钱，沸汤点服，无时。

乳香豆蔻丸 治泄泻不已，肠中有恶气故尔。

用肉豆蔻一枚，研分两半，中间剜开，安乳香一皂子大在内相合，以线扎定，和白面裹如胡桃大，煨熟为末，陈米饭和丸绿豆大，每服二十丸，陈米饮下，空心食前。

香矾丹 治泄泻浸久不瘥。

白矾慢火烧枯研成粉，一两　木香一两　诃黎勒皮微炒，半两　酸石榴皮炒黑，半两

上为细末，炼蜜和丸黍米大，每服十粒，粥饮下，乳食前。

二白丸 治泄泻滑数不止。

白石脂　白龙骨煅，等分

上为末，滴水和丸黍米大，每服三五丸，紫苏木瓜汤下，无时。

温白丸 治久患泄泻，脾虚不进饮食，或食讫仍前泻下，米谷不化。

白术米泔浸一时，切焙干，一分　半夏汤浸洗七次，一钱　半丁香炒，半钱

上为细末，生姜自然汁糊丸，黍米大，每半岁儿三丸，三五岁儿五七丸，淡生姜汤下，早晚各一。

没石子丸 治泄泻白浊，及滑肠腹痛，亦治疳痢。

木香　黄连去须，各一分　没石子一个　肉豆蔻面裹煨，二个　诃子肉三个

上为细末，饭和丸，麻子大，米饮下，量大小加减与之，无时。

银白散　治脾胃不和，泄泻不止，不思饮食，身体烦热。

人参_{去芦}　白茯苓　白扁豆_{炒熟}　甘草_炙　白术_{炒，各一分}　罂粟米_{微炒，别研，二钱}

上为末同匀，每服半钱或一钱，紫苏汤调下，无时。

干姜散　治水泻无度。

以干姜末，粥饮调下，半钱或一字，量大小与。

椒红丸　治如前。

以椒_{二两，去目}，用醋_{二升}，煮至醋尽，焙干为末，糊丸绿豆大，瓷盒收之，每服十丸十五丸，米饮下。一方治婴小水泻奶痱。以椒_{一分，去目为末}，酥调少少敷脑上，日三。

乌药散　治乳母冷热不调，变坏乳汁不好，儿因饮之，心腹时痛，下泻如水。

香附子_{研，拣白者}　良姜　赤芍药　天台　乌药_{各等分}

上为细末，每服一钱，水一盏，煎至六分温服，心腹痛者，入酒少许同煎，只水泻者，米饮调下，量大小与服。

白石脂散　治水泻形羸，不胜大汤药。

以白石脂_{半两}，研如粉，和白粥，空心与服。

柏皮丸　治热泻。

以黄柏削去粗皮，焙杵为末，用薄米饮和丸粟米大，每服十丸，米饮下，食前。

清胃散　治挟热下泻频数。

川楝子_{去核}　黄柏_炙　地榆_炙　当归_{去须，洗焙}　黄连_{去须炒}

上各半两，为细末，每服一钱，水一小盏，煎至六分，温服无时。

香石散　治伏热中暑，烦躁发渴泄泻，小便不利。

丁香　滑石　舶上硫黄　白芍药　甘草_{各等分}

上为末，每服一钱，米饮调下，亦治吐泻无时。

分水车前散　治暑月伤热暴泻，小水不分。

以车前子为末，米饮调下半钱或一钱，量大小加减。

白术膏 治暑月中热泻泄，小便不利，腹满气瘩。

白术_{半两}　白茯苓　人参_{去芦}　滑石_{各一分}　泽泻_{半两}

上为末，炼蜜和膏，每用一皂子大，米饮化下，无时。

香连散 治伏暑泄泻，清浊不分。

木香　川黄连_{去须，各一两}　人参_{去芦}　厚朴_{去粗皮，生姜制，各半两}

上为细末，每服半钱或一钱，米饮调下，乳食前。

草节汤 治冷热不调下泻。

胡黄连_{半两}　绵姜_{炮熟，一两}

上为细末，每服半钱，草节汤调下，食前。

樗根散 治水泻里急后重频数。

樗根皮_{一两}　枳壳_{炒，半两}　甘草_{炙，一分}

上为末，每服半钱或一钱，粥饮调下，立止，无时。

厚朴散 治洞泻注下。

诃黎勒皮_{炒，一两}　厚朴_{去粗皮，生姜制，一两}　肉豆蔻_{面裹煨，一两}　白术_{半两}　干姜_{半两}

上为细末，每服一钱，水一小盏，入生姜粟米各少许，同煎至五分，去滓温服，食前。

香蟾散 治如前。

于五月五日，取蟾_{一只}，烧末，饮调一钱服之，儿小量减，食前。

阿胶丹 治洞泻暴注。

真阿胶_{粉炒，一两}　干姜_{炮，一两}　芍药_{半两}　当归_{去芦，半两}　川黄连_{去须，半两}　肉豆蔻_{面裹煨，半两}

上为细末，炼蜜和丸黍米大，每服十粒，粟米饮下，食前。

助胃丹 治洞注不止，手足冷。

附子_{炮裂，去皮脐，一枚重半两}　硫黄_{半两}　干姜_{半两}　肉豆蔻_{面裹煨，半两}　肉桂_{半两}　白术_{半两}

上为细末，面糊为丸黍米大，每服十粒，米饮下，食前，亦治泻脱危困。

火轮散 治虚滑洞泻注下，日夜无度。

附子炮裂去皮脐，一枚重半两者 肉豆蔻面裹煨，半两 良姜一钱半

上为末，每服一字或半钱，陈米饮调下，乳食前。

木香散 亦治冷热不调下泻。

木香 黄柏蜜炙，各一两 人参去芦 缩砂仁各一两

上为细末，每服半钱，米饮调下。亦治痢。

豆蔻香连丸 治寒热失宜，阴阳不调，泄泻无度，腹痛肠鸣。

黄连去须，炒，三分 肉豆蔻面裹，煨 南木香各一分

上为细末，粟米饭和丸粟米大，每服二三十丸，米饮下，日夜四五服，量大小与之如圣。

小香连丸 治冷热不调，水谷滑肠，泄泻腹痛，脾胃不和，乳食不化，皆治之。

木香 诃子肉各一分 黄连去须，炒，半两

上为细末，饭和丸，绿豆大，每服一二十丸，米饮下，乳食前，一方加肉豆蔻三个，甘草一分，同为末，每服半钱，饮调下，名香连散。

石榴汁 治泻下五色。

以酸石榴五个，同穰壳捣烂，绞取汁，每服半合，量大小与之。

四色丸 治泻青色。

硫黄 厚朴去粗皮，生姜制，各等分

上为细末，糊丸黍米大，每服十五丸，米饮下，无时。

木香白术散 治下泻色青如涎，或如白沫。

木香 白术 陈皮去白 丁香各一分 麦蘖炒黄，半两

上为末，每服半钱或一钱，水半盏，煎至三分温服，如吐泻，与前丁香散兼服。在吐门

六神散 治泻多日，粪色与唇口皆白，因成虚困。亦治洞泻吐痢

泄泻。

人参去芦　白茯苓干　山药　白术　白扁豆　甘草炙

上各等分为细末，每服一钱，水一小盏，生姜二片，枣一个，煎至六分，通口服。此药用处甚多，调气和脾胃，大良。如治冷泻，用末二钱比，附子末一钱比煎之，分三四服，量大小与之。又治风证加天麻，治痢加罂粟壳，吐泻者服之，以助胃气，防变痫病。

豆蔻丸　治伤乳食，脾胃不和，泄泻无度。

木香一分　肉豆蔻面裹，煨，一个　草豆蔻　槟榔　青皮去穰　陈皮去白，各一分　京三棱炮剉，一两

上为细末，面糊和丸绿豆大，每服五七丸，姜汤下，无时。

黄连茱萸散　治伤乳食下泻。

黄连去须，一两　吴茱萸拣去枝梗，半两　干姜二钱　巴豆肥大者，去皮，一个

上剉细，同炒至焦黄，去巴豆不用，外为细末，每服一钱，煎陈米饮调下，日三，乳食前。

缓中丸　治有伤泄泻。

神曲炒黄　诃子皮炮，各半两　吴茱萸拣净炒黑色，二两

上为末，炼蜜和丸麻子大，每服三二十丸，枣汤下，无时。

回阳散　治下泻虚极，或因服转药泻脱，四肢逆冷，目瞪项强，大便不禁，心胸烦闷，不能乳食。

附子大者，炮去皮脐，一个　天南星大者，炮过为末，生姜汁和作饼，焙干，一个　木香一分　人参去芦，一分　硫黄一分　朱砂一钱　麝香少许

上为细末，艾汤调半钱，乳食前服。

艾黄熨法　治泻脱困乏危笃。

蓖麻去壳研如泥，七个　熟艾半两　硫黄研末，二钱

上拌匀，于脐上先铺纸，敷药在上，又用纸铺衬稍浓，用熨斗适温凉熨之，不可令熨斗大热，以脐内响为度。

【点评】本篇记载了治泻方50余首。其中冷泻方10首，如粟

煎汤、诃子汤、诃黎豆蔻丹、肉豆蔻散、益脾散、川椒丸、附子散、干姜散、椒红丸、乌药散；热泻方4首，如二和丸、建胃散、柏皮丸、清胃散；虫泻方1首，顺胃丹；疳泻方2首，如龙香散、还肌散；惊泻方2首，惺惺散、如圣散；脾虚泻方6首，如乌姜丸、龙香散、温脾散、茱萸散、温白丸、银白散；伏暑泄泻方4首，如香石散、分水车前散、白术膏、香连散；冷热不调泻方4首，如草节汤、木香散、豆蔻香连丸、小香连丸；洞泻不止方5首，如厚朴散、香蟾散、阿胶丹、助胃丹、火轮散；收涩止泻方约8首，如赤石脂丸、乳香豆蔻丸、没石子丸、白石脂散、香矾丹、二白丸、樗根散、石榴汁；泻青色方2首，如四色丸、木香白术散；泻白色方1首，六神散；伤食泻方3首，如豆蔻丸、黄连茱萸散、缓中丸；泄泻致阳气外脱，用回阳散。目前儿科临床基本仍按冷泻、热泻、脾虚泻、伤食泻等辨证论治，故本篇的许多方剂对当今儿科临床仍有现实指导意义。

吐泻方

阎孝忠曰：凡小儿吐泻，多因寒冷，当温补之，余每用理中丸以温其中，五苓散以导逆。五苓治小儿尤妙，逆者吐也。连与数服，兼与异功散正气，温药调理之，往往便愈。若已虚损，当速生其胃气，与理中丸，并研金液丹末，煎生姜米饮调灌之，惟多服乃效，服至二三两无害，得胃气生，手足渐暖，仍频与粥，虽至危者，往往死中得生，十有八九。金液丹治小儿吐泻虚极最妙，沈存中论金液丹，亲见小儿吐痢剧，气已绝，服之得活者数人，真不妄①也，须多服方验。若因吐泻生风，身冷瘛疭，变慢惊者，论在于惊门具之。其理中丸、五苓散、金液丹方，并在和剂集载之。

---

① 妄：虚假。

【点评】指出小儿吐泻多因脾胃虚寒，治宜温补，可用理中丸、异功散、金液丹温中健脾，五苓散导逆止吐。

异功散　治吐泻虚冷病，先与数服正气，能温中和气进食。

人参去芦　茯苓去皮　白术　甘草炙　陈皮各等分

上为细末，每服二钱，水一盏，生姜五片，枣二枚，同煎至七分，通口服①，无时。

参苓散　治伤风冷，脾胃不调，一切吐泻。

人参去芦　茯苓　白附子　羌活去芦　白术各一分　肉桂　犀角镑屑　藿香去土　川芎　芍药　甘草各一钱

上为细末，每用半钱，金银薄荷汤调下，无时。

圉参散　治脾胃虚弱，气不调顺，伤于风冷，一切吐泻，手足厥冷。

人参去芦，二两　白术一两　白扁豆炒，一两　罂粟米别研，四两　山药三两　陈粟米用生姜自然汁浸三宿，取出曝干，三两　白茯苓去皮，一两　木香三分　川芎一两半　乌药剉碎，一两半　甘草炙，三两　厚朴去粗皮，生姜制，二两　白芷一两

上为细末，每服一钱，水一小盏，生姜三片，枣一枚，去核同煎至半盏，温服，空心食前。

和中散　治三焦不调，停寒膈上，吐泻不定。

藿香去土　白豆蔻　人参去芦，各一两　木香　丁香　干姜炮　厚朴去皮，生姜制，各半两　甘草一分

上为细末，每服一钱，水一小盏，入生姜三片，煎至六分，温服，无时。

益中汤　治脾胃不和，伤冷吐泻。

丁香半两　草豆蔻去皮，炒，三个　人参去芦，半两　青皮去穰，半两　桂心一分　诃黎勒②去核，一分

---

① 通口服：指大口地喝。通，整个，全部。
② 诃黎勒：即诃子。

上为细末，婴孩一字，二三岁半钱，五六岁一钱，煎木瓜紫苏汤调下，日夜温服，无时。

沉香散　治脾胃不和，吐泻不进乳食。

沉香一分　丁香炒，一钱　木香炮，五分　桂心不见火，五分　甘草炙，一钱　茯苓一分　藿香去土，一钱

法如前方用。

观音散　治如前。

人参去芦　甘草炙　白扁豆炒　石莲肉去心，各一分　茯苓一钱半　白芷　黄芪捶碎，涂蜜炒　木香炮，各一钱　神曲二钱

上为细末，每服一钱，水半盏，枣半个，煎三两沸，温服，无时。

人参散　治如前。

人参　茯苓　石莲肉去心，各一分　甘草炙，二钱　黄芪蜜炙，半两

上为细末，每服一钱，水半盏，枣半个，煎三两沸，温服，无时。

白术散　治胃气虚弱，吐泻发渴。

白术　人参去芦　木香　白茯苓　藿香叶去土　甘草炙，各一钱　干葛二分

上为末，每服一钱，水一小盏，煎至六分，温服，无时。

半夏汤　治脾胃虚寒吐泻及有冷痰等疾。

半夏好者，汤浸洗七次，切焙干，一两　陈粟米无即用陈粳米亦得，三分

上咬咀，每服三钱，水一大盏，入生姜七片，煎至四分，温服，无时。

张涣七香丸　治吐泻不进乳，心腹胀满，小便不利。

青皮浸去瓤，秤，一半生，一半炒用，一两　肉豆蔻面裹煨令香熟，半两　牵牛炒，一两

上为末，糊丸麻子大，每服二三十丸，生姜米饮下，无时。

治婴小吐泻。

乱发半两烧，鹿角一分末，同研细，米饮服一钱，日三。

治婴小吐泻。

以特猪屎烧为末，水调汁，少与服。

丁香安胃丸 治小儿胃虚，气逆呕吐，泄泻烦渴欲饮，精神昏困。

肉桂_{半两} 丁皮 藿香_{去土} 滑石 茯苓_{各一两}

上为细末，炼蜜和丸鸡头大，每服一丸，温汤化下，无时。

温中丸 治胃寒泻白，腹痛肠鸣，吐酸绿水，不思乳食。

人参_{去芦} 甘草_炙 白术_{各一两}

上为末，姜汁糊丸绿豆大，米饮下，一二十丸，无时。

糯米汤 治吐泻不止。

糯米_{一百粒} 木香 黄连_{去须}

三味剉碎如米，上同炒至米焦黄，去木香、黄连不用，只以米为末，后用枇杷叶去毛净，焙干等分为末，和匀，白汤调半钱，无时。

进食丸 治伤饱乳食不消，壮热腹痛胀满，吐无度。

木香 枳壳_{麸炒，去穰} 当归_{去须洗焙} 代赭石_{火醋淬不计遍数，以易碎为度别研} 朱砂_{研、飞，各半两} 巴豆霜_{一分}

上为末，糊丸黍米大，一岁儿一丸，温水下，无时。

不二丸 治伤食吐泻不止。

巴豆_{去皮心膜研别用好黄连半两水浸浓汁染纸二张裹巴豆压，去油，三十粒} 朱砂_{研末，水飞，一钱} 寒食饼_{炒，一钱}

上同研细，滴水和丸绿豆大，新水磨化一丸，服无时。

感应丸 治脾胃虚怯，乳食过度，吐泻身热腹满。

肉豆蔻仁_{面裹煨，四个} 丁香末_{三钱} 川姜末_{二钱} 木香_{三钱} 百草霜_{四分} 杏仁_{去皮尖别研取霜，二十八个} 巴豆_{去皮膜出油尽取霜，十四个} 黄蜡_{熔滤淬却入好酒，同煮半时，放冷凝，二两}

上同为细末研匀，先熔炼蜡和药成膏，恐硬时更入油少许，每用旋丸如黍米大，温水下三四粒，乳食前。

豆蔻散 治伏暑伤热，吐泻烦渴，腹胀小便少。

硫黄_{一分} 白滑石_{三分} 丁香 白豆蔻_{面裹，煨，各半分}

上为细末，每服一字或半钱，米饮调下，无时。

藿香散 治伏暑冷热不调，吐泻不止。

藿香去土　白芷　丁香　缩砂仁各等分

上为末，每服半钱，沸汤点服，无时。

香石散 治伏暑烦躁，吐泻发渴。

丁香　滑石　硫黄　白芍药　甘草各等分

上为细末，每服半钱，米饮调下，无时。

三和散 治伏暑吐泻，津液燥少。

白茯苓一两　乌梅肉半两　干木瓜半两

上为细末，每服一钱，水一盏，煎至五分，去滓温服，无时。

乌烬散 治中暑发渴，烦躁闷乱吐泻。

以谷精草不限多少，烧存性，用器覆之，放冷研为细末。每服半钱或一钱，冷米饮下，无时。

大七宝散 治霍乱吐泻。

木香炮　丁香炒　桂去粗皮，不见火　茯苓　人参　诃子去核　麻黄去根节　当归去须土　甘草炙　大腹皮　川楝子去核　秦艽去芦，炒，以上各一钱　地榆炒，二钱　藿香去土，炒，一钱半　肉豆蔻一个面，裹煨

上为末，每婴孩一字，二三岁半钱，四五岁一钱，水半盏，入枣半个，煎数沸温服，无时。

建脾膏 治霍乱吐泻。

丁香　藿香去土　人参去芦，各一两　沉香　木香各半两

上为细末，炼蜜和膏，每用鸡头子大，粟米饮化服，无时。

人参汤 治如前。

人参去芦，一两　厚朴去粗皮，生姜制，半两　甘草炙，半两　白术　生姜三分

上㕮咀，以水一升二合，煮取半升，六十日儿服一小合，百日儿分四服，周晬儿分二服，乳空服之，乳母忌生冷油腻。

苍术汤 治小儿霍乱吐泻。

人参去芦　芦荟各半两　扁豆藤二两　苍术一撮

上为细末，每服二钱，水七分，煎至五分，去滓温服，立验，无时。

又方　名同治同。

人参一两　木瓜一个　苍术一撮

上咬咀，量儿大小，煎用如前服，立效。

治小儿霍乱吐泻。

以牛涎①一合，灌儿口中，量大小加减。

人参调胃膏　治霍乱吐逆，服药不下，烦渴者宜先服此药。

人参去芦　白术　丁香各一两　干姜炮　甘草　赤茯苓各半两

上为细末，炼蜜和丸皂子大，每服一丸，热汤化破，以新水沉极冷即服，无时。

快膈散　治霍乱吐逆，服药多即吐，先服此药。

甘草炙，半两　良姜微炮　肉豆蔻面裹煨　丁香各一分

上为细末，每服半钱，新汲冷水调下。

白术膏　治伤暑伏热，头目昏痛，霍乱吐泻，烦躁作渴，小便不利，心胸满闷。

白术　泽泻各半两　茯苓　人参去芦　滑石各一分

上为细末，炼蜜和膏，每用一皂子大，煎麦门冬汤，放温化下，无时。

治霍乱不止。

以诃黎勒一枚，去核为末，沸汤研，顿服，如未瘥再作。

丁香丸　治霍乱吐泻，面青，四肢冷，虚汗出。

丁香　藿香去土，各一分　人参去芦，半两

上为末，炼蜜和丸麻子大，每服五丸，粥饮下，无时。

丁香散　治霍乱不食。

---

① 牛涎：牛的唾液，味甘，性平，归胃、肝经，具和胃止呕之功。

丁香—分　人参半两

上为细末，每服一钱，水一小盏，煎至五分，去滓服。

斗门散　治霍乱吐泻转筋。

附子—枚，生　胡椒—百粒

上为末，每服半钱，浆水一小盏，煎至四分，温服。

七宝散　治霍乱吐泻，腹内撮①痛。

白术四两　人参去芦　白茯苓各—两　甘草炮，—两　草果子大者二个，炮过用　诃子四个，炮去核　干姜炮，—钱

上为细末，每服一钱，水半盏，入枣—枚，姜三片，同煎至七分，带热服，三岁下者药半钱，水半合煎之，泻不止，与香连丸间服。

香连丸　治冷热不调，霍乱吐泻，腹内痛。

黄连去须，择净一两，杵碎微炒　木香—分　诃子七个，炮，去核　肉豆蔻二个，面裹煨

上为细末，姜汁糊和丸，绿豆大，每服十丸十五丸，米饮下，无时，日四五服。

治霍乱不止。

寡妇荐②草二七茎煮饮之。

又方

取蠮螉乃蜾蠃窠③，微炙为末，乳汁调下一字。

又方

取芹叶细切，煮熟汁饮之，任意多少，得止为度。

香豆散　治霍乱烦渴吐泻。

藿香去土　甘草—分　肉豆蔻面裹，煨，各—两　白扁豆　人参去芦，各半两

---

①　撮：聚集，聚拢，似用手揪起。

②　荐：草席、草垫。

③　蠮螉(yē wēng 椰翁)窠：味辛，性平，归心、肺经，止咳降逆，主咳嗽、呕逆、鼻塞。蠮螉，一种腰细长的蜂；窠，鸟兽昆虫的窝。

上为末，每服一钱，水八分盏，入生姜二片，煎至五分，去滓，温服。

【点评】以上记载了诸多治疗小儿吐泻的方剂，分为4类：脾胃虚寒吐泻、伤食吐泻、伏暑吐泻、霍乱吐泻。其中治疗脾胃虚寒吐泻的有13首，如异功散、参苓散、圂参散、和中散、益中汤、观音散、人参散、白术散、半夏汤、张涣七香丸、丁香安胃丸、温中丸、糯米汤；伤食吐泻方3首，如进食丸、不二丸、感应丸；伏暑吐泻方4首，如豆蔻散、香石汤、三和散、乌烬散；霍乱吐泻方16首，如大七宝散、人参汤、快膈散、丁香丸、斗门散、健脾膏、苍术汤、人参调胃膏、白术膏、丁香散、七宝散、香连丸、香豆散，以及诃黎勒、牛涎、芹叶三个单方。

吐泻后证附

醒脾散 治吐泻初定，脾胃虚弱，恐生风者，便当服。

以天南星沸汤浸洗七次，为细末。一岁儿半钱匕，用河水七分盏，入冬瓜子七粒，同煎至半，放温，旋旋与之。

碧香丹 治吐泻后大渴不止，不得眠睡，甚则变疳。

天竺黄　不灰木烧赤，放冷　赤石脂　龙骨各一两

上先为细末，腻粉、淀粉、铅白霜、蛤粉各一两，别研，上拌匀，入麝香半两，再研，滴水和丸鸡头子大，每用一粒或半粒，同螺儿二个细研，沸汤浸化，却用冷水沉极冷服，大渴即与，神验。

丁香黄芪散 治吐泻后，脾胃虚弱，不能饮食，渐成羸瘦，面色青白，或作利，时下时止。

丁香　绵黄芪　人参去芦　白术　当归洗焙　鳖甲醋炙黄去裙，各一两
胡黄连　甘草炙，各半两

上为细末，每服一钱，水一小盏，入生姜二片，枣一个，同煎至五

分，去滓，温服，食前。

香茂散 治泻后，但胸中不快。

藿香_{去土}　蓬莪①_{炮剉}　茯苓_{焙，各等分}

上为细末，每服半钱或一钱，白汤点服，无时。

中和散 治吐泻定后烦渴。

人参_{去芦}　白茯苓　白术　甘草_{剉炒}　干葛_剉　白扁豆_炒　黄芪_{切焙}
藿香_{去土，各等分}

上为细末，每服二钱，水一小盏，枣_{一个，去核}，生姜_{三片}，煎至七分，放温服，无时。

【点评】本篇论述了吐泻后诸证的治法。吐泻后脾虚生风者，宜用醒脾散；发疷者用碧香丹；吐泻后脾虚、厌食宜用丁香黄芪散；泻后胸中不快宜用香茂散；吐泻后气虚津伤、烦渴用中和散。

---

① 蓬莪：即蓬莪茂、莪术。

八痢论

小儿气血怯嫩、脏腑软弱，因触冒风寒、饮食冷热，以邪干正，致脾胃不和，凝滞停积，蕴毒结作，或水谷不聚，或脓血纯杂，变而为痢。其候有八：一曰水谷痢，谓便下粪稀，薄而不聚，快痢出易，水谷不化也。然虽是泻便时，亦觉里急后重①，故为痢也。二曰冷痢，调便下纯白脓也。三曰热痢，谓便下纯赤血也。四曰滞痢，谓便下脓血相杂也。五曰积痢，谓有积伤为痢，浸久或瘥而复发也。六曰疳痢，谓患疳瘠②而下痢也。七曰蛊痢，谓如蛊毒③，下紫黑血，或如赤豆汁，或如鸡鸭肝片也。八曰休惜痢，谓下血黑黯中有白物，如肠中之脂，或如烂鱼肠之状，此肠胃溃伤，患者更休爱惜，故以名之。亦名休息者，谓患即无休息而至死也。凡痢若粥药不能进者，此便为死候也。治水谷痢方，已具前泻项之下。

【点评】本卷分为两部分，为八痢论和脱肛论，二者独立成篇，同时又相互联系，脱肛为泻痢日久发展而成。本节以八痢论开篇，首先说明了小儿痢疾发生的病因病机，内因为小儿本身的生理病理特点即气血怯嫩、脏腑软弱，外因为两个重要的致病因

---

① 里急后重：指腹痛欲便而不爽，且便时肛管有沉重下坠的感觉。此为伤于饮食，积于肠中不化，肠中气机升降受阻而出现里急后重。里急，形容大便在腹内急迫，窘迫急痛，欲解下为爽；后重，形容大便至肛门，有重滞欲下不下之感。

② 瘠：瘦，与"肥"相对。

③ 蛊毒：谓用毒药杀人。

素即外感风寒或饮食不节，内外因相合致脾胃不和发为痢疾。随后，以症状不同分别列举了小儿痢疾的八种不同证候，以便于通过观察患儿痢疾的不同症状而辨证论治，在描述过程中尤其重视对每个证候大便性状的描述。最后，作者对痢疾死候的临床表现进行了说明，表现为下痢且粥药不能进，此即所谓"噤口痢"，同时在段末指出八种证候中的"水谷痢"方药已在前文列举，此卷不再赘述。

治冷痢方

玉肠散　治冷痢，初即大便青色，后乃作脓。

白石脂　当归洗，焙　丁香　白术各一两　草豆蔻去皮　厚朴姜制，各半两

上细末，每服半钱，粥饮调下，无时。

厚朴丸　治脏寒泄泻，下痢纯白，腹中绞痛①，虚气胀满，手足逆冷②。

厚朴姜制，半两　诃子炮去核，半两　白龙骨③半两　白矾半两

上用一器盛之，盐泥固济，留一窍子，木炭火，烟息为度，取出为末，面糊和丸黍米大，每服十丸，米饮下，食前。

乌骨散　主治如前。

乌鱼骨去皮

研细末，每服半钱，米饮调服，或炙黄用之，亦治妇人漏血。

蓝汁　主治如前。

以蓝青取叶，捣令极烂，绞取汁略温，每服半合，或一合，

---

① 绞痛：腹中剧痛如绞。
② 逆冷：手足四肢自下而上冷至肘膝的症状，其冷由四肢末端逆行而上。
③ 白龙骨："龙骨"的别名。古代大型哺乳类动物象类、三趾马类、犀类、鹿类、牛类等骨骼的化石。

无时。

马齿汁 主治如前。

杵生马齿菜，绞汁略温，每服一合，入蜜一匙头许调匀，空心服。

石莲散 主治如前。

以石莲不拘多少<small>去皮</small>，用沙糖炒过为细末，每服一钱，米饮调下，乳食前，屡验。

胡黄连丸 治血痢下多，久而不瘥，或作脏毒下血，带青黄色。

胡黄连<small>炒</small> 芜荑<small>拣净炒</small> 夜明砂<small>各一分</small>

上末，猪胆汁和丸黍米大，每服十丸，陈米饮下，无时。

【点评】本节列举了治疗"冷痢"这一证候的方剂及具体用药方法，共列举方剂7首，分别为玉肠散、厚朴丸、乌骨散、蓝汁、马齿汁、石莲散、胡黄连丸，具有温中止利、燥湿止痛之功。

治赤白滞痢方

罂粟饮子 治赤白滞痢。

罂粟壳<small>蜜炙，半两</small> 人参<small>去芦，一分</small> 厚朴<small>去粗皮生姜制，一两</small> 白茯苓<small>半两</small> 干姜<small>炮，一分</small> 乌梅<small>去仁连核用，三个</small> 御米壳①<small>三个</small> 阿胶<small>蛤粉炒焦去粉，三片</small>

上同末，每服一钱，水酒各半盏，煎数沸，温服，乳食前，呕吐者不可服。

三奇汤 治白痢。

御米壳<small>涂蜜炙，二两</small> 酸石榴皮<small>涂蜜炙焦，一两</small> 阿胶<small>蛤粉炒去粉，半两</small>

---

① 御米壳：即罂粟壳，俗称"米壳"，为植物罂粟的干燥成熟果壳。秋季将已割取浆汁后的成熟果实摘下，破开，除去种子及枝梗，干燥。

上细末，每服半钱，乌梅甘草汤调送下，乳食前。

【点评】本节列举了治疗"赤白滞痢"这一证候的方剂及具体用药方法，共列举方剂 2 首，分别为罂粟饮子和三奇汤，前者健脾养血，涩肠止利；后者涩肠止利，兼以养血，但两方均含有罂粟壳，易成瘾，儿童应慎用。

治热痢方

胜金丸　治热痢下血。

黄柏去粗皮，半两　赤芍药四钱

共为末，饭和丸如麻子大，每服一二十丸，米饮下，乳食前。

当归散　治如前。

当归去芦并土焙，一分　芍药炒，一分　黄连去须炒，一分　枳壳去穰麸炒黄，一分

上为细末，每服半钱，水五分，煎至三分，温服，下血多者，入甘草一寸同煎，乳食前。

槐花散　治血痢不瘥。

槐花拣净炒　地榆炒，各等分

上为细末，每服半钱一钱，米饮调下，乳食前。

圣效散　治血痢久不瘥。

赤石脂烧赤，一两　白龙骨一两　阿胶剉，蛤粉炒去粉，一两　诃黎勒煨去核用，半两　木香半两　黄连去须，半两　干姜炮，半两　甘草炙，半两

上细末，每服半钱，煎粟米饮调下，食前。

厚肠丸　治血痢肠虚。

黄连去须炒　川楝子去核，各一两　木香　阿胶剉，蛤粉炒去粉　当归去芦并土　吴茱萸去枝梗微炒，各半两

上细末，粟米饭和丸黍米大，每服一二十丸，米饮下，食前。

白梅饮子　治血痢不止。

以白梅一枚去核，盐水研烂，合腊茶醋汤沃服之。昔陈应之治曾相痢血百余日，诸医不能疗，陈用此一啜而瘥。又梁相亦病痢血，应之曰，此挟水谷者，用三物散数服而愈。

三物散

胡黄连　乌梅肉　灶下土各等分

上为末，每服一钱，腊茶清调下，食前空腹温服。

又方　治热痢下血，频并不瘥。

以白梅五个取肉，腊茶二钱，同研匀细，每服一钱或半钱，白汤点服，或以醋汤沃服之，量大小加减，食前。

黄连丹　治如前。

黄连去须，二两　当归去芦并土洗焙，一两　白头翁去芦，三分　蔓青根洗焙干，三分　木香半两　川楝子面裹煨去核用，半两

上细末，粳米饭和丸黍米大，每服十粒，米饮下，乳食前，或十五粒。

必效丸　主治如前。

川黄连去须，二两　大枣半升　干姜一两　肉豆蔻面裹煨香去面，一分

上细末，糊丸黍米大，每服五七丸，米饮下，乳食前，儿大增之。

雄黄散　治肠胃虚冷，下痢频并，腹痛不可忍，后重努肛脱。

雄黄研细水飞，一分　乳香研细，一分　白矾飞过研细，一钱

上同研匀，每服婴孩一字，二三岁半钱，陈米饮调下，日三服，乳食前。

艾叶汤　治虚冷下痢白脓。

艾叶微炒，一两　当归去芦并土，一两　干姜炮，一两　木香半两　诃黎勒煨去核用，半两

上细末，每服一钱，水一小盏，入粟米少许，同煎至五分，去滓温服，食前，大小以意加减。

又方　治如前。

以蜡茶一钱，入热醋少许调服，乳食前，大小以意加减。

又方　治如前。

以沙牛角鳃烧存性为末，粥饮调下一钱或半钱，乳食前。

阿胶丸　治如前。

赤茯苓　赤芍药各一两

上为细末，以米醋煮阿胶一两，和丸绿豆大，米饮下一二十丸，乳食前。

酒煎汤　治肠胃虚冷，泄泻不止，变成白痢。

甘草半两，炙

上为粗末，每服二钱，水一盏，生姜三片，枣一个，煎至半盏，去渣放温，量大小加减服。赤多者加黑豆十粒同煎。

三神丹　治如前。

以肥大无尖草乌头三个，各去皮一个生、一个炮熟、一个烧作黑灰，同为细末，面糊丸如萝卜子大，每服三粒，水泻井花水下。白痢干姜汤下，赤痢甘草汤下，赤白滞痢干姜甘草汤下，食前。

木香炒连丸　治脾胃虚弱，寒湿冷热相搏，滑泄下痢赤白。

黄连粗好，折开如金色者，剉匀如豆大，又用生姜四两净洗，亦匀切如豆大，同入石银器中，炒，不住手搅贵得匀，也炒至生姜焦脆，去姜不用，只用黄连，二两　诃子煨去核用，半两　木香半两

上同细末，以湿纸包粟米饭，慢火煨，水脉溜取出，和药丸如绿豆大，每服二三十丸，食前米饮下，神效。

金锁散　治赤白滞痢，日久不瘥。

黄连去须，用茱萸一分同炒，去茱萸不用，只用黄连，一分　厚朴去粗皮生姜制，半两

上同细末，婴孩一字，二三岁半钱。紫苏木瓜汤调下，日三服，食前。

赤脂丹　治如前。

赤石脂　干姜炮　肉豆蔻面裹煨香去面用，各一两

上细末，面糊丸黍米大，每服十粒，米饮下，食前。

治小儿下痢脓血。

荜澄茄一两　破故纸①炒黄，半两　黄连去须，半两　木香一分

上细末，每服半钱，陈米饮下，食前，日二服，小儿加减。

治小儿风邪所干，下痢频并，里急后重。

天南星一两

生为末，每服半钱，水二盏，生姜十片，米十粒，煎至半盏，温服食前。

治小儿久痢脏毒，下脓血不止。

以好大枣一个去核，入黄丹半钱，硇砂一皂子许，腻粉十文，并研细置枣肉内，用大麦面裹，慢火灰中炮香熟，去面并枣皮了，研极细，入少软饭，丸如麻子大。量儿大小加减丸数，煎槐花汤下，甚者二服定，食前。

小桃花丸　治小儿赤白痢。

赤石脂　龙骨　密陀僧　淀粉　黄丹炒紫黑色用

上等分醋糊丸绿豆大，每服十丸、十五丸，米饮下，乳食前。

治赤白诸痢。

以蜂房烧末饮服，量大小与。又以鸡肠草②取汁一合，和蜜温服良。以云母粉③半两，更研极细，量儿大小加减，煮白粥拌匀，空腹食之。

又以胡粉熟蒸，熬令色变，饮服之，亦治无辜痢良，大小以意加减。

治久痢不瘥。

以没石子二个，剉熬令黄，研细，作馄饨食之。

---

① 破故纸："补骨脂"的别称。

② 鸡肠草：微辛、苦、平，无毒。主治毒肿，止小便利。

③ 云母粉：为硅酸盐类矿物白云母。采得后洗净泥土，除去杂石。性味甘、温。入肺、脾、膀胱经。功效为纳气坠痰、止血敛疮。

姜连丸 治小儿诸痢。

黄连去须 龙骨 白石脂 川姜炮 枯矾各一两

上末，以粟米粥和丸麻子大，每服三十丸，米饮下，乳食前，量大小与服。

木香黄连丸 治冷热相杂，下痢赤白，里急后重，腹痛绞撮，及肠胃气虚，暴伤乳哺。

木香 黄连去须，各一分 白附子尖炮，二个

上细末，粟米饭和丸绿豆大，或黍米大，每服十丸至二三十丸，量大小与之，食前米饮下，日夜三四服。

四神散 治诸般赤白痢。

当归去芦并土焙 干姜炮 黄柏炒 黄连去须炒，各等分

上四味，各自为末，如水谷痢，各用半钱和匀，量儿大小，一钱至半钱，浓煎乌梅汤调下。赤痢者，加黄柏倍之；白痢者，加干姜倍之；后重里急肠痛者，加黄连倍之；腹中绞痛者，加当归倍之，并空心食前服。沈存中言："予家常作此药，最获大效。"

槲皮汤 治如前。

以新槲皮不拘多少去外黑皮，细切晒干，每服二钱，水一盏，煎至半盏，去渣更煎如膏，量大小温服，立瘥，食前。

又方 治如前。

以鸡子一个，取清，摊连纸一张令遍，晒干，叠作四重，包撮乌梅十个，有肉好者，安熨斗内，炭火烧烟欲尽，存性取出，顿一碗中，上用盏子合之，候冷研细，更入水银粉少许和匀，量儿大小，分三五服，空心井花水调下，如一服微痢，止后服。

二色丸 治如前。

吴茱萸拣去枝梗，二两 黄连去须，二两 巴豆去皮，四十九粒

上同于铫子内炒令黄赤色，去巴豆不用，只将上面二味，各自为末，面糊和丸，如萝卜子大，看大小紧慢，加减丸数。如白痢只服茱萸丸；赤痢只服黄连丸；白多赤少者，多服茱萸丸；赤多白少者，多

服黄连丸；少服茱萸丸；赤白相等者，中半服之。

御米汤 治如前。

御米_{和壳用，十粒} 甘草_{炙，二钱} 当归_{去芦洗焙，一分} 黄连_{去须，一分}

上末，每服一钱，米饮调下，乳食前。

罂粟丸 治如前。

罂粟壳_{蜜炒，一两} 酸石榴皮_{烧存性，四钱} 甘草_{炙，半两} 阿胶_{剉蛤粉炒去粉，一钱}

上末，炼蜜和丸小鸡头子大，每服一丸，水六分盏化开，煎至四分温服，乳食前。

三乌丸 治如前。

川乌_{一个} 草乌_{一个} 巴豆_{七个}

上各烧及九分，同研细，酒煮黄蜡①熔化，入少好油拌和，搅匀成膏，每用旋丸绿豆大，每服三丸，看大小加减。血痢黄连汤下；白痢干姜汤下；水谷痢倒流水下；赤白痢干姜甘草汤下。

固肠丸 治赤白滞痢，多日不瘥，渐成羸瘦。

黄连_{去须，二两} 木香_{二两} 半夏_{汤洗七次，二两} 干姜_{炮，二两} 赤石脂_{火煅五次，二两} 厚朴_{去粗皮生姜制，二两} 白术_{二两}

上为细末，面糊和丸黍米大，每服十丸，米饮下，乳食前。

健胃丹 治赤白等痢疾，日久尪羸。

黄连_{去须剉微炒，一两} 白龙骨_{半两} 白石脂_{半两} 神曲_{炒，半两} 乌梅肉_{炒干，半两} 干姜_{炒，半两} 白矾_{枯，一分}

上细末，醋糊和丸黍米大，每服十粒 十五粒，米饮下，乳食前。

妙应膏 治久痢赤白，诸药不效。

密陀僧②_{末，半两} 黄丹_{研，半两} 淀粉_{研，半两}

---

① 黄蜡：中药材黄蜡又称作"蜂蜡"；中药蜂蜡为蜜蜂科动物中华蜜蜂等分泌的蜡质，经人工精制而成的块状物。春、秋季，将取去蜂蜜后的蜂巢，入水锅中加热熔化，除去上层泡沫杂质，趁热过滤。功效为解毒、生肌、止痢、止血、定痛。

② 密陀僧：有毒，研末外用撒布或调敷，也可0.3~0.9克入丸剂、散剂服（慎用）。

以上三味同于铫子内，以醋拌匀用火熬如茶褐色。

诃黎勒皮　木香各一两，并末　　巴豆去皮膜压油尽，十粒　　砒霜研，半钱　麝香研，一钱

上同研匀细，先以黄蜡四两，慢火熔化，入药拌匀熬成膏，每用旋丸黍米大，未晬儿一粒，二三岁儿二粒，四五岁三粒，六七岁五粒。血多冷甘草汤下；脓多温艾叶汤下。临卧服，忌热物，亦治积痢。

金华散　治滞痢多时，羸瘦体弱不堪，疾势困重。

好黄连为细末

每服一钱，水一小盏，煎至盏半，入蜜少许，和匀，放温服之，日五六服，食前。

又方　治如前。

以麻子一合炒香熟为末，每服一钱，温蜜浆水和服，立效。

木香三使汤　治赤白久痢，拖延时月，至天寒不断。

以木香方寸许，黄连半两，水半升，同煮至水干，去黄连不用，只将木香薄切，焙干为末，分三服，第一服橘皮汤调下，第二服陈米饮下，第三服甘草汤调下，乳食前。

乌金散　治赤白滞痢，及有所伤下痢。

以青州枣不拘个数去核入白矾末满，以纸裹，存性为末。每服半钱，米饮调下，未愈宜增之。如赤者，更入好茶半钱同调服，白者不用。

【点评】本节列举了治疗"热痢"证候的方剂及具体用药方法，共列举方剂40余首，因小儿痢疾以"热痢"最为多见，故本篇占用了大量篇幅列举了治疗"热痢"的方剂，多具清热燥湿、调气和血之功。其中"三物散"方源为《苏沈良方》卷八引陈应之方，不同于《圣济总录》中记载的"三物散"。"四神散"亦不同于现常用于治疗脾肾阳虚之五更泻的"四神丸"。

治积痢方

软金丹　治久积成痢。

砒霜　雄黄研水飞　巴豆去皮膜

上三味等分，各研细末，先以黄蜡看多少，于石银器内炭火熔化，入药末，竹篦①子左右手各搅四十九遍，如此七次数足。取下火，乘软搓成小铤，以油单裹置新瓷器中，要用火烘软，旋丸如粟米大，或如萝卜子大，三五粒，量大小病势加减。赤痢温齑汁下；白痢或赤白杂下，并米饮下，乳食前。

大尊重丸　治虚中有积，肠滑下痢，里急后重，脐腹疼痛。

粉霜三钱　黄丹半两　淀粉半两　硇砂半两　腻粉二钱　京三棱末一两
白面五钱，少即量添些小

上为末，同匀，滴水和丸，晒干，炭火上炒令烈焦，再杵罗为米，枣肉和丸绿豆大，每服一二丸，米饮下，乳食前。

朱砂万应丸　治积痢久痢滞痢，一切诸痢，多日不瘥。

朱砂末一钱　硇砂末一钱　巴豆七个，去皮膜　蜡二枣大许

上于铫子内先熔蜡化，入巴豆熬至黑焦，去巴豆不用，却入上二味，搅极匀，放凝为剂。如用，旋丸如绿豆大，每服三丸。白痢艾汤下；赤痢黄连汤下；赤白痢黄连艾汤下；水谷痢新水下，乳食前。

针头丸　治如前。

朱砂半钱　砒一钱　巴豆七个，用油煎　硫黄只使骰子大，研末更用蜡为丸

上旋丸针头大，每服一丸，米饮下，量儿大小，加减丸数，食前。

烧青丸　治诸积痢。

轻粉二钱　玄精石②一分　霜粉一钱　硇砂一钱

上为末，入白面二钱拌匀，滴水和剂，捻作饼子，文武火烧熟，

---

① 篦(bì 毕)：一种齿比梳子密的梳头用具，称"篦子"。
② 玄晶石：为年久所结的小型片状石膏矿石。咸、寒，温，无毒。功用养阴清热。

再研为细末，滴水和丸芥子大，浆水下三四丸。

一方，保州邵廉访方无硇砂，却有龙脑[①]一字，余并同，亦不烧，只为末，水浸蒸饼，丸麻子大。一岁儿一丸，二三岁二丸，四五岁三丸，六七岁五丸，并夜深空腹冷水送下。如虚中沉积，泄痢脓血交下，腹痛烦渴，百药不效，不敢取转者，服之便愈。并不动气，忌一切生冷油腻毒物，又名瑞白丸。

【点评】本节列举了治疗"积痢"证候的方剂及具体用药方法，共列举方剂5首，分别为软金丹、大尊重丸、朱砂万应丸、针头丸及烧青丸，具有消积止利之功，但这些方剂多含巴豆、朱砂等有毒之品，应审慎对待。

治疳痢方 在疳疾之下

治蛊毒痢方

育肠汤 治蛊痢下血，如豆汁赤水，腹痛。

罂粟壳五两，细剉蜜水酒匀炒黄 地榆 槐花蜜炒赤 厚朴去粗皮生姜制 甘草炙 橘皮去白 酸石榴皮 当归去芦洗，焙 白芍药 五倍子去其中虫，各一两三钱 阿胶蛤粉炒去蛤粉，二两

上为粗末，每服二钱，水一盏，入陈粳米二十粒，饧一块，皂子大，煎至五分，去滓温服，食前。

缓肠汤 治蛊痢如前。

人参去芦 白术 当归去芦并土 白茯苓 厚朴去粗皮生姜制 白芍药 甘草炙，各一两 阿胶蛤粉炒去粉 黄芪蜜炙 陈粳米炒，各二两 御米壳蜜炙黄，三两

---

① 龙脑：冰片的一种。

上为粗末，每服二钱，水一盏，入生姜三片，枣一个，同煎至五分，去渣温服，空腹食前，日三服。

犀角散 治蛊痢如前。

犀角屑　地榆_剉　黄连_{去须剉，微炒}　柏叶_{微炒}　黄柏_{微炙}　黄芩　当归_{去芦土洗净，微炒}　赤薜荔①_{取叶}　生地黄_{各一两}

上为细末，每服一钱，粥饮调下，乳食前。

地榆丸 治蛊痢，肠中蓄毒，下血如豆汁，或诸恶物。

地榆_{多剉，一两}　黄连_{去须，一两}　干蓝叶_{一两}　川升麻_{一两}　川楝子_{去核，半两}

上为细末，软饭和丸，如黍米大，每服十丸，米饮下，量大小加减，乳食前。

地榆樗皮丸 治如前。

地榆_{四钱}　樗根白皮_{三钱}　白芍药_{一钱半}　阿胶_{蛤粉炒去蛤粉，一钱}　当归_{去芦洗净，一钱}　乌梅肉_{二钱半}　木瓜_{一钱半}　枳壳_{去穰麸炒黄，一钱}　茯苓_{一钱}　肉豆蔻_{面裹煨去面，一个}　甘草_{炙，二钱}　木香_{一钱}　绵姜_{炮，半钱}　金樱子_{二钱}　人参_{去芦，半钱}

上为末，炼蜜丸麻子大，每服二三十丸，米饮下，乳食前。

地榆散 治蛊毒痢下血，或如鸡鸭肝片，腹痛不止。

地榆_{一两}　甘草_{炙，半两}　赤芍药_{一两}　柏叶_{微炒，一两}　茜根_{一两}　当归_{去芦洗净微炒，一两}　诃黎勒_{煨用皮，一两}　黄连_{去须微炒，一两}

上为粗散，每服二钱，水一小盏，煎至六分，去滓，乳食前温服。

白头翁散 治蛊毒痢，如鸡鸭肝片，随脓血而下。

白头翁_{去芦}　黄连_{去须微炒}　茜根_{剉焙}　苏枋木②_剉　故鼓皮_{炙焦，各一两}　犀角屑_{半两}　地榆_{炙剉，半两}　甘草_{炙，一分}

---

① 赤薜荔：即赤地利，全草药用，味微酸，涩，性凉。有清热解毒、利尿消肿的功效。

② 苏枋木：即苏木。

上为细末，每服一钱，水一小盏，煎至六分，去滓温服，乳食前。

地黄汁 治蛊痢蓄毒下血。

以生地黄汁一升，分四五服，量大小与服，食前立效。

【点评】本节列举了治疗"蛊毒痢"证候的方剂及具体用药方法，共列举方剂8首，分别为育肠汤、缓肠汤、犀角散、地榆丸、地榆樗皮丸、地榆散、白头翁散及地黄汁。其中育肠汤、缓肠汤益气养血，止利；犀角散、地榆丸、地榆散、白头翁散清热燥湿，凉血止利；地榆樗皮丸健脾燥湿，养血止利；地黄汁凉血止利。

治休息痢方

鲊①汤丸 治休息痢，下五色脓血，如烂鱼肠，无粪，肠中搅痛。

粉霜一钱　轻粉一钱　朱砂研末，一钱　硇砂研，一钱　白丁香末四钱　乳香研，半钱　巴豆去皮心不出油，七个

上为末和匀，蒸去皮，枣肉为丸粟米大。婴孩二三丸；二三岁儿，四五丸；旋丸儿，大者丸如麻子大，鲊汤送下，日三服，及与调胃气药间服大良。亦治积痢、蛊痢、脏毒痢。

神安丸 治如前。

砒霜一字　龙骨二字　乌鱼骨三字　赤石脂二字　茯苓三字　黄连三字，去须　淀粉三字　干姜三字，炮　黄丹三字，火飞

上为细末，入麝香少许拌匀，饭和丸黍米大，每服五丸，轻粉汤下。亦治诸痢，赤者甘草汤下，白者干姜汤下，赤白杂者干姜甘草汤下。

樗根散 治积年毒痢，无休息。

---

① 鲊(zhǎ眨)：一种腌制的鱼。

樗根白皮_{大眼树是也，取北阴下根，一截擘破用之无北阴下者亦可}　诃子_{七个，取皮，去核}

上用河水三升，煮取一升，去滓，时时呷服。一方，二味等分为粗末，每服二钱，水一大盏，煎至半盏，去渣温服，时时呷服。痢住，吃淡粥，饮乳将息。

【点评】本节列举了治疗"休息痢"证候的方剂及具体用药方法，共列举方剂 3 首，分别为鲊汤丸、神安丸及樗根散。指出鲊汤丸与调胃气药相间服用效果更佳，同时该方亦治积痢、蛊痢、脏毒痢。神安丸亦治诸痢，下痢大便颜色不同，送服方法亦不尽相同。樗根散治积年毒痢，无休息。

治诸痢杂证

龙骨散　治下痢体热烦渴①。

白龙骨_{一两}　茯神_{三分}　人参_{去芦，三分}　胡黄连_{半两}　茅根_{剉，三分}
麦门冬_{去心焙，三分}

上为散，每服一钱，水一小盏，煎至五分，去滓服，乳食前。

青黛散　治下痢发渴不止。_{时举方}

青黛_{一分}　干藕节_{一两}　密陀僧_{半两}　汉罗_{一分，乃旱螺}

上为末，每服半钱，米饮调下，无时。

冬瓜汁　治如前。

上杵冬瓜汁饮之。

乌梅饮　治如前。

乌梅_{去核，十个}　麦门冬_{去心，一分蜜，二两半}

上分为五七服，用水一小盏，煎半盏，入蜜搅匀服之，无时。

楮叶汤　治下痢发渴，得水饮便呕逆不止。

───────────

① 烦渴：持续长时间的过度口渴，经常要喝水的症状。

上以楮叶炙令黄香，用浆水半升浸之，候水绿色去叶，以木瓜一个切碎，纳汁中，煮五七沸，去木瓜，放温细细服，无时。

治婴小下痢，腹大且坚。

上以衣中白鱼摩腹。

治小儿热，下黄赤汁沫及鱼脑杂血，肛中疮烂，坐蜃①生虫。

黄连去须土皮炒　苦参　鬼臼②　独活去芦　橘皮　芍药　阿胶蛤粉炒去蛤粉，各半两

上为末，以蓝汁及蜜和丸小豆大，日服五丸至十丸，冬时无蓝汁，用子一合为末，入药内。

治小儿久痢脓汁，湿蜃生疮。

以艾叶一味，每服二钱，水一盏，煎至半盏，去滓温服，更量大小加减，乳食前。

治小儿下痢，腹胀坚硬。

以故衣带多垢者切碎，水三升，煮取一升，分服。

治小儿卒暴下痢。

以小鲤鱼一头，烧灰末之，米饮调下，以鸡子和黄蜡，作煎饼与服，又以林檎楮子同杵，取汁服，以意服之。

黄柿饼　治秋痢。

以黄柿捣和米粉作饼，或作粥与食之。

治小儿洞下滑痢。

以羊角中骨烧存性为末，饮调服方寸匕。

治小儿脾胃虚怯，泄痢腹痛。

拣肉豆蔻绝大好者一个，开一深窍，填乳香一块，用酵面裹了，慢火煨面熟，将药为细末，面糊和丸绿豆大，每服二十丸。乳食前，米饮下。

养胃丹　治小儿脏寒，下痢白脓频数。

附子重半两者炮裂去皮脐，一枚　赤石脂一两　川姜炮，一两　诃黎勒

---

① 蜃(nì 匿)：虫虫，虫食病。
② 鬼臼：苦、辛、平，祛痰散结，解毒祛瘀。孕妇忌服。

皮一两

上为细末，粟米饭丸黍米大，每服十粒，米饮下，乳食前。

【点评】本节置于八痢论最末，不隶属于"八痢"的某个具体证候，而是用于治疗小儿在泻痢的基础之上同时伴见其他症状的证候，如伴见体热烦渴及发渴不止等。共列举方剂11首，每首方剂的具体伴见症状均不同，需根据伴见症状的不同随证选方。

脱肛论

小儿脱肛者，谓大肠肛头脱出也。此因泻痢日久肠滑，冷气相搏，里急下重而便难，用力努，致肛头脱而下出，寒冷干乘，不能返得入。今叙治方于后，治小儿肛头脱出，以故麻鞋底炙热得所，按令入，频频按之，即不出；或烧鳖头灰研细敷上，然后按入，永瘥；又以木贼烧存性为末，掺上，用手按令入。

【点评】本节为继八痢论的第二部分内容——脱肛论。本段首先指出脱肛的主要临床表现，即"大肠肛头脱出"；接着论述了脱肛的主要病因病机为大肠虚冷；最后介绍了三种脱肛的外治法。

鳖头丸　治小儿因泻痢，及冷搏积久，脱肛下出，不能返收肠中，疼而不得入。

死鳖头炙令焦，二个　小皮炙令焦，一个　磁石火米醋淬不计遍数以易碎为度，四两　桂心不见火，三两

上为细末，炼蜜和丸小豆大，三岁至五岁儿五七丸，温服米饮，日三服，一方不用鳖头，只三味。

赤石脂散　治因泻痢努气下，推出肛头不入。

真赤石脂　伏龙肝_{等分}

上为细末，每用半钱，敷肛头上，频用按入。

蛛丹散_{又名黑神散}　治因泻痢脱肛疼痛。

以大蜘蛛_{一个}，瓠叶①_{重裹系定}入合子内，烧黑灰存性，入黄丹少许研匀。凡用先煎白矾、葱椒汤洗，拭干，将药末掺在软绵上，手掌按入收之，甚妙。亦治大人，又一方桑叶裹，盐泥固烧。

芜荑丹　治久痢大肠虚冷，肛门脱出。

白芜荑_{去枝微炒，一两}　鳖甲_{酥炙黄去裙，一两}　蜗牛壳_{炙焦，一两}　磁石_{烧醋淬十次研水飞}　黄连_{去须微炒，半两}　蛇胆_{半两}

上为细末，软饭和丸黍米大，每服十粒，粥饮下，乳食前。

二金散　治久痢肠头虚冷，肛门脱出。

龙骨_{一两}　枯鳖壳_{半枚涂酥炙黄用，一两}

上为细末，每用一字或半钱，干掺上，按纳之。

又方

以白龙骨研如粉扑之。

又

以鳖头烧灰细末扑之。

又方

以沿桑螺烧末，和猪膏敷上，立缩收之。此螺全似蜗牛而微黄小，雨后沿桑而生。

又方

以虎骨烧末，水调服半钱，或一钱，日三，甚良。

治小儿大肠随肛带出，转久不能收之。

以生栝萎取汁涂之，以猪肉汁蘸手，随之，令暖自入。

又方

以干胡荽切一升，烧烟熏之，则缩入。

---

① 瓠(hù 护)叶：瓠瓜的叶。

又方

以木贼不拘多少，烧存性为末，掺上，按之。

缩沙散　治小儿滑泄，肛头脱出。

以缩沙^①一两，去皮为末，每用一钱，以猪腰子一片，批开，入药末在内，绵系，米泔煮熟，与儿食之。次服白矾丸，如脱肛气逆，遍身虚肿，喘急者不治。

白矾丸

枯白矾　淀粉　寒水石各等分

上为细末，烂饭研匀，和丸黍米大，每服五丸，煎乌梅汤送下，乳食前。

斗门散　治小儿泻痢多时，青黄羸瘦，脱肛不收。

诃子肉　枳壳去穰麸，炒黄　地榆各等分

上为细末，每服一钱，米饮调下，一岁下者半钱，乳食前。

又方　治如前。

香附子　荆芥穗等分

上为粗末，每用三匙，以水一大碗，煎十数沸，淋刮^②。又方以浮萍草不拘多少，晒干，杵为细末，干贴上，以蝴蝶儿不拘多少，阴干为末，涂手心，挼^③上即止。

　　【点评】本节列举了治疗"脱肛"的内服、外用方剂共 17 首，内服方剂如鳖头丸、芜荑丹、缩沙散、白矾丸、斗门散等多具温肠固涩之功，适用于大肠虚冷所致的脱肛，如今儿科临床大肠实热证亦不少见，临证当详辨之。外用方剂如赤石脂散、蛛丹散等多具固敛升提之功。

---

① 缩沙：即缩砂仁。
② 刮(jiǔ 九)：用舌头取物。
③ 挼(ruó)：揉搓。

五疳论

小儿疳病，诸论丛杂，唯五疳之说为当。其证候外则传变不同，内则悉属五脏。

一曰肝疳，其候摇头揉目、白膜遮睛、遍身多汗、喜覆面而卧①、眼中涩痒、色泽青黄、发竖头焦、筋青胸热、腹中积聚、下痢频多、日渐羸瘦。

二曰心疳，其候浑身壮热、颊赤面黄、心胸膈脘烦躁满闷、口舌生疮、盗汗多惊、下痢脓血、神彩衰耗。

三曰脾疳，其候腹大如鼓、上多筋脉、喘促气粗、心腹壅胀、多啼咳逆、水谷不消、唇口干燥、好食泥土、情意不乐、憎明好暗、痢多酸臭、肌肉内消、形枯力劣，甚则大肉陷下。

四曰肺疳，其候咳嗽气逆、皮毛焦落、咽喉不利、揉鼻咬甲、口鼻生疮、腹内气胀、乳食不进、大肠不调、泄痢不常、憎寒体栗、粪中米出、洞下白泔②。

五曰肾疳，其候上热下冷、寒热时作、齿生疮、耳焦胸热、手足逆冷、吐逆滑泄、下部生、脱肛不收、夜啼饶哭，渐成困重，甚则高骨③乃败。

---

① 覆面而卧：言俯卧、趴着睡。

② 泔：淘米水，洗过米的水。此处指泻下物如米泔水样。

③ 高骨：经外奇穴名，出自《针灸大成》。位于手腕掌侧桡侧缘，桡骨茎突部，于掌后寸部0.5寸处取之，即太渊穴斜前外方，左右计2穴。

【点评】关于疳证的分类，古代医家认识不一，有以病因分类的，如蛔疳、食疳、哺乳甘；有以患病部位分类的，如眼疳、鼻疳、口疳等；有以某些兼症分类的，如疳嗽、疳泻、疳积、疳肿胀等；有以病情轻重分类的，如疳气、疳虚、疳极、干疳等。本篇以五脏进行分类，分别为肝疳、心疳、脾疳、肺疳、肾疳，并在证候方面进行了详细阐述。目前儿科临床一般按病程与证候特点分类，分为疳气、疳积、干疳三大证及其兼症。

小儿疳疾，乃与大人劳瘵①相似，故亦名疳劳。大人劳者，因肾脏虚损，精髓衰枯。小儿疳者，因脾脏虚损，津液消亡，病久相传，至五脏皆损也。大人劳疾，骨削而气耗。小儿疳疾，腹鼓而神羸②，以其病之始也。其脏之，传受不同故也。至于传久，五脏皆损则一也。故五损者，经言一损于皮毛，皮聚毛落，肺也。二损于肌肉，肌肉消瘦，饮食不为肌肉，脾也。三损于血脉，血脉虚少，不能荣于脏腑，心也。四损于筋，筋缓不能白③收持，肝也。五损重于骨，骨痿不能起于床，肾也。病极则大肉陷下，高骨败坏，以至死矣。

【点评】小儿疳疾与大人肺痨相似，为消耗性疾病，日久必五脏受损，即肺、心、脾、肝、肾皆受累。

凡小儿疳疾，多是下药所坏。小儿脏腑嫩软，易虚易实，一切于诸病误行转下，致脾胃虚弱，津液内耗，皆能成疳。

且如潮热，日中时发者，是脾脏虚，心脏实 日中乃心用事之时 而内发其热。法当先补其肝母 肝乃心之母也，肝实而后泻心，心得母气则平，

① 劳瘵(zhài 寨)：同痨瘵。由于痨虫侵袭肺叶而引起的一种具有传染性的慢性虚弱疾患，或称肺痨。
② 腹鼓而神羸：小儿腹胀如鼓且无神。
③ 白：此处应为"自"。

而潮热乃愈。医见潮热，妄谓其实，便以大黄、牙硝等冷药利之。利既多而不能禁，则津液内亡，渐成疳也。又如癖①病发作，寒热饮水，胁下有形而硬痛，法当用药渐消磨之。医见有癖，便以巴豆、硇砂辈药下之。下既多而津液耗，则渐成疳也。

又如伤寒五六日之后，有下证。因以冷药下之太过，致脾胃虚而津液耗，即便引饮不止而热生。如此则热气内耗于津液，肌肉外消而羸瘦。他邪相干，证变百端，亦因成疳也。

又如吐泻病久，津液耗亡，亦能成疳也。

又如小儿食肥甘物，多因伤为积，则蕴利发热，津液内耗，亦能作疳，故甘为疳也。《圣济经》云："肥甘之过，积为疳黄，乃谓是矣。"故诸病皆能成疳也。

【点评】论述小儿疳疾的病因，多为用药不当、久病吐泻、过食肥甘所致。

甘疳之候，眼涩多困，或生白膜、唇口淡白、身色黄黑、食泥土生米、喜卧冷地、疥癣头疮、洞泄青白黄沫、下痢脓血、腹满喘咳、耳鼻生疮、发稀作穗、头大项细、肚大青筋、脚手垂、瘦瘠饮水、筋痿骨重、形劣尪羸，皆其证也。本因脾虚津耗，久则传变而成。传缓者则为慢疳，传紧者则为急疳。又当辨认冷热肥瘦。其肥热疳者，乃因食肥甘，积聚生热而作，故多病于初也，钱乙治用黄连丸。其瘦冷疳者，乃因转下泻痢生冷而作，故多病于久也，钱乙用木香丸。通治冷热疳者，钱乙用如圣丸。凡治小儿之病，必量虚实冷热，不可妄行转下，恐变生疳也。若病初之脾虚津少，发渴欲饮者，当生胃中津液，煎钱乙白术散与服，惟多则才好。其钱乙诸方，本集载之。

【点评】小儿疳证临床表现多种多样，皆因脾虚津耗，久则传

---

① 癖：潜匿在两胁间的积块。

变而成。根据病程长短分为慢疳、急疳；又根据冷热肥瘦分肥热疳、瘦冷疳，同时阐述了宋代医家钱乙治疗肥热疳、瘦冷疳所用药物。最后强调，治疗小儿疾病，分清冷热虚实，不可乱投药物，恐生变化。

又有一证，其候腹中有块、身体羸瘦、毛发焦稀、腹大气喘、冷痢脱肛、吃爱吐，俗曰无辜。《宝鉴》云："按《玄中记》有无辜之禽，一名姑护，一名钓星鬼，但喜夜飞，人有暴露小儿衣袂包，其禽飞立在上，令儿患此疾也。"

食予性好寻阅异书，十余年间，竟不知《玄中记》之所出。又此禽既云夜飞，必有形状，世间亦莫之曾见，是必巫觋①假以鬼名而伪言者也。今鲜其证，而对其病，实乃疳疾之候耳，特为破其邪说，以祛惑乱矣。

【点评】《玄中记》中描述奇幻景象实则为小儿疳疾证候，非巫师所说鬼名等虚假言论。

治五脏疳方

地黄丸 治肝疳拘急，疳气入眼隐涩②，或生白膜晕翳赤脉③等疾。

熟地黄八钱　山茱萸取肉，四钱　干山药四钱　泽泻三钱　牡丹皮去心，三钱　白茯苓去黑皮，三钱

上为细末，炼蜜和丸桐子大。三岁下儿一二丸，上者三四丸，温水化下，空心。

---

① 巫觋(xí习)：古代称女巫为"巫"，男巫为"觋"，合称"巫觋"。
② 隐涩：不通畅。
③ 白膜晕翳赤脉：指黑睛生翳，白睛混赤，系疳气入眼的证候。

熊胆天麻丸　治肝疳羸瘦，摇头揉目，百脉拘急①。

熊胆　天麻　羌活去芦　蝉壳去土　使君子去壳　胡黄连各一两　芦荟　干蟾涂酥炙黄，各半两

上为细末，粳米饭和丸黍米大，每服十丸，煎荆芥汤化下，量大小与无时。

夺命丹　治心疳体热，惊搐烦渴，发稀肚大，泄泻羸瘦。

朱砂　麝香　牛黄　脑子　芦荟　没药　硼砂　熊胆　麒麟竭半两　粉霜一钱　使君子去壳，十个　青黛三钱

上为末，滴水和丸豌豆大，每服一粒，薄荷水化下，日三，儿大二三丸。

朱黄丹　治心疳挟惊，发热烦渴，盗汗羸瘦。

朱砂研水飞，一分　天竺黄研，半两　干全蝎微炒去毒，二十一个　天浆子去壳微炒，十四个　人参去芦，一两　胡黄连一两　青黛研，一分　龙脑研，一钱

上为末拌匀，炼蜜和丸黍米大，每服十粒，人参汤化下，无时。

黄垩丸　治脾疳发黄身肿。

黄土末，一两　陈皮去白，一两　木香一分　巴豆去皮膜出油尽，二十个

上为末，饭和丸粟米大，每服三二丸，煎黑豆汁送下，无时。

木香煎　治脾疳因不知饥饱，积滞内停，腹大脚细，下痢②无度。

南木香剉，一两　肉豆蔻面裹煨去面，一两　干蟾酥炙，二个　胡黄连一两　使君子去壳，一两　五灵脂一两　巴豆去皮心膜纸裹出油尽，七个　麝香一分

上为末细匀，滴水和剂，入石臼杵一二百下，丸如黍米大，每服一二丸至五七丸，量大小与，温生姜汤下，乳食后，一岁下者一丸，二岁上者三丸，以意加之。

肉豆蔻丹　治脾疳如前。

---

①　摇头揉目，百脉拘急：肝疳肝风内动的证候。
②　痢：通"利"，言下利之意。

肉豆蔻_{面裹煨，一两} 使君子_{去壳，一两} 青皮_{去穰炒黄，一两} 牵牛子_{炒黄四味为末，一分} 芦荟_{研，一分} 麝香_{研，半钱}

上研匀细，糯米饭和丸黍米大，每服十丸，生姜汤下，食后。

香连散 治脾疳泄泻，腹大脚细，渐成瘦弱，及诸脾胃不和，气不调顺，并能治之。

木香_{一分} 黄连_{去须炒，半两} 诃子_{煨去核选皮，一分} 肉豆蔻_{面裹煨去面，三个} 甘草_{炙，一分}

上为细末，每服一字或半钱，米饮汤调下，乳食前。

麝香丹 治肺疳皮毛枯燥，咳嗽上气。

胡黄连_{一两} 半夏_{汤洗七次，半两} 紫苏子_{微炒，一分} 五味子_{一分} 干蟾_{炙酥焦，以上先为末，一个} 麝香_{研，一分} 芦荟_{研，一分} 朱砂_{研，一分}

上为末细匀，枣肉和丸黍米大，每服五七粒，米饮下，无时。

灵砂丹 治肺疳因咳嗽羸瘦，皮枯毛落。

人参_{去芦，半两} 甜葶苈_{炒，一分} 五灵脂_{一分} 胡黄连_{四味为末，一分} 辰砂_{研，半两} 麝香_{研，半两} 芦荟_{研，半两} 杏仁_{去皮尖麸炒黄，半两}

上为末拌匀，粳米饭和丸黍米大，每服十丸，人参汤下，无时。

石绿散 治肾疳耳上生疮，及治肥疳头疮鼻烂，浸久不瘥。

石绿 白芷_{各等分}

上为末，先以生甘草水洗疮，拭干敷药，一日愈。

蛙鸡灰散 治肾疳成蜃，肠虚，虫蚀下部肛肠等。

以长脚蛙青背_{一枚} 鸡骨_{一分}同烧为灰，细研为末，吹入下部中，令深入，数用大效。

桃白散 治如前。

桃根白皮_{一两} 黄柏_{蜜炒，一两} 黄连_{去须炒，一两} 蛇蜕_{烧灰，半两} 干蜗牛_{烧灰，一分} 青州枣_{去核烧灰，五十个}

上为细末，入淀粉_{一分}，麝香_{一钱}，同研匀。每服一字至半钱，粥饮调下，乳食前，量轻重加减用药。

如圣丹 治如前。

干蟾烧灰，七个　蝉壳去土尽，半两　蛇胆一分　大枣去核烧灰以上先为末，一个　黄丹研，一分　淀粉研，一分　麝香研，一钱

上同拌研匀细，用好醋看干湿拌匀，臼杵一二百下成膏，丸黍米大，每服五七粒，米饮下，量大小加减，又化三二粒涂调患处，若虫出乃愈。

乌金膏　治肾疳入经，灌注阴囊，黄亮色肿①。

通草烧，一分　黄柏烧，一分　大黄烧各存性，一分

上同研为末，每用一钱，以猪胆调成膏，于阴肿处遍涂之，如未退，更煎蛇床子汤洗之，再调涂必效。

二肝丸　治疳痢不止。

龙胆草去芦，一两　漏芦去芦，一两　菖蒲九节者，一两　胡黄连半两　地榆以上先为末，半两　鸡肝破开，一两　猪肝破开，一两

将药末入二肝内裹定，以水二盏，入盐少许，煮至肝熟，于石臼中杵一二百下成膏，丸黍米大，每服十粒，麝香汤下，食前。

金灵散　肾疳时久，骨沉力弱，项细头重，致天柱骨倒，不能擎举抬头②。

以白僵蚕不拘多少，拣直者去丝嘴，炒焦为末，每服半钱或一字一钱，薄荷酒调下，日三，须臾用生力散涂之。

生力散

以木鳖子三个，草麻子三十个，各去壳取肉，同研细，每用一钱许，津唾调摊纸上，先紧抱定儿，揾项上令热贴。

【点评】本篇详细论述了治疗五脏疳方剂18首。其中地黄丸、熊胆天麻丸治肝疳，养肝息风；夺命丹、朱黄丹治心疳，清心安

① 肾疳入经，灌注阴囊，黄亮色肿：肾开窍于二阴，肾气虚惫，气不化水，故阴囊肿。

② 骨沉力弱，项细头重，致天柱骨倒，不能擎举抬头：指颈项软弱无力，头向下垂不能抬起。

神；黄芏丸、木香煎、肉豆蔻丹、香连散治脾疳，理气消积，健脾止泻；麝香丹、灵砂丹治肺疳，益肺，祛痰，止咳；蛙鸡灰散、桃白散、如圣丹、乌金膏、金灵散、生力散治肾疳，益肾，利湿，消肿；二肝丸疗疳泻。

治疳泻痢方

赤石脂散　治疳泻不止。

赤石脂　川芎各等分

上为细末量大小多寡，米饮调下，乳食前。

二圣丸　治泻久不愈，羸瘦成疳，常宜服之。

川黄连去须　黄柏去粗皮，各一两

为细末，将药入猪胆内，汤煮熟取出，丸绿豆大，每服二三十丸，米饮下，无时。

竹茹丸　治疳气泄泻烦渴，其效如神。

好黄连去须土，剉块子——相似，一两　吴茱萸拣去枝梗，一两

上二味，以蜜相和拌匀，炒赤黄色，去茱萸，只用黄连为末，薄糊和丸萝卜子大，每服十丸，煎竹茹米饮送下，无时。

六神丹　治疳气羸瘦，脏腑怯弱，泄泻虚滑，乳食减少，引饮无度，心腹胀满。

丁香　木香　肉豆蔻并面裹煨用，各半两　诃子煨去核秤，半两　使君子去壳，半两　芦荟细研，一两

上为细末，枣肉和丸麻子大，每服五七丸，温米饮下，乳食前。服此药于夏秋间，应小儿泄泻色白，或泻多服药不瘥者，但与之便定。

如圣丸　治冷热疳泻。

胡黄连　川黄连去须土　白芜荑去扇取仁炒，各二钱　使君子去壳，一两　麝香研，半钱　干蟾剉，酒熬膏，三个

上为细末，入蟾膏和丸麻子大。二三岁以下儿五七丸，以上者十丸至十五丸，人参汤下，食前。

木香散 治疳泻腹胀。

木香 青皮_{去穰，各一钱} 陈粟米_{一合} 巴豆_{去皮，同米炒，至巴豆黑色，去巴豆留米用，三十粒} 草豆蔻_{一个生用，一个面裹煨熟，二个} 蛅蟷_{去头足翅，糯米炒焦，去米，二个}

上为细末，每服一字或半钱，米饮调下，食前。

硫黄丸 治疳泻色白如米泔。

巴豆_{去皮膜出油尽，十四个} 硫黄末_{一钱} 青黛_{末，一钱} 芜荑_{去皮末，一钱}

上拌研匀细，水浸蒸饼和丸绿豆大，米泔水送下三丸，食前。

金粟丹 治疳瘦泄泻腹大，好食泥土①。

母丁香 龙胆草_{去芦} 厚朴_{去粗皮，生姜制} 朱砂_{研飞} 青黛_{研，各一两} 夜明砂_{微炒} 蝉壳_{去土尽} 诃子肉_{微炒}

上为细末，和蜜一半面糊一半，相和丸黍米大，每服十粒，米饮下，无时。

橘香丸 治疳积黄瘦，盗汗腹胀泄泻，宿滞不化，气促发喘。

陈皮 木香_{各一两} 姜黄_{切片} 草豆蔻仁 白术_{剉，炒} 牵牛子_{炒，各半两}

上为细末，滴水和丸麻子大，每服十丸，葱白米饮下，食后。

木香芥粒丸 治如前。

陈粟米_{二合} 巴豆_{去皮膜同米炒，至米焦，去巴豆用米，半两} 陈皮_{半两} 槟榔_{研细，一两} 人参_{去芦，一分} 木香_{一分}

上为细末，饭和丸芥子大，每用三五丸，米汤下，看虚实大小加减，不拘时。

麝香丸 治脾热生疳泄泻，气弱不食。

川苦楝_{取肉，用童子小便浸一宿，焙干，一两} 巴豆_{去皮膜，同苦楝慢火炒至微}

---

① 好食泥土：指嗜食异物。

紫色，去巴豆不用，半两　芦荟　槟榔　芜荑去扇，各半两　没石子一分　麝香少许

上为细末，猪胆汁浸蒸饼和丸黄米大，每服十丸，米饮下，食后。

吴婆散　治疳泻不止，不计度数，渐成羸瘦，饮食减少，众药不效。

桃根白皮一分　黄柏蜜炙，一分　芜荑去皮，一分　黄连去须微炒，一分　没石子一钱半　厚朴去粗皮姜制，一钱　木香一钱　丁香一钱　楝根白半分　槟榔一钱

上为末，三岁以下儿每用半钱，以上至六七岁者一钱，煎紫苏木瓜米饮调下，食前，日三服，屡验。此药性小温，暴热泻者不可服。一方无没石子、丁香、槟榔三味。

水蓼丹　治疳气羸瘦血痢。

蛇蜕一两　牛黄别研末，一分　鸡头壳二味烧存性，一两　胡黄连半两　水蓼焙，半两　朱砂研，半两　芦荟研，一分　粉霜研，一分

上拌匀细，软饭和丸黍米大，每服五七粒，麝香汤下，无时。

龙骨汤　治疳气瘦弱，下痢白脓，久而不瘥。

龙骨半两　诃黎勒皮焙，半两　赤石脂半两　酸石榴皮微炒，一分　木香一分　使君子仁一分

上为细末，每服一字或半钱，麝香汤调下，无时。

丁香散　治如前。

丁香二个　黄连一寸　大枣去核，一个

上以枣裹二药麻缠，火上烧存性，研为细末，米饮调下，无时。

芫蔚粥　治如前。

以芫蔚叶即益母草也煮粥食之，或取汁饮亦妙。

蔷薇汁　治如前。

以生蔷薇根洗净，细切煎脓汁，稍稍饮之。

胜金丸　治如前，及加腹胀。

以鸡子一枚，打一眼子，如豆大，入去皮巴豆一粒，腻粉一钱在内，以五十重纸裹，于饭甑内蒸三次，取鸡子肉同药研，更入麝香少许细匀，添少糊，丸如黍米大，食后临卧温汤下二三丸，量大小与服。一方用鸡子一枚打破，和腻粉炒干为散，米饮调一字或半钱服。

薤糯饼 治如前。

以薤白一握，生杵如泥，同蜜和糯米粉研作饼，炙熟与吃，不过二三次，瘥。

樗白棋子 治如前。

以樗根白皮捣细碎，面拌和，切作小颗棋子，日晒少时，又拌面一次。凡三过为度，水煮熟，加盐醋顿服，量大小与，困重者服之，瘥。

樗根米泔汁 治如前。

以樗根白皮煮浓汁，半鸡子壳，和粟米泔半鸡子壳，同灌下部，再作即瘥，其验如神。

木香使君丹 治疳气羸瘠，虽能食，不生肌肉，时时泄痢无休。

使君子去壳炒，二两　木香一两　丁香一两　厚朴去粗皮生姜制，一两　没石子一两　胡黄连一两　肉豆蔻面裹煨去面以上先为末，一两　芦荟研，一分　麝香研，一分

上为末同匀，以粟米饭和丸黍米大，每服十粒，煎陈橘皮汤下，无时，乳食前。

君子丸 治疳劳发热，挦眉咬甲，发疏腹胀，不思乳食，羸瘦虚滑，下痢无度，爱食泥土。

厚朴去粗皮，姜制　甘草炙　青黛　陈皮去白，一分　诃子炒，去核，选皮用，一方一两半生半熟，各半两　使君子去壳面裹煨热，一两　白芜荑去扇，三分

上为末，炼蜜和丸鸡头子大。三岁下儿半丸，以上者一丸，乳汁或米饮化下，若夹惊热泻，用之极妙。

青黛散 治诸疳泻痢，毛焦羸瘦。

歌曰：孩儿大病变成疳，不问强羸女与男，

　　　　似积伤食不进，渐成柴瘦困耽耽①，

　　　　体热口干频饮水，皮毛枯槁四肢摊，

　　　　腹大时时更下痢，青黄白赤一般般，

　　　　眼涩面黄鼻烂赤，口气增寒卧不安，

　　　　忽然泻下如泔淀，又似脓胶涕作团，

　　　　肛头凸出饶啼哭，不忻②哺乳泪潸潸，

　　　　腹中有病须医疗，何须祈祷赛神盘，

　　　　此方便是青黛散，孩儿服饵③立安全。

上以青黛研为细散，水调服之，量大小与。

赤虎丸　治疳积泻痢。

朱砂别研　胡黄连　川黄连去须　芦荟　腻粉各一分　硫黄别研，二钱　肉豆蔻面裹煨去面，一个　巴豆去皮，用麸炒至麸黑去麸，用巴豆别研，二十四个　麝香少许

上为细末，研匀细，面糊和丸，如萝卜子大，用甘草汤送下。一岁儿一丸，以意加减。

漏芦煮肝汤　治疳气肚胀，冷热不调，泻痢无度。

以漏芦一两为末，每服一钱匕，猪肝一两，盐少许，水煮熟，空心顿服，大治无辜疳。

君子散　治五疳小便白浊，泻痢无度。

以使君子仁为末，米饮调服，食前。

厚脾丸　治疳劳虚冷，白痢泄泻，手足逆冷。

厚朴去粗皮姜制，半两　肉豆蔻面裹煨去面，一个　龙骨半两　诃子肉煨去核用，半两

上为细末，糊丸绿豆大，米饮下十丸，无时。

---

① 柴瘦困耽耽：言骨瘦如柴，困顿不堪。耽耽，深邃貌。

② 忻(xīn 欣)：同"欣"，喜欢。

③ 饵：服食，吃。

虾蟆丸 治诸疳疳泻。

芦荟研 黄连去须 谷精草 桂心 朱砂研,各一钱 缩砂仁二钱 熊胆温水化研,半钱 麝香研,半钱

上除研药外,剉细。用一大虾蟆去了肚肠,入剉药在内,以线缝合。先用好醋浸少时,次慢火炙。酒醋又炙,至焦黑,放冷,杵研为末。入研药拌匀,取獖猪胆汁和丸绿豆大,每服五七丸,米饮下,量大小加减。此乃知信州王绍祖方。

【点评】本篇详细论述了治疗疳泻(如疳气泻、冷热疳泻、疳泻腹胀等)方剂27首,具有理气消积、健脾止泻之功。每首方剂均详细阐明了所治疳泻临床表现、药物用法、用量及服法,值得当今儿科临床借鉴。

治诸疳虫动方

肥儿丸 治诸疳,久患脏腑,胃虚虫动,日渐羸瘦,腹大不能行,发坚作穗,肌体发热,精神衰弱。

黄连去须 神曲炒,各一两 使君子仁 肉豆蔻面裹煨去面 麦蘖炒,各一两 木香二钱 槟榔不见火,二个

上为细末,面糊和丸萝卜子大,每服二三十丸,熟水下,食空服。

芦荟丸 治五疳羸瘦,虫咬腹痛,肚大青筋,一切疳疾。

芦荟 木香 胡黄连各一分 干蟾酒浸炙焦,一个 槟榔炮,二钱 青黛二钱 青皮去穰,秤一分切碎去皮,入巴豆十粒炒令焦,去巴豆只用青皮 使君子仁三十个 芜荑用仁,一钱 麝香一字

上为细末,用猪胆汁和丸黍米大,每服十丸,米饮下,无时。

又方

芦荟 木香 胡黄连 川黄连去须 青皮去穰 白芜荑取仁 雷丸

鹤虱_{微炒，各半两}　麝香_{研，一钱}

上为细末，粟米饭和丸绿豆大，米饮下一二十丸，无时。

又方

芦荟_{半钱}　赤石脂_{一钱}　使君子_{去壳，七个}　雷丸_{一钱}　姜黄_{一钱}　川楝子_{去核，一钱}　槟榔_{一钱}　巴豆_{去皮膜出油尽，七个}

上为细末，猪胆汁糊丸黍米大，一岁儿二三丸，以上者三四丸，量大小与之，冷木香汤下，无时。

麝香黄连丸　治疳气羸瘦，白虫作。

胡黄连　白芜荑_{去扇，各一两半}　宣连_{去须，半两}　辰砂_{研，一分}　麝香_{研，一字}　木香_{半两}

上为细末，糊丸绿豆大，米饮下五七丸，三岁上者十丸，无时。

榆仁丸　治疳热瘦悴①，虫作腹痛。

榆仁_{去皮}　黄连_{去须，各一两}

上为细末，用猪胆_{七个}取汁，在碗中和药安甑上，蒸九次，每日一次，候数足。研麝香_{半钱}入之，以白汤浸蒸饼和剂，丸绿豆大，每服五七丸至一二十丸，米饮下，无时。

雄黄丹　治五疳羸瘦，多生虫动。

干蟾_{酥炙焦}　胡黄连　白芜荑_{去扇}　川黄连_{去须}　干漆_{炒烟尽先为末，半两}　雄黄_{水飞，半两}　麝香_{研，一钱}

上为末拌匀，猪胆汁和丸黍米大，每服十粒，新汲水下，无时。

干漆散　治疳疾蛔动，腹肚疼痛。

干漆_{炒烟尽，一钱}　使君子_{去壳，十四个}　白芜荑_{去扇，六十片}　楝树东边皮_{日晒，去粗皮，取白皮，一分}

上为细末。每二三岁儿半钱，以下者一字，沙糖熟水调下，无时。

---

① 瘦悴：言瘦弱憔悴。

使君子散　治如前。

使君子仁炒，一钱　黑牵牛炒过为末，二钱　轻粉二钱匕

上为末。每用半钱，于五更初，疏米饮调下，无时。

三根散　治疳疾蛔作腹痛，啼叫不止，每至月初间即甚，状如神祟①。

贯仲根去土　棠梨根取皮用　酸石榴根各一两　栗刺②　故绵　干漆各半两

上六味，并烧存性，为细末。每服一钱，水八分盏，煎至四分，去滓温服，无时。

猪肚丹　治疳瘦盗汗少力，大便有虫，曾经大效。

川黄连去须　胡黄连　木香各一两　羌活去芦　芦荟　肉豆蔻面裹煨去面　白芜荑去扇　鳖甲醋炙焦去裙襕，各半两

上为细末，用猪肚一个，先刷令净，以好白芷二两纳肚中，蒸极软熟，去白芷不用，却入诸药缝合，再蒸如泥，取出，同肚入臼，杵二三百下成膏，丸黍米大，每服十粒，米饮下，量大小加减，无时。

绿矾丸　治疳疾有虫，爱食泥土。

以绿矾为末，猪胆汁和丸绿豆大，每服五七丸，米饮下，无时。

又方　治如前。

以市合人聚时，买市中羊肉半斤，用绳系之，顿地上。令人把绳头拖至家，水洗净炒炙，依科与儿食之，未能食者，煮至汁与饮。一方，肉一斤，绳系曳数里，勿洗，炙与食。

除毒丹　治疳蛔不瘥，传染兄弟姊妹。

鬼臼去毛，一两　苦参剉，半两　青葙子半两　龙胆草去芦，半两　硫黄一分　绯绢一分　干蟾一分　白矾一分

上件药剉拌一处，并烧存性为末，炼蜜和丸麻子大。每服十粒，磨沉香汤下，无时。

---

① 状如神祟：啼叫不止如鬼怪。
② 栗刺：味甘、酸、微涩，性平，能收涩，消肿，主治痢疾及痔疮。

治小儿疳蛔。

以鸱粪干为末，炙猪肉蘸与之啖①，奇妙。粪多在山石之上，紫色如花，就上刮取之。

治小儿疳湿痛痒，下部生虫蚀疮。

以没石子为末，吹下部中，又以地榆煮汁洗之。日二，又以铁衣着下部中。治小儿疳湿生䘌，蚀痛以地蓄一把，水二升，煮至半升，空腹服半合，大小以意加减。

治小儿疳热，伏结肠中，下赤黄汁沫，及如鱼脑杂血，肛中疮瘥生，虫蚀痛痒。

黄连去须　柏皮炒　苦参　鬼臼　独活去芦　橘皮　芍药　阿胶剉蛤粉炒去蛤粉，各半两

上为末，以蓝汁入少熟蜜，和丸小豆大。每服五七丸，米饮下，无时。冬时无新蓝取汁，用子一合，舂为末，入药内蜜丸。

治小儿疳湿生蚀，下部痒痛。

胡粉　雄黄各一分

水研飞，同研细，每用少许，敷下部中。

治小乳疳痢不瘥，久成湿。

以艾叶半两，水一升，煮取半两，量儿大小，以意加减与服。

【点评】本篇详细阐述了疳积、腹中有虫的临床表现，论述了治疗诸疳虫动方剂16首，每首方剂在药物用法、用量及服法方面交代详细。篇中肥儿丸仍为现代治疗小儿腹胀、蛔虫病良方。

治诸疳杂证方

五疳保童丸　治五脏诸疳，一切并主。

青黛研　雄黄研　麝香研　芦荟研　熊胆研　胡黄连　黄连去须

---

① 啖(dàn 淡)：吃或喂。

龙胆去芦　苦楝皮取皮　虾蟆灰　蜗牛微炒　白鱼炙焦黄，无，即炒白芜荑代　夜明砂微炒　五倍子　青皮去白　天浆子微炒，各一钱　蟾头炙令黄，一枚

上为细末，糯米饭和丸麻子大。每一岁儿十丸，温米饮下，日三，服无时。

龙香散　治五疳瘦悴，多啼叫唤，口疮发穗①。

白术一分　石胆②研，半钱　龙齿一钱　陈皮末，一钱　麝香研，半字

上为细末，每服半钱，米饮调下。二岁下者服一字，无时。

圣功散　治五疳。

苦楝根皮生子东引者，米泔浸一宿　鹤虱各等分

上味为末拌匀，每服半钱，熟水调下，连进二服，无时。

使君子丸　治诸疳，和脾胃。

使君子仁一两　川芎生，一分　厚朴去粗皮，生姜汁涂炙用，一分　陈皮去白秤，一分

上为细末，炼蜜和丸皂子大。三岁以上一粒，以下半粒，陈米饮化下，无时。

二香青蟾丸　治久疳积热，面青口干，咬甲捋眉，爱盐食土，咳嗽，肚大青筋，柴瘦尪羸。

母丁香三个　麝香半字　青黛一分　蟾去肠肚炙令焦黄，一只

上为细末，煮浆水饭和丸粟米大，温水送下三丸，无时。

芦荟丸　治五疳不长肌肉，食减，日渐黄瘦。

芦荟　芜荑去皮　青黛　槟榔　黄连去须，各一分　胡黄连半两　蝉壳去土，二十一个　猪胆二个　麝香少许

上除猪胆外，为细末，却用猪胆和丸麻子大，每服五七丸，米饮下，无时。

橘连丸　治疳气脾胃不和，饮食不化，日渐羸瘦。

陈皮一两　黄连去须米泔浸一宿，一两半

---

① 发穗：言头发枯黄如穗。

② 石胆：中药名，酸、辛、寒，有毒，主治风痰，喉痹喉风，走马牙疳。

上为细末，别研麝香末半钱 拌匀，用猪胆七个，分药入胆内。浆水煮，候至临熟，各以针微扎破，以熟为度，取出，入粟米饭和丸绿豆大。每服一二十丸，米饮下，无时。

熊胆丸 治诸疳羸瘦。

熊胆 使君子仁各等分

研细，放入瓷器中蒸熔，宿蒸饼就丸麻子大，米饮送下二十丸，无时。

蜗牛壳 治一切诸疳。

以蜗牛壳七个，洗去尘土晒干，纳酥蜜于壳中，瓷器盛之，纸封糊盖。于蒸饭下馈时盛馈中，蒸至饭熟，取出细研，渐渐令服，一日至尽。

香蟾丹 治诸疳肌瘦，肚大筋多，发稀脚细。

干蟾水浸去骨，用瓦藏瓶一个，顶上取一窍，入蟾肉在内，盐泥固济，通留窍子，木炭火烧烟息存性，取出放地上一宿，出火毒为末，五个 胡黄连二两 蛇蜕烧灰，一两 地龙去土微炒，半两 天竺黄一分 朱砂研，半两 麝香研，一分

上为末匀细，糯米饭和丸黍米大。每服十粒，米饮下，无时。

夜明砂丹 治五疳腹胀，目涩多睡。

夜明砂微炒，一两 胡黄连半两 龙胆草去芦，半两 苦楝根皮半两 干蟾烧存性以上五味先为末，五个 青黛 麝香 芦荟研细，各一分

上研匀细，粳米饭和丸黍米大。每服十粒，米饮下，无时。

紫霜丸 治诸疳发热，肚大脚细，发穗面黄，宿滞不消，或作寒热，腹内痛疼，经年瘦弱，及中恶①等病。

代赭石火煅米醋淬，不拘遍数，以手捻得碎为度研细水飞，半两 牛黄研，二钱 朱砂研，一分 麝香研，一钱 鳖甲醋炙，一分 巴豆去皮心膜出油尽，一分 枳壳去穰麸炒，二钱 当归去芦并土炙，二钱 甘草炙，三分 木香一分 生犀末二钱 大黄三分

上为细末，炼蜜和丸黍米大。每服三五丸，米饮下，无时。

---

① 中恶：系古病名，感受秽毒或不正之气，突然厥逆，不省人事。

如圣丸 治五疳羸瘦，面黄腹急，盗汗体热，乳食不消。

白芜荑微炒去皮，二两 黄连去须 神曲炒 麦糵微炒净，各一两

上为细末，猪胆汁煮糊丸黍米大。每服一二十丸，米饮下，量大小虚实加减。一方有陈皮、木香各半两，又名益儿丸。

鳖甲黄连丸 治诸疳羸瘦，发热盗汗寒热，肚大脚细，不肯进乳食，气粗促急，脾胃不调等证。

鳖甲童子小便、米醋各半盏，慢火上蘸炙至尽，色焦黄 黄连用巴豆七个，去皮膜，用水一盏，同煮水尽，去巴豆不用，只使黄连 白术 人参去芦 茯苓 甘草炙 川楝肉 使君子仁 木香 草豆蔻炮去皮 柴胡去芦 陈皮去白 龙胆各半两

上为细末，獖猪胆汁和丸绿豆大。每服一二十丸，米饮下。如有潮热，体热不解，乌梅汤下。

熊胆丸 治一切诸疳羸瘦。

熊胆 芦荟 胡黄连各半两 牛黄研，一分 麝香研，一钱 蟾酥少许研入面煮糊和剂

上匀细末，入蟾酥糊和丸绿豆大。每服五七丸，麝香汤下。

金瓜丸 治疳热黄瘦，作热发渴，久服解热，进食肥肌。

黄连去须 黄柏 甘草炙 青皮去穰，各等分

上为细末，猪胆汁和匀，却入胆中，线系定，于银石器内，以浆水煮五七沸，取出，风里悬一宿。于胆内出药入钵，再入麝香少许，同研烂匀，丸绿豆大。三岁下五七丸，以上者数十丸，空心米饮汤下，日三服，无时。

肥肌丸 治五疳黄瘦，久不美食，手与脚俱浮肿，烦渴饮水，常服退热肥肌，杀虫去疳，此卫小儿之宝也。

川楝子去核选肉，二两 川芎二两 橘皮拣净，四两 龙胆去芦，二两 巴豆去皮，同橘皮、龙胆炒至焦，去巴豆不用，十四个

上为细末，面糊和丸麻子大，朱砂为衣，每服十丸十五丸，米饮下。腹胀橘皮汤下，无时。

香蟾丸　治诸疳。

大蟾去肠肚好醋浸三日焙焦干，一只　芜荑去皮，一分　黄连去须，一分　甘草炙，一分　夜明砂用粳米百粒同炒至焦黄去米，半合　使君子去壳，一分　麝香研，一字

上为细末，猪胆汁和丸萝卜子大，每服五七丸，米饮下，无时。

又方　名同治同。

干蟾酥炙焦黄，三个　五灵脂去沙石，二两　蝉壳去土，半两　雄黄研飞，半两　诃子肉半两　母丁香半两　胡黄连一两　黄连去须，一两　使君子仁一两　青黛一分

上为细末，面糊和丸绿豆大，汤下二三十丸，无时。

又方　名同治同。

鳖甲去裙襕醋炙黄　虾蟆炙黄　诃子炮取肉　木香各一两　芦荟研　铁粉研　雄黄研飞　胡黄连各半两　麝香研，二钱

上都如粉细匀，糊丸粟米大，每服一十丸，米饮下。病大赢瘦者，不过五七服愈，曾经效验。

牛黄煎　治诸疳食伤，气胀体瘦，壮热发穗，多困尪赢，齿烂鼻疮，泻痢丁奚[①]，潮热等疾。

大蟾去皮、骨、肚、肠，炙焦为末，用无灰酒一盏，一只　獯猪胆取汁同蒸成膏，一个　黄连　诃子炮取肉　使君子　仁蝉壳去土　没石子　芦荟　芜荑去扇　熊胆　夜明砂　朱砂水飞　雄黄水飞，各一钱　牛黄别研，一钱　麝香别研，一钱　脑子别研，半钱　木香　肉豆蔻面裹煨去面二味，春夏用半分，秋冬一分

上为末，入蟾膏和丸麻子大，米饮下五七丸。惊疳金银薄荷汤下，干疳腹胀桃仁茴香汤下，疳蛔东引石榴苦楝根汤下。五岁上者十丸，此药尤治疳痢，若挟热者不可服。

黄连丸　治疳气眼涩多困，手足发热，脾胃虚弱，发黄作穗，渐渐赢瘦，不思乳食。

---

① 丁奚：病证名，小儿黄瘦腹大的病证，多由脾胃虚弱，喂养不当所致。

胡黄连　使君子肉　白芜荑去扇，各一分　巴豆去皮膜出油尽，十四个

上为末，猪胆汁和丸麻子大。每服三五丸，米饮下，空心日二服。

芦荟丸　治五疳面黄肌瘦，腹胀发穗，目涩口臭，断烂鼻疮，咬甲掻眉，爱吃泥土，泻痢无度，寒热往来。

干蟾　大皂角二味等分，同烧存性，为末，用下项药，每一两　青黛研，一分
芦荟研，一钱　麝香研，一钱　朱砂研水飞，一钱

上为末和匀，浸蒸饭和丸麻子大。每三岁下儿一十丸，上者以意加至二十丸，温水饮送下，无时。

龙胆丸　治诸疳发热。

龙胆草去芦　黄连去须　使君子肉　青皮去穰，各等分

上为细末，猪胆汁和丸萝卜子大。每服一二十丸，熟水下，无时。

粉糖丸　治疳，爱食泥土。

以腻粉一分，用沙糖拌和，丸如麻子大。米饮下一丸，良久取下泥土，立瘥。

龙粉丸　治疳渴饮水。

龙胆草去芦　淀粉微炒　乌梅肉焙秤　黄连去须，各半两

上为细末，炼蜜和丸麻子大。米饮下一二十丸。

香葛散　治如前。

藿香去土　干葛　甘草炙，各一两　白梅肉炒，半两

上同为细末，煎浮萍草汤调下半钱。量大小与服，无时。

熊胆丸　治疳瘦肚肿，烦渴吃水。

熊胆　雄黄　佛顶青入麝香少许同研，各半两　肉桂末　人参末，各一钱

上为末同匀，糯米粥和丸绿豆大。每服五七丸，米饮下，无时，此方大妙。

推水散　治疳渴众药不效。

天仙子不拘多少，新瓦上焙干，四月间采，又名水仙子，乃蝌蚪也　干姜炮，一两

乌梅肉_{焙秤，一两}　汤瓶碱_{半两}　甘草_{一分}

上为细末，每服半钱或一字，煎水索头汤放冷调下，无时。良久推水不要饮，是效。

覆蚕丸　治诸疳泻痢惊风等疾，久不痊瘥，及断乳后羸瘦，羸渐困，不能治者，回生神妙。

覆蚕_{以线串其头，阴干，只取向后有粪处，细研，覆蚕是第二次出者蚕，一个}　辰砂_{研水飞，三分}　麝香_{研，三字}　莘荑_{三钱半}　雄黄_{研水飞，三钱半}　胡黄连_{三钱半}

上为末，以新蒸粟米饭一块，泥裹煨之，取中心软者和药，丸绿豆大。每服五七丸，麝香汤送下。

鸡肉煎丸　治十岁以上疳劳壮热，形瘦骨热，渐成劳瘵者。

宣连①_{去须土，二两}　柴胡_{去芦，一两}　芜荑_{去扇，半两}　川鹤虱_{半两}　知母_{一两}　秦艽_{去芦并土净，一两}　黄芩_{一两}　使君子肉_{一两}

上为细末，以黄雌鸡_{一只}，重一斤许者笼之，专以大麻子饲五日，杀之，去毛令净，于臀间开一孔，去肠肚，净洗拭干。入药末在鸡腹内，以线缝合。用一小甑，先于甑底铺黑豆浓三寸，顿鸡在中。四傍又以黑豆围塞，上亦以黑豆盖之。自日出蒸至晚衙后，放温冷取鸡，出腹中药别顿。将鸡掰剔去筋骨头翅，以净肉研和药得所。如干入少酒，糊丸如麻子大及绿豆大两等。每服一二十丸，以意量大小加减，空心临卧煎麦门冬熟水下。如疳劳骨热发蒸。年十五以上，温酒下，忌猪肉。

蝎虎丹　治一切诸疳，羸瘦下痢，证候全备，又如有邪，此乃疳毒②传深，俗呼无辜者，此乃疳毒也。

干蝎虎_{雄者微炒，一个}　蜗牛壳_{细研，一分}　兰香根_{一分}　靛花_{一分}　雄黄_{研水飞，一分}　麝香_{研，一分}　龙脑_{研，半分}

上为末，入研拌匀，米醋煮面糊和丸黍米大。每服十粒，煎芝麻

---

①　宣连：即"宣黄连"，一般认为，四川宣汉县生产的黄连称宣黄连，因形如鸡爪，又名"鸡爪黄连"。

②　疳毒：指疳积证候悉具，如腹中有块、身体羸瘦、毛发焦稀、腹大气喘、冷痢脱肛、吃爱吐等。

汤下，乳食后，量大小轻重加减，无时。

香甲汤 治如前，能祛毒辟邪。

漏芦去芦，一两　沉香剉，半两　牛蒡子微炒，半两　安息香半两　诃黎勒皮微炒，半两　鳖甲涂酥炙焦黄去裙襴，半两　乳香半两，研细

上为末匀细。每服一钱，水八分，入人参少许，同煎至四分，去滓温服，量大小加减，无时。

大麝香丹 治诸疳积癖羸瘦，肚大青筋，头重项细，腹中有积，毛焦气急，俗呼为丁奚，呼为无辜，此皆疳证也。

麝香研，半两　朱砂研水飞，半两　粉霜研，半两　五灵脂拣净，一两　肉豆蔻面裹煨，一两　干蟾一两　夜明砂半两　白矾枯，半两　地龙去土炒，一分　干蜣螂去翅足炙黄焦，七个

上为细末，入研拌匀，炼蜜和丸黍米大。每服五七粒，温水下，无时。

问命散 一切诸疳，可分轻重逆顺。

瓜蒂半两　细辛去苗，一分　干地龙去土炒，一分　白矾灰一分　藜芦去芦，一分

上为细末，每用少许吹鼻中，得嚏即吉，若有虫出即愈。

治小儿脑疳①鼻痒，毛发作穗，面黄羸瘦。

以鲫鱼、胆汁滴鼻中，连三五日效。

治小儿腹疳。

以蜘蛛烧熟啖之。

治小儿疳热，烦渴干瘦。

以蜗牛三四十个，放一净盘中，以物盖之，令行。即有涎似银泥，同腻粉和揩，便丸如黍米大。温水送下三丸，无时。

治小儿疳渴，饮冷水不休。

麝香　人中白各一分

① 脑疳：病症名，指疳疾患儿头部生疮，兼见毛发焦枯如穗，甚至脱落光秃，鼻干，心烦，疲倦，困睡，目睛无神，身热汗出不解等，与脑部疾患有别。

上同为末，蒸饼和丸麻子大。一二岁服二丸，煎皂子汤送下，空心服。

还肌散 治小儿疳泻，及洞泻谷不化。

肉豆蔻一个 诃子去核，二个 没石子一个三味各用大麦面裹，慢火煨焦黄香熟，勿令有烟出 木香半皂子大

上为细末，每服半钱，米饮调下。如人行五里久，更进一服，神验。仍调服，须用陈米饮也。

又方 治如前。

黄连去须，一两 木香半两 芜荑去扇，一分 槟榔一个

上为末，猪胆汁和丸绿豆大，每服十丸，米饮下，无时，作三等丸，量大小与服。

治疳痢日夜无度，治疳泻以赤石脂研如面，粥饮调半钱服，立瘥。一方以川芎等分同为末服，妙。

芦荟丸 治小儿诸疳。

芦荟 槟榔 芜荑炒取仁 胡黄连 川苦楝和核剉片，面炒 使君子仁 雷丸浸，刮去黑皮，各一分 橘皮洗净，半两 巴豆去皮膜，同橘皮，炒至巴豆焦色，只留二个半，余者巴豆不用，全用橘皮，四十九个

上为细末，獖猪胆汁煮糊和丸麻子大。朱砂、麝香细末为衣，每服十丸十五丸。如头面浮肿，木瓜汤下。若泻而发渴，陈米饮下，更量大小加减。

又方 名同治同。

芦荟 黄连去须 川楝子和核剉 芜荑去扇，各三分 天竺黄一钱半 麝香少许研

上为细末，以猪胆汁和饭研烂和剂，于甑上蒸两次，丸绿豆大，以朱砂为衣。每服五七丸至十丸，熟水下，无时。

鳖血煎丸 治小儿诸疳。

吴茱萸 胡黄连剉碎，用鳖血浸一宿，同吴茱萸炒令干焦，去茱萸不用 白芜荑仁 柴胡去芦，各等分

上为细末，用獭猪胆汁浸蒸饼和丸绿豆大。每服十丸，熟水下，无时。

捉疳丸 治小儿一切诸疳。

以蛆蜕先用米泔浸三日，以杖子搅击漉出，又以泔水浸三日五日，搅击淘漉如前，次入清水浸淘二日，至无秽气净时，于日中晒干。男子患用黄连，女儿患用黄柏。与蛆蜕等分为末，每药末半两，入麝香半钱，同研匀，以猪胆汁和丸黍米大。每服三四十丸，量大小加减，空心陈米饮送下，神效屡验。一方六月取粪坑中蛆，水淘净，入竹筒盛，封口至干时为末。每服一二钱，入麝香米饮调下，甚妙。

消疳丸 治小儿诸般腹胀，四肢肿满，气上喘促，小便不利。

木香　槟榔各二两　青皮去穰　姜黄　萝卜子炒　牵牛子各取七钱半

上为末，糊丸黍米大。每服二三十丸，食后姜汤送下，无时。

治小儿一切疳疾。

以棘针瓜蒂等分为末，每用取黍米许，吹鼻中，日二次用。

治小儿诸疳。

以黄连不拘多少，同乌梅煮至黄连透时，只用黄连为末，别以乌梅肉和丸，如麻子大，每服二十丸，温水下，无时，量大小加减。

熊胆麝香丸 治小儿一切疳疾，心腹虚胀，爱食泥土，四肢壮热。

熊胆研，一钱　麝香研，半钱　壁宫去头足尾，面裹煨熟研，一枚　黄连去须取末，一钱

上同研极细，以蟾酥和丸黍米大，每服五丸，米汤送下，量大小加减，无时。

香蟾散 治小儿食疳，羸瘦不进乳食。

干蟾涂酥炙微黄，一枚　蛸螂去翅足微炒，一分　麦微炒，一分　神曲微炒，一分

上同为细末，每服半钱，粥饮调下，无时。

又方 治同前。

朱砂研水飞，一钱 麝香研，半钱 端午日蟾眉脂

上将蟾眉脂和二味，丸麻子大，空心米饮下一丸。如脑疳，以乳汁调内鼻中，无时。

治奶疳水泻。

以川椒一分，去目并闭口者，为末，酥调少许敷脑，三日三次。

治疳痢垂死。

以益母草煮食之，取足即瘥，甚佳。取汁饮之，亦治痔妙，以地榆煮汁和饧糖食之，以樗白皮和仓粳米葱白甘草香豉，同煎饮服。

治小儿疳渴，饮水无度。

以大鱼一头，先烧一地坑令红。投鱼坑中，使以蛤粉，专令一人掺在鱼上，须臾取出，用芦刀割下粉，入麝香少许拌匀，和丸萝卜子大，每服五丸，桶绳根煎汤送下，一方云，冷水旋丸服。

五疳丸 治小儿一切诸疳。

川楝子 川芎等分

上为细末，以浆水煮猪胆取汁和丸麻子大。每服一二十丸，温水送下，日三四服。

治小儿疳气不可疗者。

以绿矾火煅通赤，酽醋淬之，如此三次，细研为末，枣肉和丸绿豆大。每服五七丸，温水下，无时，日二三服。

桃柳汤 一切诸疳，服诸药后，皆可用此法也。

以桃柳枝各一握并剉，用水两大碗，煎数沸，通手浴儿，甚佳。浴毕，用一青衣盖之，疳虫自出为验。

【点评】本篇详细论述了治疗诸疳杂症方50余首，具有理脾消积、健脾和胃之功，每首方剂详细阐述了疳疾杂症临床表现，在药物用法、用量及服法方面论述尤详。对当今儿科临床仍有指导意义。

卷十三

诸虫论

经言人脏腑中有九虫。内三虫偏能发动为病，人脏腑实强，则不能为害，若脏腑虚弱，则随虫所动而生焉。

【点评】本段借《研经言》一书引出九虫，书中说"三尸九虫，与人俱生，无所假也。外此必有所假而生，如癥瘕门之鳖瘕、蛇瘕、鸡雏，及诸瘘门之蛴螬、蚍蜉、蝼蚁等名，皆因饮食而假外之虫气以生。其结于肠胃之幕原为癥瘕，散于经络为瘘也。至若五脏之劳，有五脏之虫，五色之风，有五色之虫，则并不假于外之虫气以生。若曰人身血肉可化异类，毋乃诞乎！此必假内之虫气以生也。内之虫气，三尸九虫是也。"此外指出虫证的整体病因病机，正如《内经》中所说"正气存内，邪不可干"。

故经亦别立三虫之名。一曰蛔虫①又曰长虫。居胃脘之间，动则令儿吐青白沫，或吐青水，心腹刺痛，若虫贯心者即死。二曰蛲虫。居洞肠之间，多则发动为痔蚀，疮疥痂癞。三曰寸白虫②。居肠胃之间，动则损人精气，令腰脚痛弱。更有一虫，形若细丝，或如马尾，故俗呼谓之马尾虫。此虫不拘九虫之数，或云，饮食中误咽

---

① 蛔虫：九虫之一，《诸病源候论》又称长虫。蛔虫寄生于人体中，称蛔虫病。

② 寸白虫：出《诸病源候论》卷十八，即绦虫。由于误食未熟而有囊虫的猪肉或牛肉，则被传染本病。《古今医统·虫候有九》："寸白虫，长一寸，子孙繁生，长至四五尺，亦能杀人。

油发所变，亦居胃中，动则令儿腹中搅刺发痛，不可忍受。小儿虫动者，多病于诸病之后，脏腑虚弱故也，患疳劳吐泻者尤甚。

【点评】《内经》明确提到的"虫"有两种，即《素问·脉要精微论》的"长虫"和"短虫"，亦即《灵枢·邪气脏腑病形》"（脾脉）微滑为虫毒蛔蝎腹热"中的"蛔蝎"。本段指出致小儿疾病的三种虫和三虫之外的马尾虫，以及各自的临床表现、病因病机；并提出当人体的正气充足，就具有抵抗力，外邪以及病毒就不能够侵犯人体了。

钱乙论小儿虫动之证，面㿠白，心腹痛，唯是口不吐沫，及无清水出也。故乙又言心腹痛而吐者，虫痛也；心腹痛而不吐水者，冷痛也；但吐水不心腹痛者，胃冷也。又虫痛亦与惊痫证略略相似，但目不邪，手不搐也。以此别之，则无误矣。乙治虫痛者，用安虫散。然世人用治虫之药，多于临卧服之，并无日分，故多不验。唯于每月初四五日间，在五更①时服之，至日午前，虫尽下矣。后以平调药一两服和之，不可多也。凡虫在人腹中，每月上旬头向上，中旬横之，下旬头向下。是以中下旬服药，则不入虫口，所以不验也。亦如牛马生子，上旬生者行在母前，中旬生者并母而行，下旬生者行在母后。又如猫之食鼠，上旬则食前段，中旬则食中段，下旬则食下段。此物理之自然，莫不知也。然虫痛极者，虽不贯心，亦能毙人。

【点评】本段指出钱乙对于小儿虫证的看法，指出小儿虫证的虫痛与冷痛的鉴别，虫证与惊痫病的鉴别。此外特别强调虫证药的服药时间，每月上旬服用效果最佳。

昔钱乙治辛氏女五岁病虫痛，他医以巴漆砂之属治之不效。至五日

---

① 五更：古代中国民间把夜晚分成四个时段，首尾及三个节点用鼓打更报时，所以叫作五更、五鼓或五夜。

外，多哭而俯仰，卧睡不安，自按心腹，时大叫，面无正色，或青或黄，或白或黑，目无光而慢，唇白吐沫。至六日胸高而卧转不安，召乙至，详而视之，用芜荑散三服，见目不除青色，大惊曰：此病大困，若更加泻，则为逆矣。至次日见辛曰，夜来三更而泻，乙于泻盆中看如药汁，以杖搅之，见有药丸。乙曰：此子肌厚，当气实，今证反虚，不可治也。何以然？师曰：脾虚胃冷则虫动，今目青，此肝乘于脾。又更加泻，知其气极虚也，而药丸随粪下，即脾胃已脱，兼形病不相应，故知死病，后五日昏笃，七日而死。钱乙用方，本集载之，学人当以此为法尔。今除疳劳虫动者，已具于疳疾门之下外，诸虫之方，叙而具后。

【点评】此处借一病例，他人治虫证，误用久用巴漆砂之类，导致脾胃虚弱，甚则脾胃已脱，小儿脾胃娇弱，调治不当，则变证百出。

使君子 治蛔咬心腹疼痛。

以使君子火煨熟，去壳与食。以壳煎汤送下。

红桃散 治蛔咬心腹痛，发渴有时。

风化①石灰—两，烧赤细研为末　朱砂—钱，细研为末水飞

上拌匀细，用饭饮一大盏，入艾三五叶，煎二三沸，看多少，调一字或半钱与服，但少用，多则难吃。

龙胆汤 治蛔虫攻心，其痛如刺，吐出清水。

以龙胆草一两剉碎，水二盏。煮取一盏，去滓，隔宿不食，至五更头顿服，量大小与。

三角散 治如前。

于七月七，采蒺藜子不拘多少，阴干②为散。每服半钱或一钱，

---

①　风化：风化为运气术语。为运气中六气的变化之一。《素问·至真要大论》："厥阴司天为风化。"厥阴属木主风，故厥阴司天则该年表现为风木主令的气候特点，故称风化。

②　阴干：即阴干法。是指将药材在通风不见阳光的地方自然干燥。使水分缓缓蒸发，阴凉至干的一种药物加工方法。

饮服日三，量大小加减，无时。

木香桃仁丹　治蛔攻心，痛不可忍。

木香一两　桃仁汤浸，去皮尖，并双仁者麸炒香熟，一两　槟榔一分　鹤虱一两拣净　黑狗脊一两　苦楝根白皮半两

上为细末，猪胆汁和丸黍米大，每服十粒，麝香汤下，无时。

夺命丹　主治如前，病至危困者。

野狼牙草一两　萹蓄一两　苦参一两　雷丸半两　薏苡仁半两　鹤虱半两

上为细末，糯米和丸黍米大，每服十粒，生地黄汁下，无时。

乳香丸　治虫动心腹疼痛。

乳香末　青皮去穰炒黄为末，各一分　槐花半合，炒末　风化石灰研细，半两

上为末匀细，每服半钱，槐花汤调下，无时。

干漆散　治如前。

干漆炒烟尽，一钱　使君子仁二七个　芜荑去扇，六十片　楝根白皮取东边者，一钱

上为细末，每服一字，沙糖熟水调下，二三岁半钱，四五岁一钱，无时。

楝皮汁　治如前。

取楝根皮，削去外苍皮不用，只用白者。以煮浓汁，量大小与服。

抵圣散　治如前，痛不可忍者。

苦楝根白皮二两　白芜荑①去扇，半两

上为末，每服一钱，水一小盏，煎取半盏，放冷，待发时服，量大小加减，无时。

---

① 白芜荑：中药名，出自《太平圣惠方》，为《神农本草经》记载的芜荑之处方名。白芜荑的别名山榆仁、臭芜荑、白芜荑、大果榆糊。功能主治：杀虫，消积，除湿止痢。治蛔虫、绦虫病腹痛，小儿疳积泻痢，肠风，痔漏，皮肤骨节中如虫行。煎服：4.5～9克。治疮疥、湿癣，研末蜜调涂；虫牙作痛，以一小块安蛀孔中。

胜丸子① 治如前。

龙脑研 芦荟研 麝香各一字 牛黄半字，研 胡黄连半钱末

上为末，同研匀，熊胆和丸绿豆大，每服三五丸，生米泔水化服，无时。

又方

以槟榔生为末。用东引石榴根煮汤调下，量大小与服，或半钱一钱，治寸白虫神效，上旬空心食前服之。

治小儿蛔虫动作。

以楝实一枚，煮浓汁，纳孔中，亦治蛲虫，以槐子杵烂纳孔中，亦治蛲虫，治小儿寸白虫以桃叶杵烂，绞汁服之。

雷丸散 治小儿三虫。

雷丸 川芎等分

上为细末，每服一钱，米饮调之，日二服，无时。

胡粉牛黄丸 治小儿蛔动，腹内时时疼痛。

胡粉三钱 牛黄一钱 麝香一钱

上同研为末，用獭猪胆一枚取汁，浸蒸饼和丸绿豆大，五岁儿温水下七丸，以意加减，无时。

又方 治如前。

以葶苈子一分，生为末，水三合，煎取一合，一日服尽。以薏苡根煮汁作糜食之，甚香而效。治蛲虫内啮，心腹疼。以鹤虱为细末，用肥猪肉汁调服。五岁儿服二合，虫出便止，更以意加减。治蛲虫及虫攻蚀，下部痒痛。以萹蓄一把，水一升煮熟，五岁儿空腹服三二合，乳食前。治蛲虫攻蚀下部，以胡粉雄黄各一分，同研为末，每以少许敷下部。

补胃膏 治如前，痛甚不可忍，啼哭不止。

---

① 胜丸子：此方出自《幼幼新书》卷三十一引《谭氏殊圣方》，别名胜金丸。主治：因惊过发痹，但或受风热，积未洗除，心脏积热壅毒，虽设汤散疗治，日久不退，至热过涎生，膈上壅塞，心胸气乱交横，变生痫疾，其候发来一日数次，变候转频吐泻，气弱未曾补治。

良姜一两，微炒　肉桂去粗皮，一两　肉豆蔻面裹煨，半两　干漆炒烟尽，半两　乌梅肉半两，炒干

上为细末，炼蜜和丸鸡头子大，每服一二粒，米饮化下，无时。

香雷散　治如前。

雷丸　鹤虱　苦楝根皮　白芜荑去扇，各半两

上为细末，每服一字或半钱，用生猪肉煮淡汤调下，无时。

化虫丸　治虫咬，腹中搅刺疼痛。

芜荑去扇，一分　槟榔二钱　川鹤虱一分

上为细末，猪胆汁和丸麻子大，每三岁五丸，五七岁十丸，陈米饮下，无时。

川楝丸　治胃寒虫动，心腹疼痛，及上中下焦因虚而虫动。

干漆三分，炒碎烟出尽　雄黄一分，研水飞　巴豆霜一钱

上为细末，糊丸黍米大，每服五七丸，量大小加减，取东引石榴根煎汤下，痛甚者煎苦楝根汤，或煎芜荑汤下。

芜荑散　治上中二焦虚，及胃寒虫动，心腹刺痛，危恶证候，与惊痫①相似。

白芜荑拣净　干漆炒烟尽，等分

上为末，每服一字或半钱，米饮调，发时服，儿大者一钱，无时。

五灵脂散　治虫动攻心痛欲绝。

五灵脂去沙石末，二钱　白矾枯，半钱

上拌匀，每服一钱或半钱，水八分，煎至减半温服，当吐虫出。

绿矾丸　治腹中有，爱贪生物。

以绿矾不拘多少为细末，猪胆汁和丸，绿豆大，每服五七丸，米

---

① 惊痫：唐以前泛指惊风、痫证各种痫证。小儿痫证因惊而发者。《诸病源候论》卷四十五："惊痫者，起于惊怖大啼，精神伤动，气脉不定，因惊而作成痫也。"指急惊风发作。本书卷四《惊痫论》："小儿惊痫者，……轻者，但身热面赤，睡眠不安，惊惕上窜，不发摇者，此名惊也；重者，上视身强，手足拳，发搐者，此名痫也。"

饮下，无时。

蜂窠蛹子 治腹有诸虫，口中吐出。

以蜂窠中蛹子与食之。

槟榔散 治寸白蛲蛔诸虫。

槟榔一个　木香一钱

上同为末，每用一钱，煎楝根白皮汤调下。

如楝根赤者不堪用，用即害人，须在月初四五日间，至五更头，先嚼肉脯一小片，只咽其汁，少顷服药。至日午前虫下，勿登厕，但用盆子，或在净地上，庶见取下虫多少也。一服永绝根本，且食粥一二日，不须服补药，忌生冷硬物五七日佳。

碧金散 治寸白蛔蛲诸，随时大便粪下。

苦楝根皮一两，微炒剉　鹤虱半两，拣净　槟榔半两　猪牙皂角三铤，烧灰使君子仁半两，以上先末　青黛半两，研　麝香一分，研

上拌匀细，每服一钱，淡猪肉汤调下，无时。

化虫丹 治数岁上食肥甘物多而虫动。

鹤虱一两，拣净　槟榔一两　苦楝根皮一两，以上先末　胡粉半两，研白矾半两，研

上为细末拌匀，面糊和丸黍米大，每服十粒，温浆水入生油一两点，搅匀送下，无时。

黑金散 治虫烦扰乱，服之烦已，得睡为验。

干漆一两　肉桂半两　草豆蔻仁一分　石榴根三钱　雄黄一分，研

上都于一瓦器中烧存性①，研为极细末，每服一字或半钱，研麝香少许，煎粟米饮调下。

黄金散 专治吐痢后虫动。

干漆一两，拣烟尽　白芜荑去扁，半两　肉豆蔻面裹煨去面，半两，以上先为末雄黄三分，研水飞

① 烧存性：中药炮制方法之一。是把药烧至外部焦黑，里面焦黄为度，使药物表面部分炭化，里层部分还能尝出原有的气味，即存性。

上研拌匀细，每服半钱，煎葱白汤入生油一二点同调下，须调令匀，熟即得。如药冷，再上火温服，不拘时候。

胡粉丹　治蛲虫发动，甚者成痔漏瘑疥。

大枣五十个，蒸熟取肉去皮核　水银半两，二味同研匀细成膏　胡粉一两，研　雄黄半两，研水飞

上同入枣膏研匀，丸黍米大，每服十粒，煎苦楝根汤送下，无时。

猬皮散　治蛲虫耗损气血，已成痔者。

猬皮一两，烧灰　鳖甲一两，酥炙黄去裙襕　蛇蜕皮一两，烧灰　露蜂房半两，烧灰。

上为细末，入麝香末一钱拌匀，每服半钱，米饮调下，无时。

棕榈散　治如前。

棕榈一两，烧灰　荆芥穗一两　侧柏一两，炙黄　牛膝去芦，半两　枳壳去穰麸炒黄，半两　黄芪半两

上为细末，每服半钱，米饮调下，乳食前。

神蟾谷精丹　治诸病有虫下如丝，或如马尾，甚者便至危殆。

干蟾①三枚，五月五日取者酥炙黄　谷精草三两，入一瓶内盐泥固封慢火通赤　胡黄连半两　皂角三寸，烧灰　瓜蒂半两　母丁香半两，以上先为末　粉霜一分，研　芦荟一分，研　麝香一分，研

上同拌匀。以猪胆汁和丸黍米大，每服十粒，温米饮下，无时。

食气积癖论

小儿积聚癖瘕者，其证不同。积聚乃气之所为癖瘕，乃食饮所

---

①　干蟾：中药名，为《名医别录》记载的蟾蜍之干燥全体。功能：解毒消肿，止痛，利尿。治慢性支气管炎，百日咳，痈疖，疔疮，瘰疬，咽喉肿痛，水肿，臌胀，小便不利，小儿疳积。

作。经言：积者阴气也，聚者阳气也，故阴沉而伏，阳浮而动。气之所积名曰积，乃五脏所生，其发有常处，其痛不离其部。气之所聚名曰聚，乃六腑所成，其发无根本，其痛无常处。是以积聚皆气之所为也。癖癥者，其始因脾胃虚冷，乳食不化，而以成伤，不为早治，停滞留结，乃成癖癥也。

癖者，邪癖也，所居在胁下。癥者，正证也，所居在腹中。皆有其形，或长或短，或块或片，其状不一，皆坚硬作痛。其因乳得者，名曰乳癖癥，俗云奶癖者是也。其因食得者，名曰食癖癥。其因水浆得者，名曰水癖癥。若因按之或因转动时，自有声响者，此乃水癖癥也。是以癖癥皆饮食所作也，故小儿常当节适乳哺，调顺寒温。若少失保卫，则病从而生矣。如或乳哺不时，寒温失宜，则脾胃不和，气不调顺，其候口频撮，面㿠白无精光，口中气冷，不思乳食，便当以药和之。若不即治，则成胃冷，其候乳食不化，或但吐水，急当用药温之，又不与治，则脾胃浸以成虚，其候面㿠白色弱，腹痛，口吐痰沫白绿，急当用药温补。若下痢者，更与调养其中。又不与治，脾胃既已虚冷，饮食先已不化，乳哺再稍失宜，即便乃成伤也。其候身体壮热，口中气温，面黄腹胀，目无精光。或白睛多，喜睡，四肢垂軃，畏食肚热，大便酸臭。或为吐泻，水谷不消。须宜稳药克化，不可便行駃药取转。小儿气实，脾胃壮者，患之有渐。若气怯脾胃弱者，但稍失调养，便成伤也。昔钱乙治黄承务子二岁，因伤食而泻。他医与止之，十余日便青白，乳不消，身凉，加哽气昏睡。医谓困笃而召乙。乙先与益黄散、补肺散，三日而身温不哽气，后以白饼子微下之，复与益脾散，而痢止得安，或问何以其然。乙曰：此本脾虚伤食而作利，初不与下之。留连十余日，上实下虚，脾气弱则引肺亦虚，脾肺子母故也，今先补脾腑，病退身温，不哽气是也。然后下其所伤，又问既有所伤，何不先下而后补。乙曰：粪青白为虚冷，若先下之，必大虚也。故先实而后下，则不虚矣，后更与补之乃安。此乃治所伤也，若伤重而不与急治，则停滞留结而为癖^①癥。

其候与食伤相似，而更加困重。及一向不食，但微饮少乳，或渴而饮水，时作寒热，亦与潮热相似。昔钱乙治曹宣德子三岁，病面黄时发寒热，不食而微饮乳，及饮水不止。众医以为潮热，用退热药不愈，又用止渴药反吐。请乙至，乙曰：此乃癖也，与白饼子下之。后补脾，乃以消积丸磨之，果愈。

或问何以故？乙曰：不食但饮水者，食伏于胃脘，内不能消，致令发渴，服止渴药吐者，药冲于脾，气逆不得下故也，下之乃愈。

又钱乙论小儿癖癥，由乳食不消，伏在腹中，乍凉乍热，饮水不止，或喘而嗽，与潮热相似，不早治之，必成疳劳。以其有癖癥，则令儿不食，致脾胃虚而发热，故引饮也，饮多则荡涤肠胃，亡失津液，脾胃不能传化水谷，脉沉细，益不能食，遂渐羸瘦而成疳也。钱乙所用之方，本集载之。及脾胃虚冷，米谷不化下痢者，已具于前泻门之下外，合用诸方叙后。

【点评】积聚，《难经·五十五难》明确了积聚病机，"积者，阴气也，其始发有常处，其痛不离其部，上下有所始终，左右有所穷处；聚者，阳气也，其始发无根本，上下无处留止，其痛无常处，"病属气分。以上症状在《小儿药证直诀·积痛》中均有记载，宜给予消积丸，甚者，当白饼子下之，后和胃。卷首提出了小儿积聚疾病的本位在于脾胃；积聚的病因是乳食不节，并指出了具体的症状及病情转归，根据不同转归指导临床。

此处以一例钱乙所治小儿脾虚积癖的病案来明确小儿食气积癖与伤食、潮热证相鉴别，《内经》言"邪之所凑，其气必虚"，小儿食气积癖病本在腹，乳食不化，内热稽留，故渴。胃强脾虚，不能运化，故水气停滞于腹，积久成疳。

① 癖：证名。指乳食停滞，腹中出现癖块者。

半两丸 治五积六聚。

巴豆_{去皮} 大戟_{剉碎，各半两}

上二味同入铫内，油炒焦黄为细末，糊丸麻子大，每服三丸，量虚实大小加减与服，临卧米饮下，乳食前。

三棱汁 治诸气积、气聚、气癖。

以京三棱取汁，作羹粥米面任为。与乳母食之，每日取枣大与儿吃，大者渐加之，又治十岁以下至百日，无辜疳痫诸癖，神妙大效，功不可述。

三棱煎丸① 治气积、气聚、气块、疙癖，水气奔豚，肾余五嗝五噎，及一切气滞凝结。

京三棱_炮 蓬莪术_{炮，各四两，洗净} 芫花_{一两，去枝梗}

上将前二味入瓷瓶内，以米醋五升浸满，封闭瓶口，用炭火攒煮之，度量微干时取出，以余醋炒芫花，至醋尽药干为度，同前二味剉，焙干为末，醋煮糊丸绿豆大，每服三五丸，生姜盐汤下，乳食前，更量大小加减。

姜橘丸 治乳哺失宜，脾胃不和。

以好陈橘皮不拘多少，极陈者尤妙，洗净去白，焙干为细末，每五两入生姜末三两和匀，炼蜜丸麻子大，每服三四十丸，米饮下，无时，与服。

调中散 治乳哺冷热失宜，脾胃不和。

木香_{一两，剉} 人参_{去芦，一两} 青皮_{去穰，一两} 丁香_{半两} 白术_{半两} 白茯苓_{半两} 大腹皮_{半两，剉} 甘草_{半两，炙}

上为细末，每服一钱，水一小盏，入生姜三片，煎至五分，去滓服，无时。

益胃丹 治如前。

---

① 三棱煎丸：治婴孩小儿，食伤生冷、黏腻、热毒等物，脾胃积滞，久不克化，令儿肚热脚冷，痞癖寒热，及疗癥瘕，中脘不和，膨胀上膈，气壅心腹，不得宣通，所以作疾。此药温良。

当归去芦，洗焙　木香　白术　沉香各半两，剉　白芍药剉　人参去芦，剉
蓬莪术炮，剉　缩砂仁各一分

上为细末，面糊和丸黍米大，每服十粒，麝香汤送下，无时。

楠木汁　治胃冷，正气。

以楠木皮煎汁服之。

益儿丸　治胃冷气不和，食不消化，亦治疳气。

神曲炒黄　白芜荑去扇炒，各一两　宣连去须，二两　陈皮　木香各半两

上为细末，猪胆汁和药末成剂，再入胆内系口定，以浆水煮数
沸，取汁和丸绿豆大，每服一二十丸，米饮下，腹胀木瓜汤下，无
时。一方有没石子、芦荟各一两

益脾散　治脾胃虚冷，腹痛不利，全不入食。

陈皮一两　青皮去穰，半两　诃子肉半两　甘草半两，剉炒　丁香二钱
干山药三两

上为细末，每服二钱，水一盏，入生姜二片，枣一个，同煎至五
分，去滓温服，无时。

消食丸　治伤饱乳食不化，壮热腹胀疼痛。

木香半两　枳壳去穰，麸炒黄　当归去须土　代赭石火煅红，米醋淬，不计
遍数，以手捻得碎为度　朱砂研，水飞，各半两　巴豆一分，取霜

上为细末，糊丸黍米大，一岁儿一丸，温水下，乳食前服。

大麦面　治乳食过饱，烦闷腹胀，但欲睡。

以大麦生面水调服一钱，如无，麦蘖亦得。如无，只用白面炒微
香，调服一钱，小儿食不知饥饱，但烧鼠屎二枚，为末服之。

香橘丸　治宿食不消痰滞。

木香　陈橘皮各半两　牵牛子炒黄取末，一分　白术一分　草豆蔻仁一
分，面裹，煨　姜黄一分

上为细末，滴水和丸黍米大，每服十粒，葱白汤下，大小便秘涩
不通，乳食前服之。

惺惺丸[①]　治宿食不化，心腹胀满，身热不思乳食。

青皮温汤浸软去穰焙干，一两　胡黄连一两　蓬莪术一两，炮　巴豆取霜，半钱

上为细末，面糊和丸黍米大，每服三五丸，乳汁下，大者白汤下，量大小加减，乳食前。

小沉麝煎丸　治宿滞不化，满闷身热。

乌梅一个，去核　巴豆二个，去壳并心膜　丁香三个　胡椒四个

上为末，醋糊为丸芥子大，每服三四丸，米饮下，临卧。

消乳丹　治伤乳凝滞，能磨积化痞，大妙。

虾蟆十个，烧灰　木香一两　蓬术一两，炮　青皮一两，去穰　青黛一两　肉豆蔻面裹煨去面，一两　腻粉二钱　续随子一分，炒　麝香少许

上为细末，面糊和丸黍米大，每服五七丸，乳汁下，无时。

蝎梢丸　治乳食所伤，涎痰壅滞，诸般积聚，急惊食痫。

黑铅二钱，以水银二钱结沙子　轻粉二钱　粉霜二钱　天南星一分　木香四钱　白丁香四钱，炒　青黛二钱　全蝎二钱，去毒　乳香一钱　巴豆霜半钱　滑石二钱　麝香半钱　脑子半钱

上为细末，面糊和丸黍米大，每服五七丸，乳汁或米饮下，治惊风搐搦者。更入天麻白附子各二钱，此药与千金紫丸同，然为效更速。

大真珠丸　治如前。

滑石末三钱　轻粉三钱　半夏曲末二钱　天南星末二钱　全蝎七个　巴豆十四个，去皮膜出油取霜　麝香少许

上为细末，蒸饼和丸绿豆大，一岁儿一丸，葱汤送下，乳食前。

小真珠丸　治宿食凝滞不消，乳癖积聚，大小便秘涩，腹胀气痞，取磨虚中之积。

木香　白丁香直者　丁香各半钱　滑石末二钱　巴豆十四个，去皮膜水浸

---

①　惺惺丸：此惺惺丸有别于钱氏《小儿药证直诀》中大、小惺惺丸。大惺惺丸治惊疳百病及诸坏病；小惺惺丸解毒，治急惊，风痫，潮热及诸疾虚烦，药毒上攻，燥渴。

一宿研细烂　轻粉半钱，留少许为衣

上细匀，以湿纸裹陈米饭烧，取中间软者，和丸麻子大，一岁儿一丸，炮皂子汤放温送下，挟风热秘涩难动者，先服凉药一服，乳癖者，量虚实加减丸数，隔日临时更服。

葱汤丸　治诸般积癖，腹胀腮肿。

天南星末二钱　白附子末二钱　滑石末二钱　全蝎七个　轻粉二钱　朱砂一钱半，研　巴豆十四个，去皮心膜出油尽取霜

上为末，面糊和丸黍米大，每服三五丸，葱汤送下，临卧服。

水晶丹　治一切积癖及百物所伤。

天南星一钱　滑石一钱　水银粉半钱　芜荑仁去扇，半钱　巴豆十四个，去皮膜取尽油留霜

上为细末，烂饭和丸绿豆大，每服二三丸，生葱汤送下，服时须令空心，不可与乳食，俟稍饥，临卧服，痢过，忌生冷黏腻硬食果子等物，以药补之。

北亭丸　治一切积癖，黄瘦吐食。

北亭一钱，末，疑即北庭砂　朱砂一钱，末　腻粉　牙硝一钱　巴豆二十一个，取霜

上同匀细末，用蒸饼剂裹药煨熟，去焦硬者，取中心软处，近药润者，用药和剂，如硬，滴入水得所，丸绿豆大，每一岁儿一丸，荆芥汤下，乳食前。

消坚丸　取积癖，下交奶隔实，消食乳癖。

硇砂一钱，末　水银沙子两皂子大　明胶五钱，末　巴豆霜一钱　轻粉一钱　细墨少许

上同为细末，面糊和丸麻子大，一岁儿一丸，倒流水下，食后。

神妙丸　取虚中积滞，化痰涎乳癖。

白丁香半钱　朱砂一钱，水飞　淀粉半两　粉霜一钱半　轻粉一钱　麝香少许

上为末，粟米饭和丸黍米大，捻作饼子，火炙紫色，粟米饮下一

饼。乳食前。

妙香丸 取虚中积，及治发寒热，心腹胀满疼痛。

辰砂一两，水飞 牛黄 龙脑 麝香各一分 金箔十四片 粉霜 腻粉各一分 蜡二两 巴豆一百二十粒，去皮膜出油尽为霜

上于铫子内先熔化蜡，入巴豆霜拌匀，及入诸药搅匀和剂，量大小虚实，旋丸麻子大，每丸米饮下，要药势紧者捻药褊，若儿大或疾重者加之，皆用针刺药饼作孔，以行药力，如取积癖，丸绿豆大，治吐逆，下胸中虚烦积滞，尤妙。

灵砂丹 取虚中积滞，及治脏腑虚滑，久经取转，里急后重，久积恶痢，或暴泻不止，神效无比。

通明辰砂颗块有墙壁者，一分 通明硇砂一钱，各研细

上拌研细，用蜡半两，先于盏内熔化成汁，以去皮全者巴豆二十一粒入内，煎至紫色，漉巴豆出，研细。与上二味拌匀，将蜡用三分中取一分，再熔成汁，倾药于内，急搅令匀，下火凝冷，刮出成剂，瓷盒贮之。如用即取三丸，绿豆大，浓煎甘草汤，放冷送下，临卧时服。久积病大者，药随病共下，小可病轻者，不动便安。治暴泻恶痢，浓煎艾汤，先呷三五口，候冷下药。治水泻者，冷水下，儿大稍增丸数。

蒜贴膏 治乳癖。

石燕子煅 半夏各等分，为末

用蒜一头杵烂，摊在旧绯绢帛子上，比儿患处大小，剪作靥子，掺药上，贴患处，候病儿口鼻中蒜气时，揭去帛子，作效，更不得吃药。

神应散 治如前。

硫黄栗子大一块 硼砂栗子大一块 诃子一个，去核 密陀僧栗子大一块

上为细末，每服半钱，乳汁调下，服了时，就有癖处卧少时，当取下黑物效。

丁香饼子 治如前。

大丁香二钱　密陀僧二钱, 研　木香一钱半　硫黄一钱半　白丁香一钱, 拣直两头尖者　硇砂半钱, 研　甘草一钱半, 炙　麝香少许

上为细末，汤浸蒸饼丸绿豆大，捻作饼子，每服二饼，乳香生姜汤下，乳食前。

软银丸　治如前。

水银一钱, 用铅一钱结沙子　续随子四十九个, 去壳　白丁香末一钱　腻粉一钱　鹰粪白末, 一钱　巴豆十四个, 去皮膜出油尽

上为细末，枣肉和丸绿豆大，一岁儿一丸，温水下，乳食前。

丁香散　治如前。

黑丁香七个　密陀僧　硫黄　白丁香各一分　肉豆蔻一个, 面裹煨去面

上为细末，每服半钱，温水饮调下，乳食前。

白丁香散　治如前。

白丁香十四个, 直者　石燕子一个, 火煅, 瘦者乃是雄　硫黄一皂子大　腻粉十个　密陀僧半两　黑丁香二十一个

上为细末，每料分作十服，用面丝汤调下，或煮面汤亦得，服了取下如虾蟆胎之类恶物是效。

三棱散　治奶癖结实，服药不瘥。

京三棱一两, 炮, 剉碎　鳖甲一两, 酥炙去裙襕　赤茯苓去黑皮, 一两　白术半两　木香半两　枳壳麸炒去穰, 半两

上为细散，每服一钱，水一盏，入生姜五片，煎至五分，去滓温服，时时与也。

圣饼子　治乳癖疳瘦。

粉霜一钱　硇砂一钱　腻粉五个　石燕子一个火　玄胡索三个, 去皮　巴豆霜一钱

上为细末，入生面一大钱拌匀，滴水和剂，分十二处，捻作饼子，用刀上爆熟，每服一饼，煎皂子汤下。

鼠肉汁粥　治诸症。

以鼠肉煮汁，作粥与食。

圣效丹　治癥结癖积久不瘥。

当归_{去芦土，一两}　木香_{一两}　桂心_{一两}　甘遂_{一两，慢火煨黄色}　朱砂_{一两，研，水飞}　京三棱_{半两，炮乘热剉}　鳖甲_{半两，涂酥炙黄焦去裙襕}　蕤仁_{一分，汤浸去皮研}　麝香_{一分，研}　巴豆_{二十一个，去皮心膜，绢袋盛好酒煮一宿研}

上为末，拌匀细研，用黄蜡六两，慢火熔化，入药搅匀成膏，丸黍米大，一岁儿一粒，二三岁者二粒，四五岁者三粒，六七岁者五粒，温米饮下，乳食前。

大腹汤　治癥癖腹胀，小便不痢。

大腹皮_{一两，剉炒}　槟榔_{半两}　枳壳_{麸炒去瓤，半两}　人参_{去芦，半两}　知母_{半两}　陈皮_{半两，去白秤}　甘遂_{一分，慢火煨令黄}

上为细末，每服一钱，水一小盏，煎至五分，去滓放温服，无时。

治幼小胎中宿热，乳母饮食粗恶，及多辛苦，乳汁不起，儿乳哺宿滞，不为肌肤，心腹痞满，萎黄瘦瘠，四肢痿，服之充悦。

芍药_{二两半}　大黄　人参_{去芦，各一两}　柴胡_{去芦，二两}　鳖甲_{酥炙去裙襕}　茯苓_{各一两半}　甘草_{半两}　干姜_{半两，有热者去干姜，用枳实麸炒}

上为末，炼蜜和丸大豆大，一岁以下儿服一丸，上者二丸，乳服。

牛黄鳖甲丸　治幼小癖实壮热，食不消，中恶忤气。

牛黄_{半两}　鳖甲_{酥炙去裙襕}　麦曲_炒　柴胡_{去芦}　枳实_{麸炒}　大黄_煨　芎䓖_{各一两}　厚朴_{去皮姜制}　茯苓　桂心_{不见火}　芍药　干姜_{各半两，炮}

上为末，炼蜜为丸如小豆大，以意量大小与服，日二服，无时。

丁香散　治小儿奶癖，一服取效，不动脏腑，不损胃气。

舶上硫黄_{一枣大块}　丁香_{二十一个}　密陀僧_{一枣大}

上研细，量大小，临卧以荆芥汤调下，来日下黑物，乃病故也，永不再发，治小儿乳癖，胁下结块不消。

腻粉_{一钱}　雄鼠粪_{一分，微炒，两头尖者是}

上同研匀细，去皮枣肉和丸粟米大，新汲水下一丸，取下恶物是效，更量大小虚实用之。

治小儿闪肭成癖，腹大痞满。

以鹳雀脚骨及嘴煮汁服之，亦可烧灰存性，研为末，饮服。

治小儿积癖，发黄羸瘦，及生瘰疬。

以生林檎杵烂，醋和敷上。若癖移则就敷之，以苦瓠未破者，煮令熟，解开熨之，亦入热汤在内熨之。

治小儿乳癖。

橘皮_{拣净}　青皮_{去瓤}　牵牛_{各一分，三味并为末}

上用蒜一颗，每瓣入巴豆一粒，煨熟去巴豆，研如泥，和药末豌豆大，朱砂为衣，每服一丸，细嚼，酒送下。一方用蒜去青皮，同巴豆研烂和丸，临卧冷茶清下一丸，更量大小加减，乳食前。

【点评】本节针对不同证候的小儿积癖给予了对证选药，总结了前世治疗小儿积癖的方剂用药，认为其行之有效并著书传至后世，对现今中医诊治小儿积癖与积聚仍有借鉴作用。

卷十四

心腹痛论

小儿心腹痛者，由脏腑虚而寒冷之气所干，邪气与脏气相搏，上下冲击，上则为心痛，下则为腹痛，上下俱作，心腹皆痛。更有一证，发则腹中撮痛，干啼无泪，腰曲背弓，上唇干，额上有汗，此名盘肠内吊①之痛，亦由冷气入脏所为也，今叙诸方于后。

【点评】此处指出小儿心腹痛的病因以及临床表现。指出小儿心腹痛者主要由脏腑虚弱，外受寒冷之气所得，正所谓"正气存内，邪不可干"。此外更有一证，名盘肠内吊之痛，指出其临床表现，以及其病因，亦为冷气所为。

木香丸 治心腹痛及脾痛。

木香—分 肉桂—分 茯苓去黑皮，半两 槟榔半两 当归去芦，一分，醋浸一宿炙令黄焦

上为细末，酒糊丸黍米大，每服五七丸，柳枝②汤下，不拘时候。

蓬莪术散 治气刺心腹痛。

上以蓬莪术炮熟透，剉杵，罗为细末，每服一钱，热酒调下，无时。

---

① 内吊：为病名。出《外科大成》卷四。多因寒邪侵袭肝肾二经而致。症为阴囊肿痛，连及少腹，甚或睾丸上缩，待痛止还纳原位。宜内服乌梅散。

② 柳枝：别名杨柳条（《摘元方》）、柳条（《芷园臆草》）。功能祛风，利尿，止痛，消肿。治风湿痹痛，淋病，白浊，小便不通，传染性肝炎，风肿，疔疮，丹毒，齿龋，龈肿。《本草拾遗》载：治小儿一日五日寒热，煮柳枝浴之。《日华子本草》认为：可消食。

宽中汤　治心腹疼痛不可忍，闷乱啼哭不止。

良姜　木香各半两　丁香　桔梗去芦　青皮去瓤，炒黄　甘草炙，各一分

上为细末，每服半钱，温酒调下，无时。

当归木香丸　治如前。

当归去芦，一两　蓬莪术一两，炮剉　木香半两　人参去芦，半两　桂心半两，不见火　黑牵牛一钱，炒微黄

上为细末，面糊和丸黍米大，每服十丸，生姜汤下，无时。

当归丸　治肠胃冷袭而痛，啼哭不休。

当归去芦　芍药等分

上为细末，面糊和丸绿豆大，米饮汤下，不拘时候。

乳香汤　治如前。

木香　五灵脂去砂石　乳香各一钱，别研　天南星取中心末，一钱

上为细末同研匀，每服半钱，水半钟，生姜一片，煎至三分，去滓温服，无时。

温胃丸　治腹痛哭不止。

人参去芦，一两　白术一两　木香一两　良姜半两　五味子半两　当归半两

上为细末，面糊和丸黍米大，每服十丸，米饮汤下，无时。

橘香丸　治如前。

青皮去瓤，一两，炒　吴茱萸拣净一两　木香一两　当归去芦，一两　干姜半两　丁香半两

上为末，每服一钱，水八分，生姜二片，煎至五分，去滓稍热服，无时。

乌药散　治乳母冷热不调，败坏乳汁，因以饲儿，致儿心腹疼痛，或时下痢，但令乳母服药，调和乳汁哺儿。

香附子炒去毛　良姜　赤芍药　乌药各等分

上为细末，每用一大钱，酒水各半盏，煎至六分，去滓温服，无

时，儿能服药者，兼与之。

鲤鱼肠　治肠胃中有疮，而作疼痛。

以鲤鱼肠煮食之。

钩藤膏　治盘肠内吊腹痛。

好乳香研　没药研　木香　姜黄各四钱　木鳖子仁二十个

上为细末，炼蜜为剂收之，一岁儿半皂角子大，煎钩藤汤化下，无时，量大小加减，次用魏香散。

魏香散

以温水化阿魏一钱，去砂石，浸蓬莪术半两。一昼夜取出，焙干为细末，每服半钱，煎米饮紫苏汤调下，空心服。

阿魏丸　治盘肠吊痛，日夜叫啼不止。

以阿魏为末，用大蒜半瓣，火炮熟，研烂和末，丸麻子大，每服五六丸，煎艾汤送下，无时。

乳香蝎梢丸　治盘肠内吊，痛不可忍。

乳香一钱半，别研　蝎梢十四个　没药半钱　沉香一钱半

上为细末，炼蜜和丸黍米大，婴孩三丸，一岁儿五丸，三岁儿七丸，乳香汤下，不拘时候。

桃符丸　治如前。

银朱一钱，研　乳香一钱，研　大蒜一瓣，煨熟，研烂为膏

上前二味和匀，入蒜膏再研。硬软得所，丸绿豆大，每婴孩三丸，半岁五，一岁七九，二三岁九丸，薄荷汤下，无时。

腹胀论

小儿腹胀，有虚有实或因吐泻，或因乳食动于脾胃，致脾胃虚而气攻所作也。实者闷乱喘满，治可下之，钱乙用紫霜丸白饼子。虚者不喘，治不可下，又不可以丁香、木香、橘皮、豆蔻大温药治之，以脾

胃虚，气未出，故虽腹胀而不喘，只好用药。使上下分消①其气则愈，钱乙用塌气丸，若误下之，则脾虚，气上②附肺而行，脾肺子母皆虚也，肺主目胞③腮之类，脾主四肢。色黄虚甚，则目胞腮颊四肢黄色而肿，钱乙用塌气丸。若虚气已出，附肺而行，即脾胃内弱，每生虚气，入于四肢面目矣。小儿易为虚实，脾虚则不受寒温，服寒则生冷，服温则生热，当识此勿误也。胃久虚热，多生疳病，或引饮不止，脾虚不能胜肾，随肺气上行于四肢，面目肿若水状，肾气浸浮于肺，即大喘也，钱乙亦用塌气丸。未愈渐加丸数，病愈后面未红者，虚衰未复故也。若治虚腹胀，塌气丸未愈，腹中有食积法，粪小便黄，时微喘，脉伏而实，饮水能食者，亦可下。盖脾初虚而后有积法也。所治宜先补脾，后与下之，下后又复补脾，即愈也。若不先补而便下之，则大虚矣，又不可补肺，恐生虚喘也。钱乙所用方，本集载之，叙诸方于后。

【点评】小儿腹胀指小儿腹部胀满。此处介绍了小儿腹胀有虚实之分。《诸病源候论》卷四十七："小儿脏腑嫩弱，有风冷邪气客之，搏于脏气，则令腹胀。若脾虚，冷移于胃，食则不消。"明朝陈治《幼幼近编》："小儿腹胀，有虚有实。小便不利，闷乱喘急者，此邪气之实也……小便自利，不喘，面目四肢浮肿者，此正气之虚也。"《张氏医通·腹满》："有气虚不能裹血，血散作胀，必其人大便不坚，或时结时溏，溏则稍减，结则渐加，小便清利，甚则浑白如泔，其脉缓大而滞，气口益甚。"《景岳全书·杂证谟》："治胀当辨虚实……凡病肿胀者，最多虚证。若在中

---

① 上下分消：上下分消为治法。指用具有催吐、祛痰与通利二便两种作用趋向的方药，使邪从上、下两条途径排出的治法。

② 气上：气上指气机失常而表现为上逆的病理状态。为《内经》九种气机逆乱病证之一。《素问·举痛论》："怒则气逆，甚则呕血及飧泄，故气上矣。"《类经》注："怒，肝志也。怒动于肝，则气逆而上，气逼血升故甚则呕血。"

③ 目胞：目胞为人体部位名。目胞又名目裹，即胞睑。俗称眼胞，现称眼睑。

年之后，及素多劳伤，或大便溏滑，或脉息弦虚，或声色憔悴，或因病后，或因攻击太过而反致胀满等证，则皆虚损之易见者也。诸如此类。"

家宝塌气丸　治小儿啼哭未定，或气息未调，遽以乳饮，或寒冷相干，腹胀气急，乳食不化。

巴豆十片　胡椒十粒　丁香十个　青皮十个，汤浸一宿令软去穰

上将青皮每个入巴豆一片，胡椒一粒，丁香一个，裹了，以麻线缠定，都裹十个毕，顿锅内，入酽醋一碗，煮至醋干，取出细切，同诸药焙干为末，粟米①糊和丸粟米大，每三岁下儿二三丸，上者五丸，五岁儿七丸，七岁儿十丸，米饮汤下，无时。

褊银丸　治痰涎气壅，膈实上热，乳食停滞，腹胀喘急。

巴豆去壳，半两，取霜　好墨八钱，研　麝香半钱，研　水银半两，用铅二钱半结沙子

上将巴豆霜与墨再研匀，次入沙子麝香，又拌研至细匀。以陈米粥和丸绿豆大，捻褊，一岁儿一丸，二三岁三丸，煎薄荷汤放冷送下，不得化破，食后服。

厚朴丸　治风冷，寒邪客于脏腑，腹胀满闷，气不宣通。

厚朴去粗皮，一两，姜制　丁香一两　木香一两　白术一两　青皮去穰，半两　牵牛子一钱，炒

上为细末，炼蜜和丸黍米大，每服十丸，煎陈皮汤下，无时。

分气丸　治腹胀腹痛。

巴豆十个，去壳皮膜出油尽　木香一钱　附子一个，重半两，炮去皮脐尖

上为细末，面糊和丸麻子大，每服三二丸，熟水送下。

又方　治腹胀又名塌气丸。

蝎半两　胡椒一两　木香半两　巴豆一分，去壳皮膜出油尽

---

①　粟米：功能和中，益肾，除热，解毒。治脾胃虚热，反胃呕吐，消渴，泄泻。陈粟米：止痢，解烦闷。

上为细末，面糊和丸黍米大，每服三五丸，葱白汤下，无时。

胡粉盐 治腹胀。

以胡粉盐炒色变，以摩腹[①]上，或以车毂中脂和轮下土作丸，吞之。

韭根汁 治如前。

杵韭根汁，和猪脂煎服，或烧父母指甲灰，乳头上饮。

半夏丸 治腹胀，及暴腹胀欲死。

以半夏随多少，火炮为细末，酒和丸粟米大，每服三五丸，儿小者乳汁下，大者生姜汤或米汤下，未瘥加之，日二服，只用末贴脐，亦佳。

又方 治心腹胁肋胀满，烦闷欲死。

以鸡子壳[②]烧末，酒服一钱或半钱。

塌气丸 治脾胃气虚，腹胀满闷。

全蝎_{一钱} 黑牵牛_{四钱，一半炒熟，一半生用} 萝卜子_{四钱，一半炒熟，一半生用} 陈皮_{二钱，去白} 青皮_{去穰，二钱} 京三棱_{二钱，炮剉} 蓬莪术_{二钱，炮剉一方生用}

上为细末，面糊和丸萝卜子大，每服一二十丸，生姜汤下，无时。

塌气丸 治腹胀气满如肿。

胡椒_{半两} 甘遂_{一分} 黑牵牛_{一两，炒} 木香_{一钱}

上为细末，面糊丸绿豆大，每服五七丸，姜汤送下，无时。

塌气丸 治脾虚腹胀，或面目四肢发肿。_{此方便是钱乙集中方也}

胡椒_{一两} 蝎尾_{半两，去毒}

上为细末，面糊和丸粟米大，每服五七丸，至一二十丸，陈米饮

---

① 摩腹：为导引功法名，揉摩腹部，有健脾胃、助消化等效用。《理瀹骈文》："调中者摩腹，寓太和之理。""饭后摩腹，助脾运免积滞也。"

② 鸡子壳：出自《日华子本草》。又名鸡卵壳、混沌池、凤凰蜕、混沌皮、鸡子蜕。治停饮脘痛，反胃，小儿佝偻病，各种出血，眼生翳膜，头身疮疖，聤耳脓。

下，无时，量大小加减。一方有木香一钱，一方全蝎一枚，胡椒十粒。同为末，一剂耳，米饮调下。

五百丸 治气虚腹胀。

郁李仁别研 胡椒 丁香 黑牵牛 萝卜子各一百粒

上为细末，葱汁和丸绿豆大，每服三五丸，儿大加之，煎葱汤下，无时。

白术膏 治脾胃不和，腹胀气痞，小便不利。

白术半两 白茯苓去黑皮，一分 人参去芦，一分 滑石一分 泽泻半两

上为末，炼蜜和丸，每用皂子大，米饮化下，无时。

豆蔻散 治腹胀烦，小便少而吐泻。

硫黄一分 白滑石三分 丁香半分 肉豆蔻面裹煨，半分

上为细末，每服一字或半钱，米饮调下，无时。

托养丸 治阴阳气痞不通，腹胀膨闷，呕吐烦渴，手足时厥。

硫黄 水银各半两，同研不见星 附子炮去皮脐 木香 当归去芦，洗焙，各半两 大黄一两，湿纸裹慢火煨熟

上为末拌匀，炼蜜和丸樱桃大，每服一丸，生姜汤化下，无时。

木香丸 治小儿气胀，腹满不下食，能去恶气。

木香 诃黎勒煨，去核

上等分为末，以沙糖水煮糊和丸绿豆大，每服一二十丸，米饮下，无时。

葛根汁 治小儿热气，痞满腹胀。

以生葛根杵烂，绞汁饮下。

桂心丸 治小儿食杂果，腹胀气急。

以桂心为末，饭和丸绿豆大，熟水下五丸，未瘥再服，不拘时候。

治小婴腹中胀满，或未能服药者。

以晚桑叶不拘多少，浓煎汤，熏下部，通手时淋洗肚腹。

治小儿腹胀满急，不能服药。

以生姜煨热，绵裹内下部，冷即易。

赚气丸 治小儿腹胀。

丁香_一钱_ 萝卜子_半两，用巴豆一分拍破同炒至黑色，去巴豆不用_

上为末，水浸蒸饼心和丸绿豆大，每服五丸，橘皮汤下，无时。

治小儿上热痞闷，气壅胀满。

以葛根捣汁，量大小轻重与服。

肿病论

小儿肿病有二。一者气肿，因脾胃虚而气攻腹，腹胀误行转药下之，致虚气上附于肺，行入四肢面目而作肿也，疳气亦然。二者水肿，因上焦烦渴，饮水无度，脾胃虚而不能约制其水，肾反乘脾，土随水行，上附于肺，肺主皮肤，脾主四肢，故水流走于四肢皮肤而作肿也。甚则肾水浸浮于肺，则生大喘，为难治也。

【点评】此处指出小儿肿病有两种，一则为气肿，二则为水肿。由文中可见浮肿的病变，主要在于肺、脾、胃、肾脏腑功能失调，导致气化失宣，水液潴留，因以为肿。《证治准绳》指出肿病的机制是"肾为本而肺为标，皆至阴以积水。其为病也，肾者胃之关键，关键不利，机不转枢，水乃不行，渗于脉络皮肤而为浮肿。"因此浮肿有其标在肺，其制在脾，其本在肾的说法。

款肺散 治小儿风痰，咳嗽喘气逆呕吐，面目浮肿。

白僵蚕_五两，汤洗去灰丝并头足焙干_ 玄胡索_去皮，三两 生_

上为细末，每服一字或半钱，煎淡齑汁放温调下，如婴孩，乳汁调半字，不拘。

熊胆丸 治小儿疳气，体瘦肚肿吃水。

熊胆 雄黄_研，水飞_ 佛头青_各半两，入麝香少许同研细_ 桂心 人参_去_

芦，各一钱，为末

上拌研匀，糯米粥和丸绿豆大，每服五七丸，米饮下，食后。

槟榔丸　治小儿疳气腹胀，四肢肿满，气急喘闷，小便不利。

槟榔　木香各二钱　青皮　姜黄各一两　萝卜子炒　牵子各取末，七钱半

上为末，糊丸黍米大，生姜汤下，二三十丸，食后。

绯绶丸　治小儿疳气，黄瘦肚大，手脚浮肿，饮水不休。

川楝子去核　川芎各二钱　橘皮四两，去瓤　龙胆去芦，二两　巴豆十四个，去皮膜，将陈皮、龙胆同巴豆炒焦黑时，去巴豆不用

上四味为，糊丸麻子大，朱砂为衣，每服十五丸或三十丸，米饮下，腹胀陈皮汤下，食后。

治小儿手足身体浮肿。

以小便温暖渍之，大良。

又方　治如前。

以巴豆五十个，去皮心，水三升，煮取一升，绵蘸拭病上，随手即消。

治小儿浑身头面及阴囊虚肿。

使君子一两，去壳，用蜜半两，炙尽为细末，每服一钱，米饮调下，食后，只三服效。

内消丸　治小儿头面手脚虚肿。

青皮五个，汤泡去　巴豆七个，去壳　木香一钱，炮　防己一钱半　丁香十四个

上先以青皮巴豆铫内同炒，至巴豆苍黑，去巴豆不用，将青皮诸药为细末，蒸饼和丸麻子大。每服三五丸，量大小加减，男孩儿煎陈米汤下，女孩儿煎艾叶汤下，七八岁者十丸，不拘时候。

红粉散　治浑身虚肿，气喘不食。

朱砂一钱　槟榔一钱　轻粉半钱

上为末，每服一字或半钱，薄荷煎汤调下，一服利，止后服，用家宝观音散，或人参散调补，忌生冷坚硬之物。

通草散 治一身黄肿①透明。

通草_{蜜涂炙干为末} 木猪苓_{去黑皮为末，各等分}

上为细末，再入研细，去土地龙、麝香少许。每服半钱或一钱，米饮调下，神效，亦治肾肿。

圣饼子 治气肿②。

大戟子_{半两} 甘遂_{末，一分} 牵牛末_{一两}

共拌匀，每用半钱，以白面半钱，水和作饼子，如钱大，煮令熟，放冷细嚼，姜汤下，小者一饼，大者二饼，食前。

金华散 治水气肿满，通身明亮。

大黄末_{四钱} 牵牛末_{三钱} 朴硝_{研末，八钱} 巴豆肉_{五个，研}

上同拌匀。每服一字，生姜蜜水调下。_{此方猛烈，斟酌所宜。}

葶苈丸 治水气腹肿，小便涩滞。

以葶苈子半两微炒，杵如泥、入枣肉再杵，和丸绿豆大，每服五丸，枣汤下，空心晚后。

郁李仁丹 治一切诸肿。

郁李仁_{半两，汤浸去皮微炒} 槟榔_{半两} 牵牛子_{一钱，炒}

上为细末，滴水和丸，每服十粒，煎葱白汤下，空心服。

海蛤散 治身体肿满，大小便不利。

海蛤 桑白皮_{各一两} 汉防己_{半两} 赤茯苓_{去黑皮，半两} 白术_{半两} 甜葶苈_{纸衬炒紫} 川朴硝 木猪苓_{去黑皮，各一分}

上为细末，每服一钱，水一盏，煎至五分，去滓温服，乳食后。

杏仁膏 治小儿卒然面目浮肿。杵杏仁膏敷之，治小儿浑身虚肿，及头面阴囊并肿。

---

① 黄肿：是指感染钩虫所致的寄生虫病。又名钩虫病、疳黄、黄胖病、黄胖、饕餮黄、钩虫病、食劳疳黄。主要症状为好食易饥，倦怠乏力，肤色萎黄，面足浮肿。治疗以驱虫为主，配合调理脾胃。驱虫可选用贯众、榧子、苦楝根皮、土荆芥、槟榔等；调理脾胃用香砂六君子汤加减；气血虚弱者，用十全大补丸。并可用《串雅内编》加味绿矾丸。

② 气肿：指水肿以气滞为主者。也指皮肤局部肿痛。

木香—钱　槟榔—枚，剉，以茱萸炒去茱萸　青皮—钱，以巴豆七个去皮炒，去巴豆

上同为末，每服半钱或一钱，陈米饮调下，食前。

治小儿因泻痢后，身体虚肿。

硫黄—两　焰硝三钱

上同研细。蒸饼和丸萝卜子大，蚌粉为衣，每服十丸，米饮下，量儿加减，食前。

虚羸论

小儿虚羸者，由诸病之后，或误行转药，或吐而痢，致脾胃虚弱，不能传化谷气，饮食不入，肌肤消瘦，乃成虚羸也。有冷者时时下痢，唇口青白。有热者身体温壮，肌肉微黄。此冷热虚羸也，钱乙治冷者木香丸，夏月不可服，如有证则少服之。治热者胡黄连丸，冬月不可服，如有证则少服之。

【点评】此处指出小儿虚羸病的病因病机，主要由于小儿诸病之后，或误用药，或吐而致痢后，脾胃虚弱，受纳运化功能减退，不能传化水谷精微而导致的疾病，同时将虚羸病分为冷证、热证。

昔钱乙治齐郎中，其人好收药散施，有子忽患脏热，齐自取青金膏三服并一服饵之，服毕，至三更泻五行。其子困睡，齐言子睡多生惊，又与一服，再泻数行，加口干而身热。齐言尚有其热，又欲与青金膏，其妻曰，用药泻十来行未安，莫生他病否。召乙看之，乙曰：已成虚羸也，先多煎白术散，时时与服，后用香瓜丸，十日愈。

【点评】此处列举钱乙一病例，指出小儿诸病误用下剂后，久

泄导致小儿脾胃虚弱，损伤津液，而致阴虚内热，其人不知，依阳使用按实证治疗本病，则致虚赢也。

乙又治朱监簿子五岁发热，腮赤唇红，烦躁引饮。前医曰：此心热也。遂用牛黄丸，及以一物泻心汤下之。来日加无力而不能食，又下之，乃便利黄沫，召乙看之。乙曰：此心经虚而有留热在内，必被凉药下之，致此虚赢也。乙先用白术散生胃中津液，以生犀散治之。朱曰：大便黄沫何如？乙曰：胃气正即泻自止，此虚热也。朱曰：医用泻心汤何如？乙曰：泻心汤黄连一物耳，性寒，多服则利，能寒脾胃也。坐久，前医至，曰实热，乙曰虚热。若实热何以泻心汤下之不愈，又加面黄颊赤，五心烦热，不食而引饮。前医曰：既虚热，何大便黄沫？乙笑曰：便黄沫者，服泻心汤多故也。乙复与胡黄连丸，愈。

【点评】此处以一医案，讲述了实热与虚热的鉴别。虚热泛指阴、阳、气、血不足而引起的发热，分别称为阴虚发热、气虚发热、血虚发热、阳虚发热。虚热见《诸病源候论·病热候》。《证治准绳》卷一载："若无饮食劳倦，为内伤元气，此则真阳下陷，内生虚热，故东垣发补中益气之论，用人参、黄芪等甘温之药，大补其气而提其下陷，此用气药以补气之不足也；又若劳心好色，内伤真阴，阴血既伤，则阳气偏胜而变为火矣，是谓阴虚火旺劳瘵之症，故丹溪发阳有余阴不足之论，用四物加黄柏、知母补其阴而火自降，此用血药以补血之不足者也。"实热指邪气盛实之发热。《张氏医通·寒热门》："凡暴热不止，脉滑数或洪盛，皆为实热。宜随表里孰轻孰重而清理之。"《杂病源流犀烛·火证源流》："《医学入门》曰，气分实热，白虎汤；血分实热，四顺清凉饮。"实热还包括阳明腑证、痰积发热、瘀血发热、湿阻发热等。

乙又治一子夜发热，晓即如故。前医作热治，以凉药解之，不愈，其候多涎而喜睡，医又以铁粉丸下之，其病益甚。至五日大渴引饮，唇白不食，召乙看之。乙曰：此肺怯有热，不可下之，若下之，则损脾胃，致虚羸也。乃用白术散，更以术一两，煎药汁三升，使任意取足服。朱曰：饮多不作泻否？乙曰：无生水不作泻，纵泻亦不作怪也，但不可下耳。朱曰：先治何病？乙曰：止泻治涎，退热清神，皆此药也。至晚服尽，乙看曰：更可服之。又作三升，服尽稍愈。第三日又作三升与服，其子不渴无涎，遂投阿胶散二服而安。以上三证，皆因误行转下之药，亡耗津液，致胃虚发渴不食，而成虚羸。钱乙并先煎白术散与服，以生胃中津液。

得胃气正，然后依本病为治也。如齐郎中子脏热，与香瓜丸。朱监簿子心虚热，与生犀散胡黄连丸。次子肺怯，与阿胶散，并皆安愈。故阎孝忠云：转下过多，泄泻等诸病烦渴者，皆津液内耗也，不问阴阳。煎钱乙白术散，使满意取足饮之，弥多弥好，今特为详而论之，使学人法矣。钱乙所用方，本集载之外，治虚羸诸方，具于后。

【点评】此处一共列举了3个医案，都是因为误用下剂，耗伤阴液，导致脾胃虚弱，不思饮食，烦渴等症状，损伤阴阳，最终导致虚羸病。阴阳是自然界的根本规律，万物的纲纪，一切生物生长、发展、变化的根源；阴阳是相对的，又是互根、互相消长和互相转化的。《素问·阴阳应象大论》："阴阳者，天地之道也，万物之纲纪，变化之父母，生杀之本始，神明之府也。治病必求于本。"

丁香黄散　治脾胃虚弱不能食，渐致肌瘦虚羸。

丁香　绵黄芪剉　人参去芦　白术　当归去芦　鳖甲涂酥炙焦去裙襕，各一两　胡黄连　甘草炙，各半两

上为细末，每服一钱，水一小盏，生姜二片，枣一个，煎至五分，去渣温服，食前。

集香煎 治如前。

丁香　沉香　木香　藿香去土　厚朴去粗皮姜制,各一两　白术　白茯苓　白豆蔻各半两

上为细末,入研细麝香一钱拌匀,以水一升,蜜半斤,大枣三十枚,生姜二十片,于银器中慢火熬成膏,去姜枣不用,搅匀,顿当风处阴干。每用皂角子大,米饮化下,乳食前。

国老丸 治瘦瘠虚羸,少气。

以甘草炙焦黄,杵末,炼蜜和丸绿豆大,每服五丸,温水下,日三服,一岁儿五丸,以上者七八丸,以意加减,无时。

咳嗽论 附痰饮上气

夫咳嗽者,《内经》以为肺感微寒而所作也。若七八月之间,肺气旺盛之时,病嗽者,其病必实,非久病也,其证面赤痰盛而身热,治当下之,钱乙用葶苈丸。若病久者,不可下。若十一月十二月嗽者,乃伤风寒嗽者,风寒从背第三椎肺俞穴入,其证烦闷恶风憎寒,昼轻夜甚,治当汗之,钱乙用麻黄汤。若有热证,则面赤饮水,涎壅咽喉不利,钱乙兼用甘桔汤。若嗽于五六月间,其病身热痰盛唾黏,或痰盛不甚喘,面赤或时饮水,钱乙并以褊银丸下之。

【点评】本论开篇提出《内经》明确了咳嗽因外感微寒所生。后引钱乙治咳嗽理论,钱乙认为小儿生理上"脏腑柔弱",病理上"易虚易实",结合四时发病特点灵活运用汗、下、清法来治咳,创制了行之有效的方剂,将咳分为痰热、风寒、风热、痰盛、肺热,而分别采用葶苈丸、麻黄汤、甘桔汤、褊银丸、泻白散治之,并且列举钱乙治疗小儿咳嗽的病例。

若肺盛,嗽而后喘,身热闷乱而肿,或饮水不饮水者,钱乙用泻

白散。昔钱乙治张氏孙儿九岁，病肺热咳嗽，前医以珠、犀、龙、麝、牛黄药治之，一月不愈，其证咳嗽喘急闷乱，饮水不止，全不能食。召乙治之，乙用使君子丸益黄散。张曰：本有热，何又行温药，他医用凉药攻之，一月尚无效。乙曰：凉药久则胃寒不能食，小儿虚不能食，当与补脾。候饮食如故，即泻肺经，病必愈矣。服补脾药二日，其子欲饮食，以泻白散泻肺遂愈。张曰：何以不虚？乙曰：先实其脾，然后泻肺，故不虚也。

又伤风寒咳嗽，无热证而但嗽者，钱乙用麻黄汤，及化痰药治之。若肺虚，而嗽有哽气，时时长出，喉中有声者，此久病当补也，钱乙用阿胶散。昔钱乙治杜氏子五岁，自十一月病嗽，至三月未止，始得嗽而吐痰，乃风寒入肺也。风在肺中，故嗽而吐痰，宜以麻黄辈发散，后用凉药压之，即愈。他医却以诸药下之，其肺即虚而嗽甚，至春三月间尚未愈。乃召钱氏看之，其候面青而光，嗽而喘促哽气，又时长出气。钱曰：病困十已八九矣。所以然者，面青而光，乃肝气旺也，春三月者，肝之位，肺衰之时也。嗽者肺之病，自十一月至三月久，即肺虚痿，又曾下之，脾肺子母俱虚，复为之所胜，此为逆也。故嗽而喘促哽气，长出气也，乙急与泻青丸泻肝后，与阿胶散实肺。次日面青而不光，乙又与补肺，其嗽如前，又与泻肝，未已。而又加肺虚，唇白如练。乙曰：此病必死，不可治也。何者？肝大旺而肺虚绝，肺病不得时，而肝胜之。今三泻其肝，而肝病证不退，三补其肺，而肺病尤虚，此不久生，故言死也。此证病于秋者，十救三四。病于春夏者，十难救一。果大喘而死。

又肺气不足，谓寒邪所干，咳嗽喘满短气者，治补肺。昔钱乙治李转运孙八岁，病嗽而喘满短气，他医以为肺经有热，用竹叶汤牛黄膏治之，三日加喘。召乙治之。乙曰：此肺气不足，复有寒邪，即便喘满，当补肺脾，勿服凉药。李曰：已服竹叶汤牛黄膏。乙曰：何治也？前医至曰：退热退涎。乙曰：何热所作？医曰：肺经热而生嗽，嗽久不除生涎。乙曰：本虚而风寒所作，何热也？若作肺热，何不治肺，而反调心也。竹叶汤牛黄膏皆治心药也，医有惭色，乙依所论而治愈。

又咳嗽咯脓血者，肺热也，钱乙用甘桔汤。若嗽而吐痰涎喘者，先实其脾，钱乙用益黄散，后微下之，钱乙用褊银丸。涎退即补肺，乙用阿胶散。昔乙治段斋郎子四岁，病嗽身热，吐痰数日咯血，前医以桔梗汤防己丸治之，不愈，涎上攻，吐喘不止，请乙治之。乙下褊银丸一大服，复以补脾药治之，或问此子咯血肺虚，何以下之。乙曰：肺虽咯血，有热故也，久则虚痿，今涎上潮而吐，当下其涎，若使不吐涎，便为甚，盖吐涎能虚，又生惊也，痰实上攻，亦使发搐，故依法只宜先下其痰为顺，此治先下后补，与前论先补后下，其意相反者。经以谓病有缓急，治有先后也，治病证如钱乙，所以得圣人之旨趣，学人宜为法耳。嗽而吐青白绿水者，此胃冷有停饮也，乙用百祥丸下之。嗽而吐痰涎乳食者，此有伤宿滞不化也，乙用白饼子下之。若久嗽肺虚亡津液者，乙用阿胶散补之。治嗽大法，盛则下之，久则补之，风则散之，更量大小虚实，以意施治。是以慎护小儿，须常着夹背心，虽夏月热时，于单背心上当背更添衬一重，盖肺俞在背上，恐风寒伤而为，嗽久不止，亦令生惊。若百内儿病嗽者，十中一二得全，亦非小疾也。又有停饮作痰者，由儿乳饮失宜，致脾胃不和，停滞其饮不散，留结成痰，若随气上干于肺而嗽者，此为痰嗽。若不嗽者，则肺壅不利，咽塞唾涎，胁腹膈滞，又脾胃冷热不调，涎不归胃，致涎流口角，而无休止。冷者鼻上色青，及大便青白。热者鼻上赤色，及大便赤黄。以上除钱乙所用方，本集载之外，今叙诸方于后。

【点评】此处以医案的形式介绍了钱乙治疗小儿咳嗽的理论。钱乙根据小儿生理病理特点，创建了儿科五脏辨证体系，确立了辨证纲领，创制了五脏补泻诸方。如"肺主喘，实则闷乱喘促……虚则哽气，长出气"。根据"实则泻之，虚则补之"的原则，用药少而精，配伍主次明确，且选药柔润，力避苦寒。在凉肝泻青丸后用阿胶散补肺，表明钱氏时时注意顾护脾胃，驱邪而不伤正，对小儿"稚阴"体质具有标本兼顾之功。此外钱氏灵活运用汗、下、清、补四法。总结治咳当攻则攻，宜补则补，初起宜汗，久嗽宜补，临证或先攻后补或先补后攻，总以辨证为要，明确指出了治嗽大法。文中列举了钱乙病案，对于原发病症与误治后的临床表现，注意对比，找出变证、坏证的病机，结合钱氏论治时的前后用药，以体会钱氏脏腑辨证的实质。

金华散　治婴小咳嗽。

郁金半两　防风去芦及叉枝，一分　半夏一分　巴豆二十一粒　皂角一挺

上以水一升，于银器用煮诸药，至水干，去巴豆皂角不用，外三味别用温汤洗净，焙干为细末。每婴孩一字，二三岁半钱，四五岁上者一钱，薄荷蜜水调下，不拘时候。

藿香散　治不因风寒所得，肺胃气不和而咳嗽。

藿香去土，二十一叶　枳壳二片，去湿纸裹煨令熟　蚌粉枳壳大一块

上为细末，婴小服一字，二三岁半钱，蜜水调下，不过二三服安，儿大以意加之，无时。

紫金丸　治诸咳嗽，坠化痰涎。

以叶子雌黄不拘多少，研细，入锅子内，微火中烧令成汁，候冷取出，再研细软，饮和丸萝卜子大，熟水下丸二个，临睡。

杏仁煎　治小儿咳嗽上气。

以去皮尖炒黄杏仁一升熟捣，用蜜三合，先入一合，捣令强，次入一合捣如膏，又入一合捣熟。每食后用少许，顿儿口中，含化咽之，日三次，无时。

生姜煎　治小儿咳嗽。

生姜一两　干姜六钱，炮　桂心一分　甘草四钱，炙　杏仁去皮梢，炒黄，一两　款冬花去枝梗　紫菀各四钱

上为末，以蜜一两，入药在内，微火上煎之如饧，量大小多少与含化咽，百日儿如枣核大，甚效。

款冬花丸　治小儿咳嗽，日瘥夜甚，初不得息，不能复啼。

款冬花　紫菀各一两半　桂心半两　伏龙肝一分

上同为细末，炼蜜和如泥，每取枣核大，敷乳上，令儿吮之，渐渐令儿饮，一日三次。

麦门冬汤　治初生儿十日上至五十日，卒得謦咳①吐乳，呕逆暴嗽，昼夜不息。

麦门冬去心，一两　紫菀去芦，三分　甘草二钱半　桂枝半两

上为末。每服二钱，水一盏，煎至七分，以绵蘸，滴儿口中，昼夜四五遍，仍节乳哺。

五味子汤　治小儿风冷入肺，咳嗽气逆，面青喘迫，昼夜不息，饮食不下。

五味子去枝梗　当归去，各半两　麻黄去节　干姜炮　桂心、人参去芦　紫菀　甘草各一分　细辛去苗，半分　大枣三枚

上为粗末，每服二钱，水一盏，煎至半盏，去滓温服，量儿大小。

人参半夏汤　治小儿痰逆，咳嗽不止。

人参去芦　半夏曲　白芷各半两　藿香叶去土，一分　丁香　杏仁霜各半分

上为细末，每服二钱，水一钟，生姜五片，陈粟米五十粒，煎至七分，去滓，时时呷服，日三四，忌醋咸炙爆生冷。

款肺散　治小儿风壅痰盛，咳嗽气急，壮热颊赤，昏愦呕吐，面目浮肿，乳食减少。

白僵蚕五两，净洗去丝头足焙干　玄胡索去皮，三两

上为末，每服一字或半钱，澹韭汁温调服之，无时，婴孩只乳汁

---

① 謦咳：即謦欬，指咳嗽声。《列子·黄帝》："惠盎见宋康王，康王蹀足謦欬疾言。"

调半字。

治小儿咳嗽，声不出。

杏仁_{一两，汤浸去皮尖及双仁者以水一钟捣取汁}　紫菀_{去芦，半两，洗去土为末}

上将紫菀末入杏仁汁中，更入蜜一合，同煎成膏，每服半茶匙，清粥饮调下，无时。

皂荚豉汤　治小儿咳嗽。

以皂荚烧灰，研细末，每服半钱或一钱，豉汤调下，无时。

露蜂房散　治如前。

以露蜂房二两净洗，去蜂粪尘土，以快火烧为灰，研末，每服一字，米饮下，无时。

葶苈散　治如前。

甜葶苈_{半两，炒}　麻黄_{去根节，一分}　甘草_{一分，炙}　贝母_{去心炒，一分}
杏仁_{去皮尖，一分，炒黄研}

上为细末，每服半钱，水半盏，煎至三分，去渣温服，无时。

诃子膏　治如前。

以诃子一两，每个分作两片，甘草一分，水一大盏，煮至水尽为度，焙干为末，炼蜜和膏鸡头子大，每用一大豆许，薄荷熟水化下，无时。

生姜浴汤　治如前。

以生姜四两，煎汤沐浴。

一捻金散　治风痰咳嗽，颊赤痰盛，喘促气急，吐呕浮肿，乳食减少。

白僵蚕_{直者去丝嘴，一两}　甘草_{半两，炙}　玄胡索_{去皮，一分}

上为细末，每服一捻，蔺汁调下，婴孩只乳汁调下半字，食后。

惺惺散　治伤寒风热，痰壅咳嗽。

桔梗_{去芦}　细辛_{去叶}　人参_{去芦}　甘草_{剉炒}　白茯苓_{去皮}　白术　栝蒌根_{各半两}

上为细末，每服二钱，水一盏，薄荷五叶，煎至半盏，温服，如要和气，更入生姜三片同煎，一方更有防风一分。

保肺丸 治肺胃受风热，痰盛咳嗽喘吐，连声不止，及治久嗽不愈。

白僵蚕_{去丝嘴炒，二两} 山药_{半两} 白茯苓_{去皮，一两} 紫苏叶_{一两} 藿香_{去土，一两} 百部_{半两} 黄芩_{一两} 防风_{去芦，一两} 杏仁_{去皮尖麸炒，一两} 百合_{半两} 五味子_{去枝梗，一两}

上为细末，炼蜜和丸鸡头大，每服半丸一丸，煎桔梗汤化下，食后临卧服。

贝母汤 治肺感风邪，咳嗽喘满。

贝母_{去心，一两，炙黄} 半夏_{一两，白矾汤洗七次焙干} 干姜_{半两，炮} 麻黄_{去根节，半两} 款冬花_{去枝梗，半两} 甘草_{半两，炙}

上为细末，每服一钱，水一小盏，生姜三片，杏仁二个，去皮尖，同煎五分，去渣温服，不拘时。

菖蒲煎 治肺中风邪，肩息①喘鸣，或发咳嗽。

石菖蒲_{一两，一寸九节者良} 款冬花_{去枝梗，一两} 紫菀_{去土，净洗，焙干，一两} 人参_{去芦，一两} 桂心_{一两}

上为细末，炼蜜和剂，入石臼中，杵一二百下，丸皂子大，每服一粒。煎糯米饮化下，食后临卧服。

绛朱丹 治惊风涎痰，咳嗽喘满。

天南星_{二两，炮} 半夏_{二两，汤洗七次去滑} 枯白矾_{一两半} 滑石_{二两，火煅通赤} 铅白霜_{一分}

上为细末，面糊和丸麻子大，朱砂为衣，每服十粒，姜汤送下，食后临卧服。

---

① 肩息：症状名，指随着呼吸而作抬肩动作以助呼吸的姿态，是呼吸困难的表现。《素问·通评虚实论》："喘鸣肩息者，脉实大也，缓则生，急则死。"本症多见于严重呼吸困难的患者，哮喘病发作时亦可见此。

人参犀角散　治时气①塞，咳嗽痰逆，喘满惊悸，风热。

前胡去芦，八钱　桔梗五钱　人参去芦，三钱　甘草三钱，炙黄　杏仁浸去皮尖，晒干，为末，五钱

上先将前四味为末，入杏仁末拌匀，粗罗筛过。每服二钱，水一盏，煎至七分，去渣温服，食后。亦能调和五脏六腑，进美乳食。又治一切风热，服寻常凉药即泻减食者，尤宜与服。

油滚丸　治痰盛咳嗽，亦治乳嗽②。

五灵脂末，一钱　雷丸末，一钱　巴豆三十个，去皮膜取霜

上为细末，滴水丸芥子大，每服三五丸，油滚井水送下，临卧而服。

龙爪散　治涎喘咳嗽。

以猪蹄甲四十九个，洗净控干，每个猪甲内入半夏白矾末各一字，入一罐子内封闭，不透烟火，通赤放冷，为细末，入研细麝香一钱拌匀。每服半钱，糯米饮调下，空腹。

辰砂半夏丸　治寒痰咳嗽。

栝蒌根蜜炙　天南星汤洗　半夏汤洗七次　干姜炮，各半两

上为末，生姜自然汁和丸麻子大，朱砂为衣，每服十丸，生姜汤下，不拘时候。

玉珠丸　治诸涎嗽。

半夏一两，汤洗十次　硝石一分

上为细末，滴水丸麻子大，每服三五丸，生姜汤送下，不拘时候。

百部丸　治肺寒咳嗽微喘。

百部焙干，秤，三分　麻黄去根节，秤，三分，二味先为末　杏仁四十个，去

---

①　时气：病邪名。具有强烈传染性、流行性的病邪。《伤寒全生集·时气》："时气者，乃天时暴厉之气流行人间。"

②　乳嗽：出自《婴童百问》。又名百日内嗽、乳嗽、胎嗽，指婴儿出生百日内出现的气憋、痰嗽。

皮尖微炒，更煮三五沸焙干研细

上同匀细末，炼蜜和丸皂子大，温水化下二三丸，日三服，钱乙加松子仁五个，糖和丸，含化大妙。

露蜂房丸　治肺胃虚寒，咳嗽喘满，呕逆不食。

露蜂房二钱，炒　蝉壳去土，二钱，炒　蛤蚧一只，重四钱，酥涂炙干　丁香木香　人参去芦　地黄　麻黄去节根　马兜铃子　五倍子去虫，各二钱　五味子去枝梗　贝母去心，焙　杏仁童子小便浸二宿，去皮尖，炒　半夏曲各二钱半款冬花去枝梗，半两

上为细末，炼蜜和丸绿豆大，每服二三十丸，生姜汤下，日三四服，食后。

缓息汤　治风伤肺气虚喘，咳嗽上气。

桑白皮一两半　白茯苓半两　白僵蚕半两，去丝，炒　甘草一分，炙　杏仁半两，去皮尖，研后入　人参去芦，一分　桔梗去芦，半两　白术半两　陈皮半两，去白

上为细末，每服一钱，水一盏，生姜三片，杏仁二个，煎至六分，去滓，时时温服。

白术五味汤　治气逆上喘咳嗽。

白术　五味子去枝梗，炒　人参去芦　款冬花去枝梗，各半两　细辛去土叶，一分

上为细末，每服一钱，生姜三片，煎至四分，去滓放温，时时服。

桔梗汤　治咳嗽痰壅，呀呷，咽膈不痢。

桔梗去芦，半两　甘草半两，炙　紫苏叶半两，去土，微炙　石膏半两半夏半两，汤泡七次　皂荚一分，烧灰存性

上为末，每服一钱，水一盏，生姜三片，煎至五分，去滓放温，服无时。

澹竹沥　治咳嗽短气，胸中吸吸，咯唾稠浓臭黏。

以竹沥一合服之，日三四次。

木香半夏丸　治肺胃有寒咳嗽。

木香　半夏汤泡七次，焙干　肉豆蔻面裹煨，各一两　藿香去土　丁香　白术各半两

上为细末，生姜自然汁和丸黍米大，每服十丸，煎人参汤送下，不拘时候。

白蚬壳散　治卒然暴嗽不止。

以白蚬壳不拘多少，杵研极细。每服半钱，米饮调下，无时。

五灵脂丸　治久嗽渐成羸弱，恐变疳痨。

五灵脂去沙石，半两　蟾头一枚，酥炙黄　蝉壳去土，半两，微炒　款冬花去枝梗，半两　青黛一分，研　雄黄一分，研，水飞

上同研匀细，糯米饭和丸黍米大，每服十丸，煎人参汤下，食后。

人参半夏丸　治痰饮咳嗽。

人参去芦　半夏汤泡七次　白术　川姜炮　南星微炒，各半两

上为细末，生姜自然汁煮糊，和丸黍米大，每服十丸，姜汤下，月内百儿丸针头大，乳上吮服，不拘时候。

马兜铃丸　治肺壅咳嗽气喘，大便不利。

马兜铃　紫苏子炒　人参去芦，各一两　木香　款冬花去枝梗，各半两　杏仁汤浸去皮尖，研后入，一分

上前五味，先为末，入杏仁末拌匀研，炼蜜和丸黍米大，每服十丸，生姜汤下，不拘时候。

百合汤　治肺经风寒，痰壅不利。

百合　紫菀洗焙　白术　人参去芦，各一两　白茯苓去黑皮　青皮去　甘草　麦门冬去心，各半两

上为末，每服一钱，水八分，淡竹叶三片，薄荷二叶，煎至五分，去滓温服，不拘时。

爽神汤　消寒痰，除肺壅，清神爽意。

白术　人参去芦　白茯苓各一两　桔梗去芦　栝蒌　甘草各半两　细辛去苗，一钱

上为末，每服一钱，水八分，荆芥、薄荷各少许，煎至五分，去滓温服，不拘时候。

苏香汤　治肺壅，消痰滞。

紫苏叶去土　木香　人参去芦，各半两　五味子去枝梗　甘草　陈皮各半两

上为细末，每服半钱，生姜自然汁少许，荆芥汤调下，不拘时候。

蝉壳汤　治肺气壅滞不利。

蝉壳去土，微炒　人参去芦　五味子去枝梗，各一两　陈皮　甘草炙，各半两

上为细末，每服半钱，生姜汤下，无时。

神曲汤　治痰涎壅滞，气不和顺，腹胁满闷。

神曲一两，微炒　木香一两　半夏一两，用姜半斤同杵烂，炒令黄，姜是生姜也　芜荑一两　青皮去穰，半两，炒　甘草半两，炙　白茯苓半两

上为细末，每服半钱。盐少许，沸汤调温服，无时。

白金丹　消肺壅痰实，治胸膈不利。

桑白皮一两，剉　前胡去芦，一两　半夏一两，汤泡七次　白术一两　人参去芦，半两　陈皮半两　甘遂一分，微炒

上为细末，炼蜜和丸黍米大，温水下五七丸，周至一二岁儿三丸，以上者以意量加，不拘时候。

前胡半夏丸　治风热痰实，肺气壅滞，涎流口出。

前胡去芦，一两　半夏一两，汤泡七次，焙干　大黄半两，炮　麦门冬去心，半两　川朴硝半两

上为细末，生姜自然汁和丸黍米大，每服十丸，煎人参汤下，不拘时候。

犀角丸　治风热面赤，胃气不和，大小便秘沥沥音涩，痰实涎盛，三焦壅滞及积热蕴毒。

生犀末一分　人参去芦，半两　黄连去须，一两　枳实去炒，半两　槟榔

半两　大黄二两，酒浸一宿，切作片子，以巴豆一百粒去壳皮，贴大黄上，纸裹定饭上蒸三次，去巴豆，切研，炒焦

上为细末，炼蜜和丸麻子大，每服五七丸，临卧熟水下，未动加丸数，服此疏利极稳之药。治小儿痰壅肚热诸病以鸡子乱发熬良久，得汁与服之，良。

枳壳汤　治痰实肚热，心膈烦闷，气不调顺，不早治，恐生惊痫。

枳壳一两，去麸炒　干姜半两，炮　甘草半两　前胡去芦，一两　木香一两　半夏一两，汤洗七次

上为末，每服一钱，水一小盏，生姜三片，陈皮一片，煎至六分，去滓温服，不拘时候。

温脾丸　治脾胃宿冷，口角涎流。若涎渍颐颔，口角生疮，名曰滞颐，别立于后。

丁香一两　木香一两　半夏一两，用生姜六两同杵烂，炒令黄　青皮去穰，半两，炒　白术半两　干姜半两，微炒

上为末，炼蜜和丸黍米大，每服十丸，米饮下，不拘时候。

丁香汤　治如前。

丁香一两　白术半两　肉豆蔻麸裹煨，半两　半夏半两，白矾水浸一宿，洗净，炒黄　干姜半两，炮　甘草半两　人参去芦，半两

上为细末，每服一钱，水八分，姜二片，煎至五分，去滓温服，不拘时候。

治小儿口中涎出。

以白羊屎纳口中。

麻黄汤　治小儿风中肺经，喘急肩息，气上不安。

麻黄去根节，二两　半夏　生姜各二两，制曲　甘草一两　桂心半两　五味子去枝梗，半升

上咬咀，每服二钱，水一盏，煎六分，去滓服，无时。

马通粟粒丸　治小儿喘急肩息气逆，胁下作痛，寒热往来，不进

乳食，渐成羸瘦。

马通中粟粒_{三分}　杏仁_{汤浸，去皮尖}　紫菀_{去芦}　细辛_{去苗，各半两}　石膏　秦艽_{去芦}　半夏_{汤泡七次}　茯苓_{去皮}　五味子_{去枝梗，各一分}

上为末，炼蜜丸小豆大，每服十丸，生姜汤下，日三服，加至十二丸，不拘时候。

【点评】具体介绍了包含钱乙所用方在内的治疗小儿咳嗽方剂的药物组成、用法用量。其中方剂多以蜜和为丸或糯米饭和丸，其性柔，作用缓和，可奏健脾温中、滋阴补肺之功；又多煎人参汤服或姜汤下，皆可顾护小儿胃气。以上方剂皆根据钱氏对小儿"五脏六腑，成而未全 …… 全而未壮"的理论，从小儿脏腑娇嫩，形气未充的生理特点出发，为后世留下了清晰的治疗思路。

黄胆论

小儿有身体肌肤面目悉黄者，此黄病也。因将息过度，饮食伤饱，脾胃受热，与谷气①相搏，蒸发于外。脾胃象土，其色黄，候肌肉，故为是病也。慎不可灸，灸则热转甚矣。若身体痛，背膊强，大小便涩，腹胀满，一身尽黄，及目睛爪甲皆黄，小便如屋尘色，着物皆黄，此疸病也。若发渴小便涩，腹满脉沉细，为难治也。黄病者稍轻，疸病者极重。又有自生下，面身深黄者，此胎疸②也，因母脏气有热，熏蒸于胎故也。经言诸疸皆热，色深黄者是也，若身微黄者，胃热也。若但面黄腹大，渴而食泥土者，脾疳③也。此二项各在本病具之外，黄病疸病，叙方于后。

【点评】此处指出黄病与疸病的病因病机、临床表现，以及二者的区分，黄病者稍轻，疸病者极重。此外，还指出自出生而面目深黄者为胎黄也；面黄腹大，渴而食泥土者为脾疳也。此二者均在黄病、疸病之外。《素问·平人气象论》："溺黄赤安卧者，黄疸。""目黄者曰黄疸。"《灵枢·论疾诊尺》："身痛而色微黄，齿垢黄，爪甲上黄，黄疸也。"黄疸病应早发现，早治疗。《金匮

---

① 谷气：又称水谷之气。指由脾胃消化、吸收饮食而来的精微物质。

② 胎疸：病症名，指新生儿出现的黄疸，又名胎黄。症见面目通身皆黄如金色，壮热便秘，溺赤。

③ 脾疳：是指以腹胀肚大，水谷不消，泄下酸臭，或嗜食异物，面色黄，身热，困倦喜卧，纳呆消瘦，兼见吐泻，或夹有蛔虫为主要表现的疳证。

要略·黄疸病脉证并治》提出："黄疸之病，当以十八日为期，治之十日以上瘥，反剧为难治。"这说明黄疸病经过妥善治疗，一般在短期内，黄疸即可消退。如果正不胜邪，病情反而加剧者，则较为难治。

三黄散　治黄病。

川大黄_{一两，剉碎，微炒}　黄芩_{半两}　黄连_{去须，半两}

上为细末，每服一钱，水一盏，煎至五分，去滓放温，食后时时服。

子芩散　治如前。

黄芩　栝蒌根　茯神_{去心内木，各一两}　甘草_炙　胡黄连_{各半两}

上为细末，每服一钱，水一盏，煎至五分，去滓温服，不拘时候。

韭根汁　治如前。

杵韭根，取汁，滴儿鼻中，大豆许。

丁香散　治黄病遍身如金色。

六月六日收瓜蒂四十九个，丁香四十九个，入干锅子内，火烧烟尽，取出放冷，研细末，每用半字吹鼻中，及揩牙。

蔓青子汁　治如前。

以蔓青子，水和服之，半钱或一钱，亦治疸病。

猪苓通草散　治黄病透明黄肿。

木猪苓_{去黑皮}　通草_{涂蜜炙干，各等分}

上为细末，更入研细麝香去土地龙末各少许拌匀，每服半钱或一钱，米饮调下，不拘时候，神效。

栝蒌根汁　治小儿忽发，面目皮肤悉黄。

以生栝蒌根杵取汁三合，蜜一大匙，暖熔相和，量儿大小服之，不拘时候。

双连丸　治诸疸病。

川黄连_{去须一两}　胡黄连_{一两}

上为细末。用黄瓜一枚，切蒂头留作盖子，去穰，入药末在瓜中，却以盖子盖定，用面裹，慢火煨令面熟焦，去面，杵烂成剂。丸绿豆大，每服五七丸至十丸，温米饮下，量大小加减，不拘时候。

茅煎汤　治黄胆病。

柴胡_{去苗，净洗焙干一两}　甘草_{一分}

上咬咀，每服二钱，水一盏，白茅根少许同煎至五分，去滓温服，无时。

螺肉酒　治如前。

取田螺肉一二十，作剉酒服之。

驴乳汁　治婴小热黄胎疸。

取驴乳汁，少少与服。

客忤论

小儿中客忤者，小儿神气嫩弱，忽有非常之物，或未经识见之人，偶然触而见之，其客气①与儿神气相忤以生病，谓之客忤。其候吐下青黄白色，水谷解离，腹痛夭矫，面颜变易，五色②不常，状似惊痫，但目不上视，其脉弦急数者是也。若不即治，久则难疗。《圣济③经》曰：出处不时，而为客忤，戒其恐见非常人物为病也。《千金》曰，小儿衣帛绵絮及鞋袜中，皆不得令有头发。又青衣不可用白带，白衣不可用青带。或诸不识人物外来者，并当令儿避之勿见，若

---

① 客气：为运气术语。出《素问·六元正纪大论》，又名客运，与主气相对而言，主所值之年气候的季节性变化，是在天的三阴三阳之气的运行变化。

② 五色：为五行学说术语。出《灵枢·五色》，指反映五脏病变及各种证候的五种病色。

③ 《圣济经》：中医综合性著作，宋代赵佶撰。又名《宋徽宗圣济经》，10 卷。

误有触犯，并令儿患客忤。或有犯而患者，急视其儿口中悬壅左右，有肿核如麻豆大者，便须刺摘令溃之，用绵缠钗缵头，展去其血，兼服诸药为治。

【点评】客忤为病名，是指以小儿骤见生人异物，或骤闻巨大声响，突然惊叫啼哭，甚或面色变异，出现呕吐、腹痛、腹泻、手足瘛疭等症状的疾病。出《诸病源候论》卷四十六。又名中客忤、中客、中人、少小客忤。本段指出小儿客忤的病因病机、临床表现，同时也指出了本病与惊痫的主要区别。

治小儿客忤腹痛夭矫，面色变易。

以香豉数合，水拌令湿，捣熟作丸子，如鸡子大，用摩儿囟上。及手足心各七遍，及摩儿心脐，上下行转摩之。食顷，即弃掷丸于道中，痛乃便止。

治小儿卒中客忤涂法。

灶中黄土、蚯蚓粪等分，研细，水调涂儿头上，及五心中大良。

又　浴法，治如前。

以马粪三升，烧令烟绝，用酒三升，煮数沸去滓。以浆浴儿，以猪粪二升，热汤灌搅，适温暖浴儿。

又方　治小儿客忤服法。

以牛口沫涂乳上饲儿。

又方

以铜镜鼻烧令赤，纳酒中，能饮者令自饮，不能饮者含而灌之。

治小儿中客忤，吐青白沫，及乳食皆出，腹中痛，气欲绝者。

以桂心一两为末。一二百日儿以半钱，用水一小盏，煎至五分，去滓，温分四服，不拘时候，量儿大小加减。

又方　治小儿客忤。

以白僵蚕七枚为末，酒调服半钱至一钱。

又方　治如前。

取书中白鱼十枚，敷乳头，令儿吮服。今人呼为衣鱼。

又方　治如前。

取驴乳汁，少少与服，或以热马屎一块，绞汁饮，咽下即愈。

麝香乳　治客忤项强欲死。

以麝香少许研细，用乳汁调抹儿口中，如大豆许，良。

又方　治如前。

以桔梗烧末半钱调服，量大小加减，治马毒客忤以马尾于见面前烧，令儿咽其烟气，每日用之，取瘥。

【点评】此处主要介绍了小儿中客忤者的外用疗法以及内服用药，包括刺摘，药浴，涂抹等等一系列疗法。

辟邪膏　治客忤，及治中恶邪厉鬼气，其候似痫，但目不上视倒视，脉弦急，中之卒暴者，立至苏省。

真降香剉　白胶香别研　沉香　虎头骨酥炙黄　鬼臼去毛　龙胆草去芦
人参去芦　白茯神去心内木，各半两

上为细末，次入研飞过雄黄末半两，研细麝香一钱，拌匀。炼蜜和丸鸡头子大，每服一粒，煎乳香汤化下，及丸一弹子大，用绿绢袋盛之，带儿衣上。仍于卧处常烧炒。

【点评】中恶为古病名。是指神气不足，卒感秽浊不正之气，以突然头晕呕恶，呼吸困难，不省人事，移时或经治而解为主要表现的疾病。出《肘后备急方》卷一。病因病机为感受秽毒或不正之气，突然厥逆不省人事的病症。《证治要诀·中恶》："中恶之证，因冒犯不正之气，忽然手足逆冷，肌肤粟起，头面青黑，精神不守，或错言妄语，牙紧口噤，或头旋晕倒，昏不知人。"

三痊论

小儿痊病有三。一者鬼痊①，小儿神魂气弱，早晚抱持，出入无时，为鬼厉邪气②所干。其候皮肤掣痛，游易无常，或心腹刺痛，夭矫闷乱欲死，乃名中恶。甚者卒致于死，缓者延引岁月，更变沉滞，以至于死，又痊傍人。二者尸痊③，人腹中有虫，曰尸痊。小儿血气嫩弱，邪气外伤，留滞身中，尸虫移引，相乘④为病。其候沉沉嘿嘿，不知的病之处，或寒或热，或心腹闷痛，涉引岁月，遂至于死，又痊傍人。三曰蛊毒⑤痊，谓诸毒虫之中有一能啖其余者，即为之最，名之曰蛊。或因人作，或因引注，随饮食而入儿腹中，食人脏腑。其候心腹刺痛，懊闷欲绝，痢下无时，或便血片，急者即死，名曰中蛊之毒，缓者涉引岁月，以至脏烂乃死，又痊傍人。今叙诸治方于后。

【点评】此处介绍了小儿 3 种痊病，以及病因病机、临床表现。小儿脏腑娇嫩、形气未充。脏腑指五脏六腑；形气指形体结构、精血、津液和脏腑功能。所谓脏腑娇嫩、形气未充是指小儿出生以后，五脏六腑都是娇嫩的，其形体结构、四肢百骸、筋骨筋肉、精血津液、气化功能都是不够成熟和相对不足的。具体表现在肌肤柔嫩、腠理（皮肤、肌肉的纹理）疏松、气血未充、脾

---

① 鬼痊：病名，指突发心腹刺痛，甚或闷绝倒地，并能传染他人的病症。

② 邪气：即病邪，与正气相对而言，是各种致病因素的统称。

③ 尸痊：见《太平圣惠方》卷五十六，即尸注。主要表现为寒热淋沥，沉沉默默，腹痛胀满，喘息不得，气息上冲心胸，旁攻两胁，挛引腰脊，举身沉重，精神杂错，恒觉惝谬，每逢节气改变，辄致大恶，积月累年，渐就顿滞，以至于死。死后复易旁人，乃至灭门。

④ 相乘：为五行学说术语。乘，即乘虚侵袭之意。

⑤ 蛊毒：为病症名，是指微生物和寄生虫释放的有毒致病物质。出《肘后备急方》，《诸病源候论》将蛊毒分为蛊毒候、蛊吐血候、蛊下血候等。

胃薄弱、肾气未固、神气怯弱、筋骨未坚等方面。小儿神气怯弱，早晚出入无时，故易招致鬼邪，而致鬼疰；小儿脾常不足，幼儿脾胃功能薄弱，消化食物功能较差，而脾胃又是气血的源头，故小儿血气嫩弱，易致邪气外伤，留滞身中，而成尸疰；蛊毒疰，是所有毒虫致病中最重的，能吃其他的毒虫，小儿性本好奇，易食异物，而致此病随饮食而入儿腹中。

虎头枕 治中鬼气，为游气①为魔。

以虎头骨为枕，与儿枕之。

千金汤 治小儿暴惊啼绝而死，因人从外来，邪气所逐，令儿得疾，众医不治。

以蜀椒、左顾牡蛎各六铢碎之，酢浆一升，煮取五合，分服。

豆豉丸 治中恶鬼气寒热。

以湿豉丸鸡子大，摩儿腮上，及手足心六七遍，又摩心腹脐上。

又方 治中恶邪鬼气，或于病间忽然而卒绝。

以菖蒲根杵烂，取汁灌之。

又方 治如前。

以羊屎烧烟，以熏鼻中。

又方 治如前。

视其死者上唇里②弦，有核子如黍米，以针挑破之，复苏。

又方 治如前。

以皂荚末或生半夏末少许，吹两鼻中。

又法 治如前。

凡中恶邪或魔死者，不得用灯火照之，亦不得近前急唤，或与接

----

① 游气：古病名。属于气病之一，指三焦气满、游于体内不得宣散的病症。《诸病源候论》："夫五脏不调，则三焦气满，满则气游于内，不得宣散。故其病，但烦满虚胀。"

② 唇里：经外穴名。出《备急千金要方》。在下唇黏膜，与承浆穴相对处。主治黄疸，瘟疫、口噤、口臭、面颊肿，及齿龈炎、口腔炎等。点刺出血。

气，恐被注染，多致杀人，但只与痛咬脚跟，及足指甲边，多唾其面，即活。

又方　治如前。

以好酒浸绵半盏，及手其汁，灌鼻中。

又法　治如前。

以芦管吹两耳，并取病患发二七茎，捻作任子，刺鼻中。

又方　治中恶鬼邪。

游痛如刀刺，或胸胁腹中绞痛急切，手不可近而按摩。

以好酒灌鼻孔，亦治中恶，吐血下血。

又方　治如前。

以盐一钱，水一盏，搅和令匀服，并以冷水之，取吐即瘥。

又方　治如前。

以蓬术酒研令服。

又方　治如前。

取灶下黄土，水调服之。

又方　治中恶鬼邪为祟，及鬼疰尸疰。

以桃仁研细，水煮频服，当吐即瘥，不吐或吐不尽，病再作，或以桃仁汁，煮米为粥与食。

鳖头散　治尸疰瘦瘠，时发寒热。

以鳖头一枚，烧灰杵末，新汲水调下半钱。

雌黄丹　治尸疰。

雌黄研，水飞　雄黄研，水飞　川大黄慢火煨黑色　鬼臼去毛，各一两 麝香一分，研　桃仁三十个，汤浸去皮尖，研　白头翁去芦，半两　巴豆十个，去皮膜纸裹去油尽

上为细末拌匀。以羊脂五两，熔化和药成膏，丸黍米大，每服三五粒，荆芥汤下，无时。

立效散　治尸疰。

川大黄一两，炮剉　干桃柳叶各一两，洗焙　栀子仁半两　赤芍药半两

朱砂一两，别研，水飞　雄黄一分，别研，水飞　麝香一分，别研

上为细末拌匀，每服半钱，蜜汤调下，无时。

神攻散　治中蛊毒。

大甘草半两，生末　晋矾一两，末

拌匀，新汲水调下一钱或半钱，吐出毒物，效。

雄麝散　专治蛊毒。

雄黄一两，水飞，研　麝香一两，研　羚羊角一两，屑　鬼臼半两，去毛
赤芍药一两　荠去芦，半两　败鼓皮一两，炙黄焦　马兜铃根半两

上除雄麝外，为细末，入二味拌匀，每服半钱，浓煎甘草汤调
下，无时。

麝犀汤　治如前。

犀角一两，屑　鬼箭取羽，一两　安息香一两　苦参半两　牡丹皮去心，
半两，以上先为末　雄黄一两，研，水飞　麝香半两，研

上拌匀细，每服一钱，水一盏，煎至五分，去滓放温，时时服。

甘草汤　治中蛊毒欲死。

以甘草半两剉碎，用水一盏，煎至五分，去滓温服，当吐出
毒物。

宝灵丹　治中蛊毒。

朱砂一两，研，水飞　雄黄一两，研，水飞　黄丹一分，研　苦药子一分
续随子一分，去皮毛　山豆根一两，生　蜈蚣二条，一条微炙，一条生用　斑蝥
一分，去头翅足，半生半炒　巴豆二分，去皮膜出油尽　麝香二分，研

上为细末，拌研匀，于端午日重九日合之最佳，事急者不拘，用
糯米粥和丸麻子大。

若未能语儿，中毒即休，如能语儿，但将药一粒入门，即患儿先
闻其香是验，以腊茶清送下一丸，不得嚼破。须臾患儿必言心头作响
声，毒物便下，或从口鼻出，或自大便下，嫩即是血，老即如诸虫
状，其形不一。药随物下，凝血中裹之，口噤者拗灌之。

治中蛊下血欲死。

以蓝捣汁，频频服半合。

治中蛊毒，腹中坚痛，面目青黄，淋露骨立，病变无常。

以桃上寄生为末，茶点服，日四五。

桔梗丸 治鬼疰、尸疰、蛊疰皆疗。

桔梗_{去芦} 藜芦_{去芦} 皂荚_{去皮子} 巴豆_{去壳心膜} 附子_{各半豆许}

上为末，炼蜜和剂，入臼杵万下。每服二丸或一丸，如黍米芥子大，仰卧勿侧眠，至食时许，病在膈上者即吐，在膈下者即泻，取下恶物，如蝌蚪虾蟆胎，或长一二尺，下后大虚口干，但作鸡羹饮五合，与极饮，或食粥三四日乃痊，病未除尽，再服。

夜啼论

小儿夜啼者，证候甚多，其所专者，不出三种。一者冷，谓脾脏寒则腹痛而啼。其候面青白，手冷腹肚冷，口中气亦冷，曲腰而啼，不肯吮乳。又有从生下多啼，入夜则甚者，此胃寒也，亦曰胎寒。圣济经言积冷而夜啼，夜则为阴，冷则作痛，故夜间痛甚，令儿啼哭也。二者热，谓心脏热则烦躁而啼。其候面赤，小便赤，口中气热，心腹亦暖，仰身而啼，不肯吮乳。又有多饶惊悸惕跳，或睡中忽然叫啼，此风热也，亦曰惊啼。心主热，其候惊，故热则生惊，又心为火，热则火旺，故热邪燥甚，令儿啼哭也。三者邪祟，谓有鬼气所持。其候睡卧不稳，或作疼痛，且鬼祟者，阴物也，入夜则旺。小儿精神怯弱，血气嫩微，夜间被鬼所持，故令儿啼哭也。以外客忤虫动，重舌口疮等病，亦皆能为夜啼。其治方各逐本项下具之，非若此三等之为专也，今叙方于后。

【点评】夜啼是指以婴儿日间安静，夜间啼哭不安为主要表现的疾病。出《诸病源候论》卷四十七。人体白天阳气盛，正气足，而夜间阴气盛，故《灵枢·顺气一日分为四时》言"夫百病者，多以旦慧、昼安、夕加、夜甚"。此处主要介绍了小儿夜啼的3种证候。一者为冷，冷则痛而啼，其候面青白，手冷腹肚冷，不肯吮乳。二者为热，热则烦而啼，小儿为纯阳之体，热多寒少，若孕母脾气急躁，或平素恣食香燥炙烤之物，或过服温热药物，蕴蓄之热遗于胎儿。出生后将养过温，受火热之气熏灼，心火上炎，积热上扰，则心神不安而啼哭不止，又有因风热而致者，亦曰惊啼，心主惊而藏神，小儿神气怯弱，智慧未充，若见异常之物，或闻特异声响，而致惊恐。惊则伤神，恐则伤志，致使心神不宁，神志不安，寐中惊惕，因惊而啼。三者邪祟，小儿神气怯弱易被鬼气所持，故发本病。

蒜香膏 治冷证腹痛夜啼。

以大蒜一颗。

慢火煨香熟，取出切细研烂，于日中爆，或火上炕半干，可丸时即以好乳香秤半钱，研细如粉拌入，再研极匀，丸如芥子大。每服七丸，乳头粘服，或乳汁送下，食空。

当归丸 治如前。

当归_{去芦，洗净，焙干，秤} 白芍药 人参_{去芦，各一分} 甘草_炙 桔梗_{去芦} 陈皮_{不去白，半分}

上为细末，每半钱，水煎时时服之。

龙角丸 治小儿五惊夜啼。

龙角_{一分} 黄芩_{半两} 牡蛎_{一分半火煅，一作牡丹} 蚱蝉_{去土，二枚} 牛黄_{小豆大五块} 川大黄_{一分半}

上为末，炼蜜和丸麻子大，蓐中儿二丸，大小以意加减。

芎䓖散 治小儿夜啼，至明则安。

芎䓖 白术 防己_{各半两}

上为末，以乳和与儿服，以意量大小多少，又母用手掩入儿脐中，及摩儿头脊，大验。儿生二十日以内，未能服者，以乳和麻子大一丸，置儿口中，乳汁送下。

又方

取道中土伏龙肝各一把，同研细，水调少许饮之。

治小儿夜啼。

以蝉蜕去土为细末，用生姜蜜水调涂儿下唇。

又方　治小儿惊啼夜啼。

以腊月缚猪绳烧灰，水调服，以皮三寸烧灰，着乳饮之，疗如物刺啼。

灯花丸　治如前，能祛邪止痛。

以灯花二十个，乳香皂子大两块。同为末，粟米饮和丸芥子大，每服七丸，桃心汤下，无时。

万金散　治脏寒气弱，面色青白，遇夜多啼，状若神祟。

沉香_剉　丁香　人参_{去芦}　五味子_{去枝梗，炒}　当归_{去芦，洗焙，各一两}
白术_剉　赤芍药_{各半两}　桂心_{一分}

上为细末，每用一钱，淡浆水一小盏，煎至五分，放温，时时滴口中，儿大稍稍饮，立效。

当归散　治胎寒气啼不止，久能变痫。

以当归为末，每用小豆许，乳汁调抹儿口中，日夜五服。

三黄丸　治热证心燥，夜啼及诸热证。

黄芩_{半两}　大黄_{去皮，湿纸裹煨熟，一分}　黄连_{去须，一分}

上为细末，面糊和丸绿豆大，每服五七丸，人参汤下，亦治昼啼。

又方　治热烦腹痛夜啼。

以真牛黄少许，如小豆大，乳汁化服。

又方　治热证心燥夜啼。

以灯花三两颗。用灯心煎汤，调抹儿口中，乳汁送下。日三，钱氏亦治脏冷夜啼，但顿乳上，令儿吮之。

又经验方

以灯心①烧灰，涂乳上吮儿。

红桃散　治风热体如汤火，夜啼不乳。

天南星二个，每个中心剜作窝子入朱砂装满，用木盖盖之，水调取下中心末涂缝，掘一地坑顿在内，以炭盖之，用火赤放冷，取出研末　全蝎半钱，为末　白附子大者二十个，为末　腻粉一钱

上拌研匀，每用一字，金银薄荷汤调下。

绿霞散　治如前。

柏叶二钱末　蝎末一钱　天南星炮过为末，一分　白僵蚕去丝嘴，末，一钱　郁金末，一钱　雄黄末，一钱，水飞

上拌匀细，每服一字或半钱，薄荷蜜水调下，无时。

前胡丸　治风热气啼。

以去芦前胡为末。炼蜜和丸小豆大，日服一丸，熟水下，服至五六丸，即瘥。

牛黄膏　治儿睡着时，忽然乍惊哭而觉，面赤口干，状若神祟，此虽夜啼，非名夜啼也，乃风热邪气乘心脏而作，名曰惊啼。

真牛黄研　煅过牡蛎粉　朱砂研水飞　雄黄研飞，各一分　人参去芦　甘草炙，各半两　龙脑半分，研

上为末拌匀，炼蜜和膏鸡头子大，每服半粒或一粒，薄荷汤化下，乳食后。

安神丸　治如前。

麦门冬去心，焙　马牙硝　白茯苓　干山药　甘草半两　寒水石研，各半两　朱砂一两，研水飞　龙脑一字，研

上为细末，炼蜜和丸鸡头子大，每服半丸，砂糖水化下，无时。

虎睛散　治惊惕夜啼。

以虎睛为散，竹沥调少许，抹口中。

---

① 灯心：为中药名，见《圣济总录》，又名灯心草。

又方　治如前。

取车辖脂小豆许，纳口中，又取纳脐中。

又方　治如前。

以父乱头发烧灰研末，酒调服一字，更量大小，温水亦得。

又方　治如前。

以鸡粪白烧灰研末，米饮调服。

明砂丸　治心神不宁多惊，心腹疼痛，夜啼不止。

朱砂通明者，一钱　杏仁十四个，去皮尖，炒黄　好坯子半钱，即胭脂

上为末，软饭和丸黍米大，每服三五丸，薄荷汤下。

麝香散　治惊啼夜哭，发歇不止。

以麝香研细，用半字，清水调下，日二三服。

铁涎膏　治诸惊夜啼。

丁头代赭石半两，火煅醋淬不记遍数，以易碎为度　铁胤粉一钱，即铁华粉
白附子一钱　辰砂一钱，水飞　麝香一字，研　龙脑一字，研

上为细末，拌匀，蒸枣烂和成膏，旋用，婴孩半皂子许，至二三岁一皂子许，金银薄荷汤化下，不拘时候。

七宝轻青丹　治惊啼夜哭，及诸热等疾。

螺青半两　蛤粉一分　钩藤炒为末，一钱　白附子三字　铅锡灰二钱
丁香一字，炒　天竺黄一钱

上为细末，入麝香半皂子许，研细拌匀，米粉煮糊和丸豌豆大，每服一丸。薄荷汤磨水下，无时。

又方　治夜间卒惊啼哭，似有痛处，而不知疾状。

取雄鸡冠血，沥儿口上，滴少许入口中，即瘥。

又方　治如前。

以乱发烧灰为末，涂乳上，令儿吮之，能食者饮调亦得。

甑带法　治鬼祟邪厉夜啼。

取甑带悬户上。

又法　治如前。

以胡粉水调二大豆许与服，日三。

马骨末　治小儿诸夜啼。

以马骨为细末，敷母乳上，令小儿吮服，即止。

又方　治如前。

取野狼粪中骨烧灰，研为细末，服黍米许，便止。

又方　治如前。

取鸡窝中草，安于乳母卧席之下。

诸汗论

小儿有遍身喜汗出者，此荣卫虚也，荣卫相随，通行经络，营周于身，环流不息。荣阴卫阳①，荣虚则津液泄越，卫虚则不能固密，故喜汗出遍身也，钱乙用香瓜丸。若睡中汗出，不自知觉者，此肌肉虚而盗汗②也，如盗者窃物，使人不知觉也。又有但额上汗出者，此厚衣温暖，将养过宜也。上二项，钱乙并用止汗散。若上至头下至项有汗，而不曾过胸者，此六阳虚汗③也。六阳脉皆上至于头故也。若上至项，下至脐有汗者，此胃虚汗也，当与补胃。昔钱乙治张氏三子，大者喜遍身汗出，次者汗上至项下至脐，小者但头面有汗，至项下而无，他医以麦煎散治之不效，遂请乙治之。大者与香瓜丸，次者与益黄散，小者与石膏汤，各五日而愈。钱乙治方，本集载之，外收诸方叙后。

【点评】汗证是指不正常出汗的一种病证，即小儿在安静状态

---

① 卫阳：指卫气。因卫气属阳，故名。

② 盗汗：症状名，指睡后出汗，醒来即止为表现的临床症状。

③ 六阳虚汗：病证名。出自《小儿药证直诀》。手足三阳经脉会于头，如禀赋不足，阳虚不固，其汗上至头，下至项大出不止，为亡阳的证候。

下，日常环境中，全身或局部出汗过多，甚则大汗淋漓。本段主要介绍五种汗证。一者，遍身汗出。汗是人体五液之一，是由阳气蒸化津液而来。心主血，汗为心之液，阳为卫气，阴为营血，阴阳平衡，营卫调和，则津液内敛。反之，若阴阳脏腑气血失调，营卫不和，卫阳不固，腠理开阖不利，则汗液外泄。小儿汗证的发生，多由体虚所致。二者，睡中汗出，即盗汗。肌肉的营养从脾的运化水谷精微而得，为脾所主。《素问·痿论》："脾主身之肌肉。"肌肉丰满与否，与脾气盛衰有密切关系。脾气健运，则肌肉丰盈而有活力，"脾病……筋骨肌肉皆无气以生，故不用焉"（《素问·太阴阳明论》）。小儿脾常不足，而致血气嫩弱，或大病久病之后，气血亏损；或先天不足，后天失养的体弱小儿，气阴虚亏，而致盗汗。三者，但额上汗出者。小儿为纯阳之体，热多寒少，体质娇嫩柔弱，肌肉皮肤都很薄弱，和成人比较就特别容易"出汗"。因此，小儿睡觉时都会微微出汗，如果一味地加以严密捂盖，就会让孩子的汗得不到挥发，身体常处于湿润状态中。四者，上至头下至项有汗，而不曾过胸者，此为六阳虚汗。手足三阳经脉会于头，如禀赋不足，阳虚不固，其汗上至头，下至项大出不止，为亡阳的证候。五者，上至项下至脐而有汗者，此胃虚汗也。小儿脾常不足，若平素饮食甘肥厚腻而伤脾胃者，而致脾胃虚弱而引起自汗，汗出上至头下至脐，面色㿠白，四肢倦怠。

沉香黄散　治荣卫虚，遍身喜汗。

沉香剉　绵黄芪剉　人参去芦　当归去芦，洗净，焙　赤芍药以上各一两
木香　桂心各半两

上为细末，每一大钱，水一小净盏，入生姜三片，枣一枚，同煎至半盏，去滓放温，食前时时与服。

苁蓉丸　治血少喜汗。

肉苁蓉一两，酒浸一宿，刮去外皮，炙干　鳖甲一两，酥炙黄去裙襕　绵黄芪半两　何首乌半两

上为细末，炼蜜和丸黍米大，每服十丸，米饮送下，食前。

木槿花　治盗汗。

取木槿花开而复合者，焙干为末，每用一钱，猪皮煎汤调下，食后临卧。

牡蛎散　治盗汗。

牡蛎一两，赤煅　麻黄根二两，剉　甘草半两

上为末，每用二钱，以野水①一盏，煎至七分，去滓放温服，无时。

升麻汤　治肌热盗汗。

升麻　绵黄芪去芦　人参去芦，各一两　熟干地黄　天竺黄研　牡蛎粉研，各半两

上为细末拌匀，每服半钱或一钱，煎竹叶汤调下，无时。

柴胡人参散　治如前。

柴胡去芦　人参去芦　白术　白茯苓　青皮去　桔梗去芦　麦门冬去心　川芎　白芍药　甘草炙　桑白皮　升麻

上等分为末，每服一钱，水一盏，煎至七分，温服，食后。

紫苏饮　治肌热烦躁，多渴盗汗，揉鼻腹满。

柴胡去苗　藿香去土　甘草　乌梅肉　柴苏叶去土　干葛　人参去芦　茯苓　麦门冬去心　秦艽去芦　地骨皮去骨　防风去芦，并叉枝

上等分为末，每二钱，水一盏，煎至七分，去滓放温，时时呷。

沉香鳖甲丸　治潮热盗汗。

沉香剉　草龙胆去芦　鳖甲童子小便浸一宿，涂酥炙焦去裙襕，各一两　绵黄芪一两　川黄连去须，半两　川大黄半两，微炮

上为细末，炼蜜和丸黍米大，每服十丸，用麦门冬去心煎汤送

---

①　野水：指的是野外的水流，指非经人工开凿的天然水流。

下，无时。

柴胡黄连膏 治盗汗，潮热往来。

柴胡_{去苗} 胡黄连_{等分}

上为末，炼蜜和膏丸鸡头子大每一二丸，银器中用酒少许化开，入水五分，重汤①煮二三十沸，放温服，无时。

黄芪散 治虚热盗汗。

牡蛎粉 黄芪 生干地黄_{焙干，等分}

上为细末，每服一钱，水一小盏，煎至六分，去滓温服，无时。

虎杖散 治实热盗汗。

以虎杖剉细，水煎服之，量大小多少与服。

黄连粉 治盗汗。

黄连_{去须} 牡蛎粉 贝母_{去心，各等分，为细末}

上三味各一两，即入米粉一两。研匀细，以粉身。

龙胆粉 治如前。《千金》治头汗。

牡蛎粉 茯苓_{各二两}

上同为细末。于生绢袋子盛之，有汗即扑身。

牡蛎粉 治诸汗。

牡蛎粉_{二两} 麻黄根 赤石脂 糯米粉_{各一两}

上匀为细末，入龙脑末一钱拌之。每用一匙头，新绵包扑有汗之处，止盗汗最佳。

又方 名同，治同。

牡蛎粉_{二两} 麻黄根_{一两} 蛇床子 干姜_{各半两}

上同为细末，用如上法。

犀角饮子 治小儿脏热多汗。

犀角屑_{三分} 茯神_{去心内木} 龙齿_{各一两} 麦门冬_{去心，一两半} 甘草_{半两}

---

① 重汤：指一种熏蒸疗法，即隔汤。用盛药水之器皿坐放于大盆之滚汤中，使药水保持热气较久，多供洗疮疡用。

白术—分

上为末，每服一钱，水一盏，煎至七分，去滓温服，无时。

不语论

小儿有不能语者，其证有三。一者心气不足，心系舌本，气营而举之，则舌本动而语声作矣。今气怯而不能营用于舌，故不能语也，此证已在五气项下具之。二者卒不能语，因风寒之邪，干于哑门①，联系舌本，使舌本紧急，故卒不能语也。又一证喉咙为气之道路，会厌为声之门户，暴为风客于喉厌，则失音而语声不出，非不能语也。三者因病后不能语，此因服清药以利小便，致肾虚而不能上接于阳，故不能语。昔钱乙治王氏慢惊病愈后，有声而不能语，众以为失音。乙曰：既失音何开目而能饮食，又牙不噤，口不紧，而能咽药，众医皆不晓。乙曰：此因用清药利小便，致虚肾气，不能上接于阳故也，遂用地黄丸补肾，而渐渐能言，一月而愈。其方本集载之，外收方具后。

【点评】此段指出小儿不能语者，原因有三。一者，心气不足。《素问·阴阳应象大论》："心主舌……在窍为舌。"马莳注："舌为心之苗，故心主舌。"故心气不足，心气亏损，功能减退，致运血无力，不能上乘于舌，故不能语也。二者，卒不能语也，因于风寒之邪。《诸病源候论·风病诸候》："皆由风邪所伤，故谓风失音不语。"风性主动，常表现为眩晕、震颤、四肢抽搐、角弓反张、直视上吊等症状，故称"风胜则动"。寒性凝滞，即指寒邪侵人，易使气血津液凝结、经脉阻滞。人身气血津液之所以畅行不息，全赖一身阳和之气的温煦推动。且寒性收引，"收

---

① 哑门：经穴名，出《素问·气穴论》，名喑门，《铜人腧穴针灸图经》始称哑门。主要治疗口舌、头项、神志疾患等。

引"，有收缩牵引之义，即指寒邪侵袭人体，可使气机收敛，腠理、经络、筋脉收缩而挛急，故卒不能语。此外，风寒之邪为外感之邪，易从口鼻和体表侵入人体，风寒客于喉咙，闭塞气道，故不能语。三者，病后不能语，久服清利之品以利小便，而致肾虚。肾为脏腑之本，肾藏先天之精，为生命之原始，呼吸之根本。肾阳为脏腑阳气之本，肾阳充盛，脏腑形体官窍得以温煦，各种功能旺盛，精神振奋；肾阳虚衰，各脏腑功能减退，精神不振，发为虚寒性病证。肾阴为脏腑阴液之根本，肾阴充足，脏腑形体官窍得以滋润，其功能健旺而不至于过亢，精神内守；肾阴不足，各脏腑功能虚性亢奋，精神虚性躁动，为虚热性病证。故肾虚不能上乘接于阳而致本病。此外肾经挟舌本，所以舌跟肾的关系尤其密切。

菖蒲散　治感风寒，客于哑门，卒不能语。

菖蒲　桂心　远志_{去心，甘草水煮，各一分}

上为细末，每一钱，水一钟，煎至五分，温服无时。

桂散　治风寒客于喉厌，语声不出。

川芎_{三分}　远志_{去心，甘草水煮，三分}　麦门冬_{去心，三分}　人参_{去芦，半两}

上为细末，炼蜜和丸小豆大，平旦①空心米饮下五丸，日三，儿大加之，久服取效。

渴论

小儿有渴而饮水者，此因脏腑有热，热则脏燥，故多体热发烦，

---

① 平旦：指寅时。《素问·金匮真言论》："平旦至日中，天之阳，阳中之阳也。"《素问·脏气法时论》："心病者，……平旦静。"

亡耗津液，即令作渴，欲饮水以解之也。又有疳渴，吐泻发渴，霍乱发渴者，各逐本项具之。阎孝忠云：凡小儿诸渴，因亡失津液引饮者，但多煎钱氏白术散与服，使任意取足饮之，弥多弥好。其方本集所载，热渴者叙方于后。

莲汤散　治婴小发渴心燥。

以粉霜研极细。每婴孩一字，三四岁下者半钱，煎莲花汤调下，冬月无花时，莲肉代之。

香葛汤　治渴甚津液燥少。

木香　干葛根剉　人参去芦，各一两　白茯苓　藿香叶去土　甘草炙，各半两

上为细末，次用麝香半钱研细，入药拌匀，每服半钱，或者一钱，生姜汤调，温服无时。

葛根汤　治体热烦渴。

葛根　人参去芦，各一两　麦门冬去心　白茯苓　泽泻　甘草炙，各半两

上为细末，每服一钱，水八分，入生姜二片，薄荷三叶，煎六分，去滓温，量大小服，无时。

凉肌丸　治肌热脸赤，烦渴躁闷。

龙胆草去芦，二两　玄参去芦，一两　当归去芦，洗净，一两

上为细末，炼蜜和丸绿豆大，每服一二十丸，竹叶汤下，无时。

葛根饮子　治热渴久不止。

以葛根半两剉碎，水一盏，煎至六分，去滓频频服，无时。

神蛎散　治一切诸渴。

以大牡蛎，于腊日端午日，用黄泥裹通赤，放冷，去泥为细末，取活鲫鱼煎汤调下半钱，只一二服，瘥。

治小儿热渴久不止。

以石莲心三十个炒黄，浮萍一分，水一钟，生姜少许，同煎至六分，去滓，每服半合，徐徐服。

【点评】渴论开篇总言小儿渴的病因为五脏燥热，耗伤津液。

但渴作为单一的症状在各疾病中均可出现，致渴的原因又分为疳积、吐泻、霍乱等。小儿发渴多为心燥，心为脾之母，脾主肌肉，因而小儿发渴常伴肌肤身热。治渴大多补其津液，多运用生津滋阴的药物；身热可用葛根来解肌；若烦渴躁闷，又可配泻火除烦功效的龙胆草，用竹叶汤下清泄上焦。

血溢论

小儿诸血溢者，由热乘于血气也，血得热则流溢，随气而上，从鼻出者为衄衄，从口出者多则为吐血，少则为唾血，若流溢渗入大肠而下者，则为便血，渗入小肠而下者，为溺血。又有血从耳目牙缝龈舌诸窍等出者，是血随经络虚处着溢，自皮孔中出也。今叙方于后。

治衄溢方

盆硝一分，研　乱发①一分，烧灰研　红蓝花一分，为末

上同匀细，以绵缠子药塞鼻孔中。

槐花散　治如前。

槐花一两，炒　蒲黄半两　川面姜一分

上为细末，每服半钱，新水调下，无时。

又方　治如前。

以滑石为细末，饭丸萝卜子大，每服二三十丸，微微嚼破，新水咽下，未能嚼者，捶碎与之。

又方　治如前。

以生萝卜剉碎，研取汁，入酒相当，量大小温服，立止。

华盖散　治唾血吐血。

---

①　乱发：落发之未经整理者，微温。主咳嗽，五淋，大小便不通，小儿惊痫，止血鼻衄，烧之吹内立止。

阿胶半两，蛤粉炒如珠子，去蛤粉　黄芩一分　人参去芦，一分

上为细末，每服半钱，陈米饮调下，无时。

紫参散　治如前。

紫参　山栀子仁　生干地黄各一两　荆芥烧灰　乱发烧灰　蒲黄伏龙肝研，各一分

上拌细匀，每服半钱，或一钱，煎竹茹汤调下，无时。

黄连散　治吐血。

以黄连一两，去须为细末。每服一钱，水七分，入豉二十粒，同煎至五分，去滓温服。无时。

又方　治如前。

以蒲黄细研。每服半钱，用生地黄汁调下，无时。

又方　治如前。

以蛇蜕皮炒焦黄为末，乳汁调下。

又方　治如前。

以黄明胶、新绵各一两，并烧灰研为细末，每服半钱或一钱，糯米饮调下，日三。

又方　治如前。

以灯心净碗内烧灰，以物盖之。研为末，每服半钱或一钱，麝香汤调下。

甑带灰　治大便下血。

以甑带烧灰研末，涂乳下，与儿吮之，南人以蒲为甑带，久经蒸溜，或败烂者良。

又方　治如前。

以车釭烧赤纳水中，饮服。

又方　治如前。

取雌鸡翅下血与服，或以鳖头一枚，炙黄黑为末，米饮调半钱服。

车前散　治小儿尿血。

车前子一分　牡蛎半两，为粉　甘草一分，炙　川朴硝一分

上为细末，每服一钱，水一小盏，煎至五分，去滓温服。

又方　治如前。

以甘草二两、炙黄为细末。炼蜜和丸绿豆大，每服五七丸，温水下，日二。或生剉，以水六合，煎取二合，去滓服。

神白散　治诸吐、衄、便、溺等血妄行。

槐花半两，微炒　蛤粉一两

上为细末，每服半钱或一钱，煎柳枝汤调下。

青龙丹　治小儿热盛，一切血妄行，神效。

甘草　贯众　茯苓　干葛　龙脑　薄荷叶　藿香各一两　缩砂五两，去皮　山茵陈叶　寒水石各六两

上为细末，面糊和丸樱桃大，别研青黛为衣。

又方　治诸血妄行，从耳目口中鼻中出。

以赤马粪烧灰，研为细末，温酒调下一字或半钱，看大小与服。

地黄散　治舌上出血如针孔。

生熟地黄一两　明胶半两，炒

上为末，温汤调下一二钱。

又方　治如前。

以豉一合，水一盏，煎数沸，温服半盏，或一盏，亦治下血。

又方　治如前。

以小豆一合为末，水三盏，和搅汁饮之。

戎盐丸　治舌上有黑孔，血出如涌泉。

戎盐　黄芩　黄柏　大黄各二两半　人参　桂心各一两　甘草半两炙

上为细末，炼蜜和丸绿豆大，饮下五七丸，日三。如舌上孔穴大，血不止者，仍烧铁烙之。

苦竹叶汁　治牙齿龈缝间出血不止。

以苦竹叶不拘多少，水煎浓汁，入盐少许，通口漱盥。

又方　治如前。

以童子小便半盏暖热，通口漱盥。

嚏法 治九窍四肢指歧间皆出血，此暴惊所致。

勿令患人知觉，以井花水猛嚏其面。

治小儿尿血。

以鹊巢烧灰，井花水调服，以川升麻五分，水五合，煎取一合，去滓，一岁儿日服尽。

【点评】血溢，证名，血失常道从上窍溢出，出《素问·六元正纪大论》。多因血热妄行而上溢。《素问玄机原病式·热类》："血溢者，上出也。心养于血，故热甚则血有余而妄行。"本论开篇介绍血溢的病因及分型，又根据不同部位出血介绍治疗方药，并述及不同脏腑经络的要药以对应不同部位血溢。华盖散治疗唾血选用入胃经的灶心土，戎盐入心肾经可以治疗舌上出血，有小儿血热妄行可用青龙丹止血。若小儿暴惊病情危重，则用井花水，以水足以济火，故治狂躁烦渴火实之证。

卷十六

寒热论

小儿寒热者，由风邪外客于腠理，痰饮内渍于脏腑，致血气不足，阴阳更胜而所作也。阳胜则发热，阴胜则发寒，阴阳交争，邪正相干，则寒热往来，时发时止。然此证与疟相似，而发寒不致战栗，发热不致闷乱，所以异也。今叙方于后。

【点评】本节从内外因的角度来论述小儿寒热的病机，而阳胜则热，阴胜则寒语出《素问·阴阳应象大论》，为小儿寒热病机的理论基础。上段还直指寒热与疟疾临床症状相类而不相同，寒热往来而无寒战，发热而不气闷烦乱；后又列举方剂更加明确寒热与疟病治疗不同。

人参前胡散　治寒热往来。

人参_{去芦}　柴胡_{去苗，各一两}　前胡_{去芦，一两}　桔梗_{去芦}　半夏_{汤洗七次，焙干}　地骨皮_{去骨}　甘草_{炙，各半两}

上为细末，每一钱，水一盏，入生姜二片，煎至半盏，去滓服，无时。

秦艽汤

秦艽_{去芦，一两}　鳖甲_{一两，酥炙黄去裙襕}　川大黄_{半两，剉碎，微炒}　竹茹_{一分}　麻黄_{去根节，半两}　甘草_{一分}

上为粗末，每服一钱，水一盏，入葱白二寸，煎至五分，去滓温服，无时。

又方　治如前，及治赤气中人。

以猪后蹄烧灰研末，以乳汁调服一钱，治中热亦佳。

香甲散　治寒热肌瘦。

木香—两　鳖甲—两，酥炙黄去裙襕　川大黄半两，剉微炒　当归去芦，洗净，焙，半两　槟榔三个　陈皮汤浸去白焙，秤，半两　柴胡去苗，半两　知母半两　甘草半两

上为粗末，每服一钱，水一盏，生姜二片，煎至六分，去滓温服，无时。

二姜丸　治痹疾发寒热似疟。

干姜　良姜各等分，细剉，同炒黄

上为细末，饼和丸绿豆大，每服三五丸，煎杨柳枝汤送下，空心服，亦治疟。

冬瓜汁　治生下至五月以里，乍寒乍热，往来无时。

以冬瓜炮熟，绞汁与服，或剉柳枝，煮汁浴儿。

疟病论

疟病者，由夏伤于暑，客于肤里，致肌腠虚隙，至秋又寒湿乘之，动前暑热，邪正相搏，阴阳交争，会遇有时，更相胜负。阳胜则发热，阴胜则发寒，阴阳互胜，则发寒热。热则烦躁闷乱，寒则噤栗战悚。阴阳会遇，交争已过，邪正相离，则寒热俱歇。若邪动气至，又复发作，故疟休作有时也。其发晏者，邪正会过迟也；其发朝者，邪正会遇早也；其间日发者，邪气入深而行瘥迟，不能日作，故间日乃发也。今叙方于后。

桃仁汤　治小儿发疟不止。

桃仁汤浸去皮尖并双仁者，麸炒黄，一两　鳖甲一两，酥炙黄去裙襕　桂心半两　黄芩半两　川升麻半两　赤茯苓去黑皮，半两

上为粗散，每服一钱，水一小盏，煎至五分，去滓温服，无时。

灵豆膏 治如前。

大蒜一枚，去皮研　巴豆三升，去皮心

上同湿纸裹煨熟，一处研为膏，丸麻子大，每服二三五丸，醋汤送下，吐泻即瘥，后用藿香汤补之。

藿香汤

藿香去土　肉豆蔻面裹煨　甘草各一分

上为细末，每服半钱，水一盏，煎至七分温服，连服三服，无时。

朱衣使者 治如前。

砒半两，细研　绿豆末一分　黑豆末一分

上同研匀细，滴水丸黍米大，辰砂为衣。间日发者，于好日夜临卧时，冷醋水送下二丸。频日发者，只于当日夜服如上法。儿极小者与一丸，端午日合佳。

又方　治如前。

以生鹿角为细末。发已前，乳汁调服一字。

又方　治如前。

以鸡中黄皮炒极燥为末。乳汁服之，男雄女雌。

又方　治如前。

以蛇蜕皮一两，取每条长五寸以上者，烧灰存性，研细末。每服一钱，新水调下，未发前服，三岁上半钱，以下者一字。

又方　治如前。

以黄丹二分。蜜水和之与服，如冷者以酒和，冷服。

万金丹 治痰盛挟积，发疟久不瘥。

阿魏一钱，汤化去砂石，和面作饼，煨熟，剉细，炒干　朱砂一分，研水飞　砒霜一钱，用醋半盏慢火上熬醋尽　丁香半两　巴豆七个，去皮膜油尽取霜　木香半两　相思子十四个

上为细末，炼蜜和丸黍米大。未发前新水下一二粒，一岁加一粒，至十岁上止十粒，绝早服，忌热物一时辰。

知母丸　治疟疾热甚者。

知母一两，微炒　鳖甲一两，酥炙焦去裙襕　川大黄一两，细剉，微炒　朱砂一钱，水飞研　赤茯苓去黑皮，一两　川芒硝半两　川升麻半两　龙脑一钱，研

上为末，拌匀细，炼蜜丸黍米大。每服五七丸，生姜汤送下，得利即愈，量大小加减，小儿温疟灸两乳下一指三壮，壮如小麦大。

恒山汤①　治小儿疟疾。

恒山一两，剉　小麦三合　淡竹叶切，一升

上为粗末，水煎去滓。腊中儿服一蚬壳，半月者二蚬壳，盈月者半小合，以意增之。

乌梅丸　治疟疾寒甚者。

乌梅肉一两，焙干　母丁香半两　桂心半两　当归去须，洗焙，半两　干漆半两，炒烟出尽

上为细末，入研细麝香末半钱拌匀，炼蜜和丸黍米大。每服十丸，粥饮下，

茶清散　治诸疟疾。

人言一两　黑豆一升　河水四升

上同煮至水尽。炒干为末，每服一字或半钱，热多者腊茶清调下，寒多者草茶清调下，间日者于发夜临卧服，频日者但临卧，忌热物一时辰，此方宜斟酌。

鬼见愁　治乳奶婴小患疟，无计可治，服此的验神应。

代赭石用丁头五粒，火煅醋淬十次，研极细　朱砂透明块子半，水飞　砒霜皂子大

上三味，用湿纸七重同裹，慢火内煨至纸干，取出顿地上出火毒，次入脑麝各半字，金箔五片同研，共为细末。每一字，于发日早以麻油一滴，调药敷鼻尖上，立止。

----

① 恒山汤：《备急千金要方》言治肺热痰聚胸中，来去不定，转为疟，其状令人心寒，寒甚则发热，热间则善惊，如有所见方。恒山三两，甘草半两，秫米二百二十粒。水煎分三服。治肾热发为疟，令人凄凄然，腰脊痛，宛转，大便难，目眴眴然，身掉不定，手足寒方。

草果子汤 治脾寒发疟。

草果子三个、甘草五寸、大枣七个。

并剉碎，分三服，水一盏，煎至半盏，放温服，更量大小加减。

符法 治诸疟仙揲谴。

上于发日不得梳头洗面、嗽口，及弄水浆，日出时用朱砂书上第一字，于净纸上剪下，于两脚心、于两手心、两颊上、并额上、并前后心共九处帖了，然后吃饮食。如未止，书第二字，永除根本，鲜有书及第三字者。

【点评】前文叙述了寒热病，本节继而介绍了疟病的病因病机。《素问·疟论》直接指出病因是"疟气"，"夫疟气者，并于阳则胜，并于阴则胜，阴胜则寒，阳胜则热"，并指出疟病是感受夏秋暑湿之邪，邪正交争所致；还描述了疟病的"寒战、壮热、休作有时"的临床特征及病情预后；又提出小儿疟病与其他杂症相兼的情况，给予主药，相兼治之。

弄舌论

小儿弄舌者，其证有二。一者心热，心系舌本，热则舌本干涩而紧，故时时吐弄舒缓之。二者脾热，脚络连舌，热则舌亦干涩而紧，故时时吐弄舒缓之，皆欲饮水，心热则发渴，脾热则津液耗，皆引饮。二证相似，宜加审别。心热者面赤，睡即口中气热，时时烦躁，喜就其冷，切牙上窜，治宜退热。脾热者大便稠硬，赤黄色，面黄身亦微黄，治宜微导之，不可用冷药，又不可转下。若误下之，则脾胃虚，津液耗，又加五心烦热，面黄肌瘦，变为疳也。若大病未已，用药弄舌者，大凶也。今叙方于后。

人参知母散 治心热弄舌。

知母—两　蓝叶半两　人参去芦,半两　钩藤—分　川升麻—分　干葛—分　黄芩—分

上为细末，每服一钱，水八分，入竹沥三两滴，煎至五分。去滓温服，无时。

泻黄散　治脾热弄舌。

藿香叶去土,七钱　山栀子仁—两　石膏半两　甘草三两　防风去芦并又枝,切焙,四两

上并剉，以蜜酒洒拌匀，炒香燥，为细末，每服一钱，水一盏，煎至六分。去滓放温，取清汁服，一方有山药二两。

【点评】弄舌，即吐弄舌，指舌体频频伸出口外，又立即内收，上下左右伸缩不停，状如蛇舐，称为弄舌。本篇概述了小儿弄舌病因为心脾积热所致。舌为心之苗，手少阴心经之别系舌本；舌为脾之外候，足太阴脾经连舌本、散舌下。心脾两脏与舌密切相关，并指出了心脾两脏虽皆有热，渴欲饮水，但心热为实候，脾热为虚证，明确病机方可对证施药而不迁延病程。

魊病论 魊音奇

小儿魊病，其论有二。一者《圣惠》云：小儿生十余月以后，母又娠，因以乳儿，令儿生病，其候精神不爽，身体痿瘁，骨立发落，名曰魊病。又曰继病，又曰交奶。二者《巢氏》云：小儿在母胎妊之时，其母被恶神导其腹中胎气，至儿生下，往往尪羸，微微下痢，寒热往来，毛发焦竖，多嗔不悦，其候颇似于疳。今叙方于后。

虎骨丹　治魊病。

虎头骨涂酥炙黄,一两　鬼臼—两　草龙胆去芦,一两　鬼箭取羽,一两　琥珀半两,令研　白胶香半两,令研

上为细末，同研匀，炼蜜和丸黍米大，每服十粒，乳香汤下，无时。

又方　治如前。

取伏翼_{蝙蝠是也}烧灰研细末，粥饮调下半钱，日三。若炙令香熟，嚼烂哺儿，亦效，如得重一斤者尤佳，又得黄精自然汁，涂炙之，最良。

又方　治如前。

上取伯劳鸟毛，与儿带之。又名博劳，又名鵙。

　　【点评】本节记述了小儿魃病的由来，体现了古人重视小儿母乳喂养。初生小儿，哺以母乳为最佳，但也指出了若母亲再孕乳汁便不宜喂养。《保婴撮要·魃病》言："巢氏云：小儿魃病者，妇人怀妊时，有鬼神触胎所致。其状微利，寒热往来，毛发擘鬌，情思不悦。宜服龙胆汤。又小儿未断乳，母复有胎，儿饮其乳，羸瘦骨立，发黄壮热，大便不调，名病魃，又名魃病也。"治疗可取伯劳鸟毛。

骨蒸论

小儿自周以上，至十余岁，血气隆盛，因厚衣温燠，将养过宜，食羊肉肥甘果食诸物。脏腑生热，熏蒸肌骨，身体发热，夜有盗汗，渐渐瘦悴，乃成骨蒸。若不即治，则为急劳。今叙方于后。

秦艽散　治潮热蒸瘦减食。

秦艽_{去芦，切焙}　甘草_{炙，各一两}　干猫儿　薄荷叶_{半两，不见火}

上为粗末，每服一二钱，水一中盏，煎至七分，去滓温服，食后。

地骨皮汤　治骨蒸体热肌瘦。

地骨皮_{去骨}　胡黄连_{各一两}　鳖甲_{涂酥炙黄去裙尽}　柴胡_{去苗}　犀角_{锉取屑}　嫩桃枝_剉　川大黄_炮　知母_{各半两}

上为细末，每服一大钱，水一盏，煎至五分。去滓温服，无时。

麦煎散　治童男室女，骨蒸肌热盗汗，减食痿瘦。

鳖甲醋炙去裙襴　大黄纸裹煨熟　恒山柴胡去苗　赤茯苓去黑皮　干生漆炒烟尽　当归去芦，洗，酒浸一宿　白术　生地黄　石膏各一两　甘草半，炙

上为末，每服一钱，水一盏，入小麦五十粒，煎至六分，去滓温服，食后临卧。有虚汗者，加麻黄根一两。

连芄散　治骨蒸肌瘦，渐为急劳。

黄连去须，一两　秦艽去芦，一两　天灵盖一枚，涂酥炙黄　甘草半两，炙

上为细末，每服半钱，粥饮调下，无时。

【点评】骨蒸为阴虚劳瘵表现的一种症状，常与潮热并见。《诸病源候论·虚劳病诸候下》："夫蒸病有五，一曰骨蒸，其根在肾，旦起体凉，日晚即热……"而潮热指发热盛衰起伏有定时，犹如潮汛的表现，包括午后潮热、日晡潮热等。《张氏医通》卷三："潮热有作有止，若潮水之来，不失其时，一日一发。若日三五发者，即是发热，非潮热也。有虚有实，惟伤寒日晡发热，乃胃实，别无虚证。其余有潮热者，当审其虚实。"

钱氏认为小儿生理特点是三不足二有余，五脏六腑成而未全；小儿嗜食肥甘厚味多会使脾胃运化失司，而致阴虚内热熏蒸肌肤，久成骨蒸，不及时治疗，恐转归成急劳重症。

腹皮青黑论

小儿腹肚皮膡虚薄，为风寒邪气所乘，而真气微弱，不能滋其血气，失于荣养，致邪气着而不去，故腹皮卒然青黑也，此候危恶。今叙方于后。

二圣散　治腹肚皮肤，忽然青黑。

以胡粉苦参各一两，为细末，每服一钱，温酒调下，兼涂患处。

又方　治卒腹皮青黑。不能喘息。宜急用此方。

以大青为末，纳口中，酒送之。

又方　治卒腹皮青黑，不急治，须臾即死。

以酒和胡粉涂之，干则再涂，仍于脐四边各半寸，并鸠尾下一寸，共五处，各灸三壮。

【点评】《诸病源候论·小儿卒腹皮青黑候》载小儿因汗，腠理则开而为风冷所乘，冷搏于血，随肌肉虚处停之，则血气沉涩不能荣其皮肤，而风冷客于腹皮，故青黑也。《婴童宝鉴》："小儿血凝为初生下时肌未成肉，以新绵及厚衣衣之，血被热而不结变为肌肉，故凝也。其候身上青黯，哭而无声，不乳是也。"本节另记载用针灸方法治疗，指出此乃危候，不急治，须臾即死。

难乳论

小儿难乳有二。一者儿初生，客风邪热中脐，流入心脾之经，即令舌厚唇燥而急，口不能乘乳，故乳而不能咂饮也。二者儿初生时，拭掠口中秽血不及，咽而入腹，则令儿心腹痞满，短气促急，故口不能吮乳饮之也。今叙方于后。

五福化毒丹　治心脾经热，舌厚唇燥，急不能乘乳。

生干地黄焙秤　熟干地黄焙秤，各半两　天门冬去心秤　麦门冬去心秤　玄参去芦　甘草炙　甜硝各三钱　青黛一钱半

上先六味为细末，后研入硝黛拌匀，炼蜜和丸鸡头大，每服半丸或一丸，食后熟水化服之，无时。

又方　治儿饮乳不快，喉舌似紧，不相从顺。

以沙牛角烧灰存性。研细末涂乳上，放儿口中，捻汁，令吮咽下。

又方　治胸腹痞满，短气促急，不能饮乳。

取鸡子壳烧灰，酒服半钱。

又方　治心胸热痞，饮乳不快。

以生葛根杵烂，绞汁饮灌之，如无，以干葛煮灌之，亦得。

治小儿不能乳。

以雀矢四枚末之，着乳上，令吮之，儿大增服。

治小儿初生不饮乳，及不小便。

以乳汁二合，葱白一寸四破，于银器内煎取一合，药注灌之，立效。

【点评】本节指出小儿初生难乳原因有二：一为邪热客脐，心脾感受热邪致口唇干燥不能吮乳；二为小儿初生时秽浊之血吞咽入腹，可致心腹痞满，短气而不能吮乳。前者治宜清热，用五福化毒丹；后者治宜除秽，用四磨汤。

大小便论

小儿大便有秘涩者，有不通者，皆由腑脏有热，乘于肠胃，胃热则津液少，少则粪燥结实而硬，大便难下，则为秘涩。甚者则不能便，乃为不通也。小便有滴沥者，有不通者，由小肠与膀胱有热，二经俱主水，水入小肠，传于膀胱，循水道出而小便也，热气乘之，则水耗少而行涩，故滴沥而下也。甚者水道干而不通也，若热入大小肠，则皆壅滞，不得宣利，故大小便俱不通也。

【点评】《素问·灵兰秘典论》言："大肠者，传道之官，变化出焉。小肠者，受盛之官，化物出焉。三焦者，决渎之官，水道出焉。膀胱者，州都之官，津液藏焉，气化则能出矣。"本节指出小儿大小便不通的具体病因。大便与脾胃运化、小肠泌别清浊、大肠传导密切相关，脏腑蕴热，津液亏耗，肠燥津伤，燥屎难以下行。小便与三焦膀胱对水的气化传导功能联系紧密，病位在膀胱，《诸病源候论·小便诸候》中提出小便不通和小便难的病因都是因为肾和膀胱有热。若热在三焦水道并入大小肠，可致大小便俱不通。

金花散　治大便秘涩便难。

皂角仁一钱，炒　槟榔一个，生　甘草一钱

上为细末，每服一字或半钱，沙糖熟水调下。

柏子仁膏　治如前。

柏子仁拣净　松子仁　胡桃仁各等分

上研和膏，每弹子大，热汤化下，未快再服。

人参荆芥汤

以人参、荆芥各自为末。每用人参末半钱，荆芥末一钱和匀，水一盏，煎至七分。放冷量大小时时与服。

木香粗散　治大便不通。

木香　诃子煨，取皮，等分

上为粗末，每半钱或一钱，水煎去滓，放温时服。

又方　治如前。

以猪苓一两为末，水少许，煮鸡矢白汤调下一钱，瘥。

又方　治如前。

以酵不拘多少，先搦干曝为末，面糊为丸绿豆大，每服五七丸，至十余丸，量大小，米饮下。

木通散　治小便涩滞滴沥，不得通快。

木通　滑石　甘草炙　焰硝研，各半两　三叶草一分

上为末细匀，每服一字或半钱，沸汤点服，乳食前。

滑石散　治如前。

滑石　瞿麦　葵子炒　芸薹子　甘草炙　山栀子仁　郁金海　金

砂炒，各一钱

上为细末，每服半钱，煎灯心葱汤调下，乳食前。

如圣散 治如前。

海金砂炒 滑石等分

上为细末，每服一字或半钱，煎灯心汤调下，乳前食。

八正散 治如前，又治心经邪热，又治热淋。

瞿麦 木通 山栀子仁 地扁竹 车前子 甘草 滑石各三钱
大黄一钱半

上为细末，每服一钱，水七分，入薄荷二叶，同煎二分。去滓温服。无时

治小儿小便不通，三日欲死。

葵根一握，剉 壁鱼七枚，别研

以水一大盏，煎葵根取汁六分，入壁鱼末，再煎三五沸，去滓，放温服。

治小儿小便赤涩不通。

蒲黄 滑石各等分

上研匀细，每服一钱，煎灯心汤调下，沙糖水亦得，亦治淋痛，乳食前。

治小儿卒不得小便。

以盐安脐中灸之。

治小儿小便赤涩不通。

滑石二两 木通一两 葵子一合

上为粗散，每服一钱，水一小盏，煎五分，去滓温服，无时。

冬葵子散 治小儿卒小便不通，小腹急闷。

冬葵子一两 木通半两

上为粗末，每服一钱，水一小盏，煎至五分。去滓，不拘时候。

捻头散 治小便不通。

延胡索去皮 川苦楝去核

上为细末，每服半钱或一钱，捻头汤调下。如无捻头，即于汤中滴油三两点，食前服。一方车前草小麦各一升，水二升，煮取一升二合，去滓，煮粥服，日二，量儿大小加减。

葶苈散　治如前。

葶苈半两炒　青皮去穰炒黄，半两

上为细末，每服半分或一分，空心姜汤调下，乳食前。

僵蚕散　治如前。

白僵蚕炒，去丝嘴　当归去芦洗净，等分

上为细末，每服半钱或一钱，煎车前子汤调下，亦治血淋。若沙淋者，煎羊蹄草汤调下，无时。

又方　治如前。

以绵黄芪为末，每服一钱，水一盏，煎至五分，温服无时。

又方　治如前。

以乌梅肉为末，每服一钱，水调服，神效。

又方

以地扁竹煎汤，放温服，如熟水饮之，效。

白术膏　治小便涩滞不通，胸腹痞满。

白术半两　白茯苓一分　泽泻半两　人参去芦，一分　滑石一分

上为末，炼蜜和膏，每皂子大，米饮化下，亦治脾胃不和，不美乳食。

朱砂散　治小便赤涩不通，心神烦躁。

朱砂一两，研　滑石半两，研　犀角屑半两　黄芩一分　车前子一分，炒
甘草一分，炙

上为散拌匀，每服半钱，煎竹叶汤调下，乳食前。

葵石散　治小便不通闷乱。

葵根一握，剉　滑石一两　木通一两　牵牛子半两，炒

上为粗散，每服一钱，水一大盏，入灯心葱白各少许，煎至六分，去滓放温，食前服。

鸡肠草散 治小肠膀胱有热，小便难涩，服冷药过多，却致小便不能禁止。

鸡肠草一两 牡蛎粉三分 龙骨火煅，半两 麦门冬去心焙，半两 白茯苓去黑皮，半两 桑螵蛸米泔水煮，半两

上为粗散，每服一钱，水一盏，入生姜二片，枣一个，煎至六分，去滓温服，亦治遗尿，乳食前。

郁李仁丸 治大小便秘涩不通。

郁李仁二两，汤浸去皮 大黄一两 槟榔三两 青皮去瓤，半两

上为细末，炼蜜和丸绿豆大，每服十丸至十五丸，姜汤下，无时。

芎黄散 治如前。

芎䓖一两 川大黄三分，剉碎微炒 郁李仁三分，温汤浸去皮微炒黄

上为散，每服一钱，温水调下，乳食前。

朱粉丹 治如前。心神烦，腹胁闷，卧中多惊。

朱砂半两，研细水飞 腻粉一钱 续随子半两

上为末，研拌匀，炼蜜和丸黍米大，每服七粒，食后温水送下。

木通剉散 治大小便不通。

木通 瞿麦 滑石 山栀子仁各三钱 茯苓去黑皮 甘草各四钱 续随子三钱 车前子一分

上㕮咀，每服一钱，水一盏，煎至半盏，去滓温服，更量大小加减，乳食前。

红绵散 治如前。

朱砂研水飞 郁金 轻粉各一分 马牙硝半两

上入麝香少许，研匀细，每服半钱，薄荷蜜水调下，无时。

又方 治如前。

以滑石为末，每服半钱，清油调如稀糊，再入好酒一茶脚许，搅匀服之，如一时久，未通再服。

又方 治如前。

以不蚛皂角去皮核，生为末，用二钱，取独头蒜一颗，沙盆内同皂末磨擦蒜尽。以酽米醋少许和之，捻作饼子，如香花子，贴脐中，立通。

又方　治如前。

以露蜂房烧灰研细，酒调一钱或半钱，日二。

郁李仁膏　治褓褓小儿，大小便不通。

郁李仁_{一两，浸去皮}　滑石_{半两，研}　大黄_{去粗皮取实者，一两，剉碎酒浸半日，捏干炒焦为末}

上先将郁李研为膏，和二味丸黍米大，每服一二十丸，量大小与，小者乳汁下，大者薄荷汤下，要疏风热痰实服，但微溏极稳。

【点评】小儿大便艰涩，多肠燥津亏者需要润肠，本篇治方中用皂角仁、柏子仁、松子仁、核桃仁、郁李仁等"仁"类药来"润"。而木香粗散治大便不通，取木香行气导滞，诃子下气功用。小便艰涩不畅，其病因在肾、膀胱、三焦有热，予木通散、八正散、滑石散、鸡肠草散，功用清泄湿热，从而使小便通畅。若大小便不通伴有兼证时，则加药配伍应用。如巧用皂角制成外用敷贴的药饼来理气导滞，治疗宿食不化致大便不通，脘腹胀痛。

五淋论_{附遗尿}

淋病有五。一曰热淋_{血淋}，二曰寒淋_{膏淋}，三曰气淋，四曰劳淋，五曰石淋。五淋之中，小儿有所患者，惟寒、热、气之三证。外劳、石二证，虚极所致，小儿未亲色欲，故无患者。内石淋恐儿本怯肾弱者有之，亦千人中无一矣，今并具五淋之证于下。

热淋者，因热乘小肠膀胱二经，皆主水，水入小肠，传于膀胱，行于水道，出于阴中，而为小便也。故阴为水液之路，膀胱为津液之腑，热则水道燥爆，水液行涩，致水道不利，小便淋沥，因名曰淋。其候出少而起数，小腹急痛，引脐连茎中痛也。热甚者溺血，故亦曰血淋。血得热则流散，渗入于胞，随淋溺而下也。寒淋者，因寒冷干于二经而作，其候先寒战而后溺之，是邪气与正气交争也。寒气胜则发寒战，正气胜则寒战解而得溺，溺则出少涩滞，小腹连茎中而痛。寒甚者溺白如稀膏，故亦曰膏淋。亦如痢下热则便血，寒则便脓也。痢下者寒热搏于大肠也，今淋者寒热搏于小肠也。气淋者，小儿因怒而啼，气入二经，留滞不散，邪正相搏，胞内气胀，其候每溺则脐下憋膨，水道涩不能下，茎中相引而痛，常有余沥也。劳淋者，因房事过度，肾虚精竭，气通于阴，水道干涩之所为也。肾与膀胱为表里，今肾虚精竭，则膀胱亦虚，不能约制其水，故水液频数而下。水道干燥，则不能通利，其候尿留茎内，数起不出，引小肠连茎而痛也。石淋者，小者为沙，大者为石，皆云肾主水。水为热结，化而为石，其言虽近，而不知其本也。且肾有二脏，左者为肾，右为命门，主水而为壬。圣济经云，壬者一水一石之谓欤，不知一水一石之道语，未达生化之妙，本太一精真在上，兆于水，立于石，是肾中本有真之物也。患者乃真精化而真物出焉，其候沙石从水道中出，塞痛闷绝，故痊者鲜矣。

【点评】本节指出小儿淋证的五种证候，即热淋、寒淋、气淋、劳淋、石淋，并明确指出各证候的病因。因小儿体质如初生朝阳，脏腑娇嫩，蒸蒸日上。小儿有所患者，惟寒、热、气之三证外不涉及劳、石二淋。前"大小便论"言，小便与三焦膀胱对水的气化传导功能联系紧密，病位在膀胱。本论又详细指出了热淋（血淋），寒淋（膏淋）的临床症状，并从病位以及所涉脏腑的角度分析了小儿淋证的病因，为治疗小儿淋证提供了思路，针对证候明确治法方药。

琥珀丸 治热淋疼痛。

琥珀_{半两，研}　乳香_{半两，研}　桃胶_{半两，研}

上拌研匀，糊为丸绿豆大，每服一二十丸，煎萱草汤下。

又方　治如前。

以黄芩二两，绢袋贮之，用水二升，煮取一升，时时服。

蒲黄散　治血淋涩痛。

蒲黄_{半两}　冬葵子_{半两}　生地黄_{半两}

上为细末，每服一钱，水一盏，煎至六分，去滓温服，无时。

又方　治如前。

以雄鸡屎尖白如粉者，炒微黄研细末，酒糊丸，绿豆大，酒下三五丸，日连连四五服，取效。

玉粉丹　治寒淋膏淋如神，又治下痢。

牡蛎粉_{四两，研}　干姜末_{二两，炮}

上拌匀，面糊为丸麻子大，每服一二十丸，米饮送下，无时。

二胶散　治气淋，小肠憋膨不通。

桃胶　李胶_{等分，为末}

每服半钱，葱白汤调下，无时。

又方　治气淋。

以蚕蜕纸烧灰研细，每服半钱或一钱，煎去心麦门冬汤调下，无时。

又方　治如前。

以马兜铃炒焦黄，为细末，每服半钱或一钱，麝香酒调下，温酒亦得，无时。

葵子散　治沙石淋，痛不可忍。

冬葵子_{一两}　石南叶　榆白皮_{去末，剉}　石韦_{去毛}　木通_{剉，各一两}

上为细末，每服半钱，葱白汤调下，一方只煮冬葵子汁服。

二石散　治如前。

滑石　石韦_{去毛，各一两，一方更有栝蒌根一两}

上为末，每服半钱，煎大麦汤清调下，无大麦，米饮亦得。

治小儿淋闭。

露蜂房　乱发灰等分，为末

每服一钱，水调服之，日二。

又方　治如前。

冬葵子一两

杵粗散，每服一钱，水一小盏，煎至五分，去滓温服，无时。

又方

以衣中白鱼摩脐下及小腹。

又方　治如前，经效小儿诸淋。

治小儿遗尿。

瞿麦穗　龙胆草去芦　皂荚去皮弦　桂心各半两　人参去芦，一两　鸡肠草一两　车前子一两，炒一分　石韦去毛，半两

上同为末，炼蜜和丸小豆大，每服五丸，食分，日三。

又方

以小豆叶捣汁服之，以鸡肠烧灰研末，浆水调服一钱，日三。

【点评】热淋病因湿热，故琥珀丸必须配萱草汤下，尤以萱草利湿热，下水气功用为显。血淋治法当以凉血止血利尿，故用蒲黄散。气淋主要为小儿脾肾先天不足，故要补虚，选用滋补之品。本论还提到治疗小儿诸淋，可用衣中白鱼摩脐下，给小儿淋证外治法的探究提供依据。

癫疝论

小儿癫疝①由怒啼②疝气③冲击肾经，气下通于阴囊，故令肿大坚硬。又偏肿者，气乘偏虚而作也。其有水者，肾主水，下通阴，因怒啼气，肾水随气而下作。

海蛤散　治气击于下阴，肾④肿大而坚硬。

海蛤三分，研　蘹香子⑤三分，炒香熟　薏苡仁半两　白术半两　槟榔半两，面裹煨

上为细末，每服半钱，温酒调下，早晚乳食前。又方治外肾肿硬，渐欲成癫。以干地龙去土尽，为细末，唾调涂之，常避风冷湿地。

胜金桃仁膏　治卵肿大。

桃仁杵去皮尖，为膏敷之。

川楝子丸　治疝气偏坠⑥，一大一小。

川楝子去核选肉，一钱　续随子去皮净，一钱　轻粉二钱

上为细末，面糊和丸黍米大。每服十丸，葱白汤下，不过十服愈。

---

① 癫(颓 tuí)：阴病，位于阴阜和阴茎两旁。《正字通》癫疝经言丈夫阴器连少腹急痛也。

② 啼：指出声的哭或鸟兽叫声。

③ 疝气：中医指气虚下陷指小腹睾丸下坠疼痛。疝，指身体向前弯曲。

④ 肾：外阴处。

⑤ 蘹香子：即茴香子。

⑥ 疝气偏坠：阴囊左右大小不对称。

荆三棱散 治如前。

荆三棱_炮 斑蝥_{去足并翅}

上等分为细末，每服半钱，米饮调下。

三香昆布丸 治如前。

薰陆香_{三分} 青木香_{三分} 藿香叶_{去土半两} 昆布_{三分，洗去咸味} 牵牛子_{半两，微炒}

上为细末，枣肉和丸麻子大，每服十丸，空心牡蛎汤下。

治小儿狐疝①伤损生癞。

地肤子_{一两半} 白术_{一两三分} 桂心_{三分}

上为末，炼蜜丸如小豆大，酒服七丸，量大小增减。

又方 治如前。

芍药 茯苓_{各三分} 防葵_{一作防风} 大黄_{各半两} 半夏 桂心 蜀椒_{去目并闭口者，一分}

上为末，炼蜜和丸如大豆，每服一丸，日三四五等丸。

治小儿卵核坚或阴卵偏大。

黄柏_炒 香豉 牡丹_{去心} 防风_{去芦并叉枝} 桂心_{各半两}

上同为末，炼蜜和丸如大豆许，三岁儿饮服五丸。

又方 治小儿癞。

以蜥蜴二条，烧灰研为末，酒服之，一二岁儿半钱。

治小儿卵肿。

以鸡翅六茎，烧灰服之，随在左右取翮②，能治阴大如瓠③。

治小儿气癞。

土瓜根 芍药 当归_{去须洗焙，各一两}

---

① 狐疝：指腹腔内容物行立则外出少腹滑入阴囊，卧则复入少腹，如狐之出入无定者，以患部有肿物突起，按之柔软，嘱患者咳嗽，按肿物处有冲击感，肿物卧则入腹，立则复出为临床表现。相当于西医病名腹股沟斜疝。

② 翮（hé 合）：指鸟翎的茎状部分。

③ 瓠：为一年生草本生植物，果实长圆形。此处指阴囊如瓠子大小。

上哎咀，每服二钱，水一盏，煎至半盏，去滓温服，量大小加减。

又方　治如前。

以三月上除，取白头翁，去芦捣之，随左右偏处敷一字，作疮，二十日愈。亦治肾痛。

又方　治小儿卵肿。

捣墙衣敷上。

治小儿偏癞或气攻小腹痛疼。

蛇床子为末半两，马鞭草取汁一合，相和如膏，涂病处。

又方　治如前。

以枳壳去穰三两微炒，杵为细末，每用煎柏枝至浓汁，调膏厚涂肿处良妙。

治小儿阴癞肿大不消。

以硼砂一分，以水研化，涂之立效。

治小儿阴癞癞偏大气胀。

以雄黄一两，研极细，甘草一钱剉，同煎汤，淋渫①。

又方　治如前。

牡丹皮去心　防风去芦并叉枝

上等分为末，每服半钱，米饮调服，无时。

治小儿卒卵肿痛而胀。

赤小豆末，半两　桂心末，一分

以生牛蒡取汁二大盏煎稠，入二味相和为膏，涂病处即消。

治小儿阴囊肿痛虚热。

以蚯蚓屎，用甘草汁调涂之。

又方　治疝气肿痛，连小腹如刺。

以生射干杵汁服之，亦可作丸服。

又方　治如前。

①　淋渫：是一种外治法，指用药物水煎后浸洗患处之方法。

以藜叶煎浓汁一升，煎取七合，每服半合，顿服，量大小加减。

蜘蛛散 治癫疝，或肿坚，或偏坠，或大小时时上下。

蜘蛛十四个，炒焦　桂心半两

共为散，每服一字或半钱，米饮调下，或蜜丸服。

玉粉散 治水癫上下不定。

熟牡蛎粉二两　炮裂干姜末一两

上拌匀，冷水调稀稠，得所涂病处，以小便大利即愈。此方若用糊为丸服之，治冷淋膏淋，下痢脓血，及妇人带下。

【点评】本节首先说明小儿癫疝病因病机，随后阐述各种疝气的部位、大小、形状、治疗方法及方药。本节共用方22首，治疗方药偏杂乱，多为清热散结、理气活血、消肿止痛之品。西医学认为小儿疝气多为腹股沟疝气，俗称"小肠气"，是小儿泌尿外科手术中常见疾病。发生率为1%~4%，男孩是女孩的10倍。在胚胎时期，腹股沟处有一"腹股鞘状突"，以此可以帮助睾丸降入阴囊或子宫圆韧带的固定。若小儿出生后此鞘状突关闭不完全，导致腹腔内的小肠、网膜、卵巢等进入此鞘状突，即可发作为疝气，变现为因小儿哭闹、剧烈运动、大便干结时在腹股沟处会有一突起块状肿物。

阴肿生疮论

小儿有阴肿及生疮者，由肾经虚而邪气乘之。肾气通于阴，邪搏冲于下，则阴为肿，甚者冲攻以生疮。又有因风湿外干皮肤，则阴为之痒，搔之以成疮者，并叙方于后。

桃仁丸 治小儿阴肿。

白蒺藜半两，炒去刺　桃仁三分，汤浸去皮尖，并双仁者麸炒黄　牡丹去心，半两　桂心半两　郁李仁一分，汤浸去皮炒上为细末，炼蜜和丸黍米大，每服十丸，温酒下，乳食前。

胡连散 治阴肿生疮。

胡黄连半两 胡粉半两 白矾灰一分

上为细末，每用少许，油调涂患处，一方只用黄连胡粉等末，香脂油和敷。

又方 治如前。

以人屎或狗屎烧灰敷之，以马骨或狗骨烧灰研细敷之。

治小儿阴肿。

以狐茎炙焦黄，杵细末服之，以芜青捣敷上，以衣中白鱼敷之，以斫取桑白皮汁涂上。

治小儿阴疮痛痒，搔之黄赤水出，不瘥。

五倍子 腊茶等分

上为末，更入腻粉少许，先以浆水葱白椒煎汤洗之，帛子拭干，用药敷之。

治小儿阴上生痛，疡医不能疗。

以鳖甲一枚，烧灰研末，鸡子白和敷之。

治小儿阴疮。

以黄柏水煮汁，洗了拭干，白蜜涂之。

治小儿恶毒疮肿，生于阴髀①间，痛牵入腹不可忍，一宿杀人②。

以茴香苗叶捣取汁，量大小与服，日二三，其滓敷肿处。冬月无苗叶，取根用。

治小儿阴肿生疮。

浓煎野狼牙草汤洗之，冬月取根用，或捣烂敷之。

治小儿卒然阴肿痛胀。

赤小豆末，半两 肉桂末，一分 生牛蒡根取汁二盏

上先将牛蒡汁煎稠，后入二末和膏，敷病处。

---

① 髀：指大腿或大腿骨。
② 一宿杀人：此处说明病情凶险。

治小儿阴肿，虚热作痛。

以蚯蚓粪用甘草汁调，轻轻涂上。

治小儿阴头忽生肿疮，此名尿灰疮。

以黑豆皮嚼烂敷之，以伏龙肝研末，和鸡子白涂之。

又方　治阴头生疮。

以蜜煎甘草涂之。

若阴头生疮，不痒不痛，但溃蚀者，此名下疳疮方具于后。

又方　治阴肿疡，搔之成疮。

蛇床子　细辛　吴茱萸去枝梗，各一两

上为末，每用一匙，水一大碗，葱白三茎，煎至数沸，通手淋洗，三五次极妙。

又方　治阴痒生疮。

胡椒半两　紫梢花一两

上为粗末，水煎浴洗如前。

又方　治如前。

以黄柏剉碎煎汤洗浴。

【点评】此节论述小儿外阴部位肿胀生疮的病因病机、病变部位及性质，并分别列举方剂与用药、煎煮方法、用法及用量。文中共列方剂16首，作用多为消肿止痛、清热燥湿。西医学认为小儿阴肿成疮是指小儿阴茎、包皮等部位感染导致局部肿痛破溃。

腋气论

小儿腋气①者，血气不荣，腋下有孔，一如毛孔而稍大，臭秽之

---

①　腋气：又称狐臭，指腋窝部位汗腺分泌物与微生物作用之后的产物所散发出的特殊体味，与腋毛有很大关系。多因湿热蕴结于腠理汗孔所致，或因遗传所获。

气，从其中出。若狐气之臭，故俗呼曰狐臭也。亦有父母遗体相传者，又有乳养之人而有染着者。今叙方于后。

绿银散 治腋气。

铜绿　密陀僧<small>各三钱</small>　白及<small>一个烧存性，九钱</small>

上为细末，每用半钱，津唾调涂腋下，三五日一次，以效为度。

又方

以轻粉一钱匕，分两处，麝香酒调一半服之，好酒调一半，涂腋下，以不臭为度。

又方

以左桃开通钱五文，火烧通赤，纳醋中焠之，凡共七次，杵罗为末，用老生姜一块，刀背斫断，将生姜以斫断处擦腋下。

有毛擦不倒者，乃是病也，拔去其毛，以生姜自然汁调药涂之，屡验。若些小腋气汗气，只以生姜擦涂腋下亦可。

【点评】本节论述小儿腋气（狐臭）发病原因及部位，并列4首治疗方剂，其中提及用生姜擦涂者有二。生姜辛温祛湿，西医学认为生姜提取液有抑制皮肤真菌和杀滴虫作用，因气味辛辣，可暂时掩盖部位气味，但不能根除。认为该病与汗腺分泌异常、细菌繁殖及遗传因素有关。治疗原则主要以保持局部清洁，祛除分泌物以减少细菌繁殖，搽药减轻气味，若想根除则需要手术治疗。

囟门肿陷论

小儿初生，皆有囟门①者，脏气未充，骨髓未完，滋养未备故

---

①　囟门：指婴幼儿颅骨结合不紧形成的颅骨间隙，随着颅骨逐渐骨化而逐渐变小，正常情况下在1~1.5岁闭合，是反映小儿发育和身体健康的重要标志。中医学认为肾主骨生髓，小儿初生囟门未闭原因乃髓海不足所致。

也。脏腑皆以脾胃为养，儿自生以后，得五谷所滋，则脏气充而骨髓完。所以儿至能食，则囟门合也。囟门者系于脾胃。圣济经言：卫囟之天五，五者土也，脾胃属焉。小儿有囟肿者，由脾胃不和，冷热不调，或怒啼饮乳，或喘急咳嗽，致阴阳气逆，上冲而囟肿也。热则肿而软，冷则肿而硬。又有囟陷者，或因泻痢，或小便频数，或曾服清药以利小便，或本怯气弱，或别病缠绵，皆使脏虚而不能上荣于囟，故令囟陷也。此皆小儿恶证，得愈者鲜矣。

治小儿囟肿软。

以青黛冷水调敷之，及兼服化毒丹，方已具前。

治小儿囟肿硬及陷。

干熟地黄_{八钱焙秤}　山茱萸_{去肉}　干山药_{各四钱}　泽泻　牡丹皮_{去心}　白茯苓_{去皮，各三钱}

上为末，炼蜜和丸绿豆大，三岁下者三五丸，温水化下，空心，兼服钱氏益黄散。

治小儿囟陷。

以狗头骨炙黄杵末，鸡子清调敷。

【点评】此节首先从生理方面讲述囟门闭合依赖于脾胃功能调和，髓海充足。囟门病变与先天之本肾及后天之本脾胃功能关系密切。其次从病理方面分别列出囟门肿胀及下陷与后天脾胃功能失调，髓海不能得以充养有关。最后提出治疗方法。文中列方4首，主要以健脾及滋补肝肾为法，其中钱氏益黄散现为临床常用，功能健脾理气，温中止泻。

滞颐论

小儿滞颐者，脾冷所致也。脾之液为涎，脾冷则不能约制，故涎常从口角流出，滞渍于颐颏，浸久生疮，名曰滞颐。

治小儿滞颐，涎从口出，浸渍颐颊，口角下生疮。

以桑白皮汁涂口中。

又方　治如前。

以东行牛口中沫，涂儿口及颐上。

治小儿口角下黄肌疮。

以羊须烧灰，和腊月猪脂敷上。

温脾丸　治脾冷多涎，流渍颐下生疮。

丁香　木香　半夏用生姜六两，同杵碎炒黄色，各一两　青皮去穰　白术

干姜剉碎微炒，各半两

上为细末，炼蜜和丸黍米大，每十丸，米饮下，无时服。

温脾散　治如前。

丁香一两　肉豆蔻面煨裹　半夏白矾水浸去滑，炒黄　白术　干姜炮

人参去芦　甘草各半两

上为末，每服一钱，水八分，生姜二片，煎至五分，去渣温服
食前。

又方　治口中涎出，流渍颐下不干。

以白羊屎纳口中，服前药仍更洗疮净，以烧饧①末敷之。

【点评】本节论述滞颐乃脾虚不能制约津液所致，临床表现为
口角流涎，浸渍于两颐及胸前，导致口唇周围发生粟样红疹及糜
烂；介绍治疗方药6首，包括内服及外敷，以温脾燥湿为主要功
用，现多为临床常用治法。

肠痈论

小儿肠中有痈疮者，由寒热之气搏于肠间，气血结滞而生也。其

---

① 饧：使药物变软。

候食少，腹中痛闷，小肠微强①者是也。

治小儿肠生痈疮。

以鲤鱼肠煮令食之。

【点评】本节讲述小儿肠痈乃痈疮发于肠部者，属于气滞血瘀所致。其症状主要表现为进食少，腹中拘急疼痛。该病属于外科疾病急腹症范畴。文中仅提及食疗方，由此可见当时小儿外科发展尚不成熟。

针刺误伤论

小儿有因动作误被针刺、骨刺、竹木签刺伤而入肉，或已折在内不出者，叙方于后。

上以白梅肉烂杵，和象牙末敷上。

若针伤，即以象牙屑水调敷之，或以磁石末敷之。仍更以瞿麦为末，水服方寸匕，或煮汁饮之，日三。

又方

以松脂如乳香者末敷之，帛②裹三五日，不觉而出落。

【点评】小儿多动，针刺疼痛更容易发生意外。此篇详细描述了小儿误被异物刺伤入肉或折于内的治疗方法，包括外治及内服两种方法。

诸物梗喉论

小儿有误吞诸物在喉中，不能下，不能出，妨碍饮食，气出不

① 强：拘急不柔和。
② 帛：丝织品总称。

快，甚者塞刺疼痛，霎时①不任，便致危殆。

磁石　治误吞针刺喉中。

上以磁石如枣核大，磨令光，钻作窍子，以线穿系定，令儿含之，针则自出。若误吞钱者，用枣大。

又方　治误吞竹木入喉。

上烧秤锤通赤，渍酒饮之。

又方　治误吞金银铜铁钱物，在喉中不下。

上以南天烛根烧灰研细，熟水调服一钱，立下。

通气散　治如前及治钩绳之类在喉。

鹅毛一钱，烧灰　磁石一皂子大块　象牙一，钱烧存性

上为细末，每服半钱，新水调下。

又方　治误吞金铜银铁钱等物，在腹内不下。

上以石灰一皂子许，硫黄半皂子许，同研为末，酒服之。

又方　治如前。

上以胡粉一两水调分服，量大小加减。

又方　治鱼骨鲠喉不下。

上以硇砂少许，口中咀嚼咽之，立下。

又方　治如前。

上以故鱼网覆颈项则下。未可，煮汁饮之立下。

又方　治如前。

上以鸬鹚毛烧灰，水调服，量大小与。

又方　治一切诸般骨刺，竹木签刺，梗不下。

上于腊月取鳜鱼胆，北檐下阴干，每用少许，酒煎化，温呷，得逆便吐，梗乃随出，未吐再服。其梗刺虽咽在腹内，久痛黄瘦者，服之亦出，极妙。无鳜鱼，取青鱼、鲤鳖鱼胆亦可，并治喉痹。

又方　治桃李果梗喉。

———————————

① 霎时：极短的时间，片刻。

上以狗头煮汤摩头下。

又方　治一切诸物梗喉。

上以瞿麦为末，水调半钱，或一钱服。

大圣玉屑无忧散　治诸物梗喉，及一切咽喉诸病，解毒治百疾。

玄参_{去芦}　贯众　白茯苓_{炒黄}　缩砂仁　滑石　荆芥　川黄连_{去须}

山豆根　甘草_炙　硼砂_{各半两}　寒水石_{三两，火煅埋土中出火毒七日}

上同为末，每用半钱，抄口中，新汲水一口咽之。治误吞叫子、骨刺、枣核、金银铜铁、瓦石、麦稻针刺等诸物梗喉，及治咽喉一切诸疾，喉痹乳蛾等疾。又解巴豆、杏仁诸药之毒能杀人者，又治蛇蝎诸虫咬蜇，毒气入腹，并心腹胀满，脾积癥块，风涎奶癖。他药不能治者，但服此药，立见效验。能润三焦，消五谷，除九虫，益五脏，辟温疫，无所不治。

治小儿一切珠珰钱等梗喉。

上以铜弩牙烧赤，纳水中，放冷饮之。

【点评】小儿易为异物所伤，家长需认真看护，加以避免。此篇详细论述了各种异物梗于喉间的治疗方法。当今临床常于喉镜下取出异物，且更可靠安全。

疣子论

小儿有附贴皮肤生核，如麦豆大，其色与皮肉无异，谓之疣子①。有一两个生者，又有数个连续生者。割破其里，状如结筋，亦有微血，与肉相似。此由风邪客搏，血气变化所生。又有一种，初生核小，日久渐长，滋益而大，名曰瘤子，亦由邪搏血气变化所生。久则气血顺活，故渐长大也。今叙方于后。

---

①　疣子：俗称"瘊子"，是因风邪搏于肌肤所致。

以针或小刀子决①疣子四面，微微血出，取患疮人疮中脓汁敷之，莫得近水，三日外脓溃，其根动自落。

以白粱米粉于铫内炒令赤色，用众唾相和敷上，厚一寸许，即消。

治疣子连续生十数个者。

以艾炷一枚，如麦豆大，灸最生者一个，名疣母，余即自消，核大者稍增艾炷。

治瘤子。

以稻科上花蜘蛛十余个，取顿于桃科子枝上放之，候丝垂下，取东边捻为线子，系定瘤子上，七日后换，其瘤自落。沈兴宗待制有老母病瘤如拳，用此法系之，至三换，遂干落。于枕畔得之，一似干栗。

【点评】本节论述了疣和瘤子的临床表现及发病机制，并介绍了外治方法。疣和瘤子虽性状不同但发病机制相同。西医学认为疣是因病毒感染所致的皮肤病，而瘤子乃良性肿瘤，或皮脂腺囊肿等，治疗也采用外治法，现多采取激光治疗。

诸虫咬螫论

小儿有为诸毒虫咬螫者，多于夏热之时，取凉解脱，就地坐卧，忽然误有触遇，因被咬螫，其痛不可忍，直至终夜乃歇，甚者连引一边，痛无少止。又有毒瘤，疮中肿溃苦楚，或有虫因卧误入耳中不出者。并叙方于后。

治蛇咬所伤。

以生猪血调雄黄末敷之，如仓卒间只用猪血亦效。若独用雄黄即

---

① 决：排除阻塞物。

不验，以冷水先洗疮了①，揾②干，用茱萸一合，水半碗，研取汁服之，将渣敷疮上。

又方

用酒调茱萸末服之，油调末敷疮上。

治蛇咬毒气内攻，肿痛不任。

以人屎厚敷之，用绵裹即消，以白矾雄黄等分研末，于刀头上爆③令熔，便滴疮上，即自瘥。

治蝎螫。

以吃勒藤，令患人自嚼烂涂之。

以干姜，令患人自嚼烂涂之。

治蜈蚣咬。亦治蜘蛛咬。

以醋磨生铁汁涂之。以独头蒜磨咬着处，痛止为度。以活蜘蛛一个，安口在咬着处，则自然吸咽其毒，痛乃即灭，至蜘蛛肚胀时放之。别取如前用，不尔，则直胀死。不休恐伤生命，故放之，又将用过蜘蛛放水中，即解其毒，不死。

治蜘蛛咬。

以活蚯蚓入葱叶筒中，紧捻两头，勿令泄气，频频摇动，则自然化为水，滴在咬着处。

又治蚰蜒④入耳不出，点药滴入，即化为水。

治壁镜⑤咬。

以生姜汁调皂角末涂之，破者取乌梅肉贴。

治蚰蜒入耳。

以酽醋灌耳中，即出，以小蒜汁灌之，以驴乳汁灌之。以龙脑大

---

① 了：完毕，结束。

② 揾（wèn 问）：拭，擦。

③ 爆：用火烤。

④ 蚰蜒：别称钱串子、草鞋虫，又名地蜈蚣，是百足虫的一种。

⑤ 壁镜：亦称壁钱。明代李时珍《本草纲目·虫二·壁钱》"集解"有壁钱虫似蜘蛛，作白幕如钱贴壁间，北人呼为壁茧。

豆许，线系，左入塞右，右入塞左，立效，以香油灌之。

又方　治如前。

道人头_{未详}　楝叶　车前子_{各等分}

上为末，唾调置耳门中，则自出。传方人直寻蚰蜒自送入耳，用此药试之乃出。

治百虫入耳。

以椒末醋调灌耳中，如行十里久，自出。以猪肉炙香熟，掩耳，虫闻则出。

又方　治如前。

白矾雄黄各半两，研为细末，生油调成膏。用皂子许塞耳，虫自出。

【点评】本篇论述小儿被毒虫咬蛰原因及症状，或有因卧位毒虫误入耳中者；介绍被各种毒虫如蛇咬、蝎蛰及蜈蚣、蜘蛛、壁镜等虫咬后及蚰蜒或百虫误入耳中的治疗方法；并举例证明传方人亲自试验其方法的有效性。

扑坠损伤论

人之血气，循身周流而无停止。小儿有因落床，或从高坠堕，或打扑损伤，致血气失度，随损处停留；或流行入腹，瘀蕴不散，致羸瘦痿黄。时作疼痛，啬啬微寒，翕翕微热。重者有至筋伤骨损，举动不能。叙方于后。

蒲黄散　治小儿因打扑坠堕，血气停滞，或败血入腹不散，作疼痛，寒热羸瘦痿黄。

蒲黄　当归_{去须洗焙}　生干地黄_{各一两}　琥珀_{另研}　赤芍药　桂心_{各半两}

上为细末，每服一钱，水一小盏，煎至五分，去渣温服，无时。

茯神丸 治如前。

茯神_{去心，内木} 当归_{去须洗焙} 麦门冬_{去心，各一两} 人参_{去芦} 黄芩
龙胆草_{去芦} 桃仁_{汤浸洗去皮尖，并双仁者麸炒香熟，研细后入各半两}

上为细末拌匀，炼蜜和丸黍米大，每服十丸，用生地黄汁少许，同酒送下，无时。

三黄散 治小儿因损伤，败血不出，但伤不断者，服之立效。

黄连_{去须半两} 黄芩_{三分} 甘草_{半两} 玄胡索_{去皮半两}

上为末，每服一分，用童子小便半小盏，酒三分之二，同煎四五沸，热服，取下恶物，立瘥。

灵龟散 治扑坠，内有伤损。

当归_{去芦洗净，三分} 白芷 漏芦_{去芦，各半两}

上为末。每服一钱，温酒调下，食前。

又方。

以生地黄不拘多少，杵烂绞汁，用温酒调服，量大小与之，其效如神。如内损，热血冲心，甚者气绝不认人，下咽即醒。取下恶物，遂好。

没药丸 治扑坠损伤，骨节疼痛，或已可而有时发作。痛不可忍，时发赤肿，数服立效，永除根本。

没药 泽兰 叶香 白芷 骨碎补 草乌_{去皮尖} 破故纸_炒 败龟_{酥炙黄} 虎骨_{涂酥炙黄} 续断 白头翁_{去芦} 乌金石_{各一两} 自然铜_{烧赤醋淬过七次二两}

上为细末，醋糊丸桐子大，焙干，醋磨浓墨为衣，生姜温酒下三五丸。筋骨损者，用虎骨散贴之。

虎骨散

虎骨_{酥涂炙黄一分} 金毛狗脊_{去毛一两} 穿山甲_{一两烧} 骨碎补_{一两}

上为末，以仓米煮粥，临熟，更入米醋煮如糊，摊纸上，然后掺药在上，包裹贴损处，如大段损折，即以杉夹正，不过三上，即安。

此二方屡用大效，亦治大人。

四黄散 治落床坠地，瘀血在腹，阴阴寒热，不乳啼哭。

蒲黄 大黄 黄芩各十铢 黄连去须十二铢 麦门冬十铢 甘草八铢 芒硝七铢后入

上㕮咀，以水二升，煮取一升，去滓，内硝令烊，看大小分服，赢瘦者忌冷食，大小便血，即愈。

【点评】本篇介绍小儿因落床、从高处堕落或跌仆损伤等原因所致气血留滞不通，随损处停留的各种症状，并介绍内服及外治两种方法。涉及用方8首，方药多具有活血化瘀、消肿止痛功效，如蒲黄散现仍为临床常用方。外治法包括用杉木固定，为较早外科固定术。

药毒论

小儿肠胃怯弱，脏腑嫩软，血气未壮，因服药不胜其味之毒，致烦躁闷乱，或口舌麻木，或如针刺，甚者吐痢，有致腕血也。

玄胡索散 解诸药毒，烦躁闷乱，吐痢呕血。

玄胡索去皮一两 甘草生 白矾生，各半两

上为末，每服半钱，水一小盏，煎至六分，去渣，放温服，时时呷。

矾茶散 治诸药毒，烦躁，口舌麻木，或如刺痛。

草茶一两 白矾一两

上为末，每服半钱或一钱，汲新水调下，立解。

又方解百毒药，以白扁豆为末，水调一二钱服，以出了蚕者故纸烧灰细研，冷水调下半钱，频服。

龙脑散 治药毒吐血如神。

大黄_蒸　半夏_{汤洗七次，薄切，姜汁浸一日，焙}　甘草_炙　金星石　银星石　寒水石　禹余粮_{火醋浸七次}　不灰木_煅　青蛤粉_{各半两，青蛤粉即青黛}

上为细末，入细研龙脑末一字拌匀，每服一字或半钱，新水调下。钱乙更有甘松藿香叶末各一钱，减大黄一半。

【点评】本节论述小儿中药毒为脏腑娇嫩不能胜药味之毒所致。介绍了中药毒的症状、治疗方法及用方用药。篇中共提及用方5首，均采用内服法。其中提及的生甘草与白扁豆为临床常用解毒中药。西医解毒方法主要有洗胃、催吐、通便，必要时血液滤过治疗。

卷十八

头上诸病论

头疮

小儿头疮[①]者，由脏腑有热，上冲于头，外被风湿，复相乘之，搏于血气而生其疮，故曰头疮。此候与秃疮[②]特异，且秃疮者，有白有赤，硬痂遍满。其头疮者，但一两处生，其痂并不白硬而干，时时常有脓血湿汁，俗呼为长头疮。小儿失于沐发者，便生此疮也。

玄精石散 治小儿头疮。

太阴玄精石 寒水石各一分研 轻粉 麝香各少许

上为细末，先以淡浆洗去疮痂，拭干，油调药涂之，甚者不过一月。

栝蒌散 治如前。

栝蒌一枚 盐豉一合，入栝蒌中和穰[③]并烧灰研末 灶下黄土一分 腻粉一分

上为末，入麝香一字拌匀，每用少许，油调涂之，湿者干掺。

淡豉散 治如前。

淡豉炒黑焦干 绛矾各一两 腻粉二钱

上前二味先末，入粉研匀，先以桑柴灰淋汁，热洗疮净，用甘草

---

① 头疮：病机为内有热，外感风和湿，内外邪相互搏击所致，相当于西医学的毛囊炎。

② 秃疮：头部皮肤病之一，俗称头癣，癞头疮，病久易使头发脱落成秃顶故名。

③ 穰：本义为成熟的庄稼，此处为庄稼秸秆。

末掺疮上，后以生油调药涂之，湿者干掺。

黄连散　治如前。

黄连去须，二两　胡粉一两

上为细末，先洗去疮痂，拭干敷之，即瘥，再发用前。

胡粉膏　治头疮久不瘥，经隔年岁。

松脂　苦参　黄连去须，各一两半　大黄生　胡粉各一两　黄芩　水银各一两一分　白矾半两　蛇床子三分

上为细末，以腊月猪脂和研，至不见水银星为度，敷之。

又方　治头疮久不瘥。

腻粉少许　胡桃和皮灯上烧过存性，用碗盖出火毒研末

上为细末，以生油调涂，仍剃去疮下发涂之，只一二次瘥。

又方　治如前。

以梁上尘和油脚涂之，仍先用皂荚汤洗讫①涂药。马骨烧灰研末，醋和敷之。虎脂令凝涂之，日三四次。蓼末蜜和涂之，有虫出而愈，不作瘢。

又方

以鸡卵七枚去白皮，于铜器内熬，和油涂之。亦治干秃不出汁者，以鸡卵壳烧灰研末，猪脂和敷之。

又方

以鸡屎研末敷之，以醋少许，和净水洗去疮痂，再以温水洗之挹干，用百草霜入轻粉研细，用少许生油调涂。

以菟丝煎汤洗之，以竹叶烧灰研细，猪脂和涂。

以黑豆炒烟尽，杵为末，入腻粉研匀细，生油调涂之。

治头疮出脓水不瘥，瘥而复发。

以杏仁一百枚烧灰，入腻粉一分，同研匀细，生油调涂。

治头疮渐引不效。

---

① 讫：完结，终了。

以乌麻油嚼烂涂之，亦治浸淫疮及干疮。

治头上恶疮。

以黄泥裹豆豉煨熟，放冷，取豉研末，以纯菜油调敷上。

【点评】本卷以头上诸病开篇，首先阐述头疮的病因病机，并与秃疮鉴别。随后详细介绍治法，涉及用方共 15 首，均为外用法。

软疖

小儿头上生软疖[1]者，由风邪冷热之气客于皮肤，搏于血气，壅滞经络，蕴结而生。亦如身上生疖无异，但生在头上。始则赤肿而硬，其邪微者，散则自消。其邪甚者，肿赤内搐，溃脓血作痛。以头上皮紧，至熟多不能去脓，根中有恶汁不尽，因而复发。或在根边别生，连续不瘥，常常生脓，故名曰软疖。

如圣膏　治软疖。

菜油—两　黄蜡半两　沥青—钱　黄丹半钱　羊筒骨内髓—个

上一处熬成膏，于纸上摊贴患处。上用冷铁一片于疮口上压定，四面针破，如脓出不快，以纸捻[2]椛[3]之，熬药不得犯铜铁器。

又方　以青涩柿子连皮薄切焙干，杵为细末，每用时先以温汤洗，捻去其脓，用药少许，入轻粉三分之一拌匀，以薄牛皮胶水调成膏，摊熟帛子上贴之，愈。

又方　以炒油麻，铫子中取，乘热嚼烂敷之。以生油饼剂子一个，捻薄，留一窍于疖上贴，来日脓自出，便效屡验。

---

① 疖：疖之发生由于风冷热邪壅滞于皮肤经络所致。
② 纸捻：用表芯纸搓成的细纸卷儿，用以点火或吸水烟；以坚韧的纸条搓成的细纸绳，用以装订簿册。
③ 椛：轻轻地擦抹。

又方　以兔毛皮不拘多少，烧灰研细，入腻粉少许，生油调涂。

又方　用枳壳去穰，周遭用糊合于疮上。去脓生肌即愈，极效。治头皮虚肿，如蒸饼裹水之状，以口嚼麦面敷之。

【点评】本节首先讲述头上软疖病因病机与身上生疖无异。因发病部位在头上，头皮紧，脓不易祛尽，病易反复发作故曰软疖。随后详细介绍治疗方法，用方5首，均为外治法。本病相当于西医学中毛囊及其皮脂腺或汗腺的急性化脓性感染。

秃疮

小儿头有秃疮者，按九虫论云，是蛲虫动作，与风邪相乘，上于头之皮肤，搏于血气，伤其荣卫而所生也。荣为血，受病则为赤秃。卫为气，受病则为白秃。荣在内，邪稍难干，故患赤秃者少。卫在外，邪易得着，故患白秃者多。其始生如癣之斑点，上有皮屑，渐渐作痂，以成其疮，遂至满头发落逮尽。若刮去其痂，则疮皆是孔眼，大小不等，如虫之窠①。有脓汁出，不痛而痒，痒乃不可禁，是知有虫为风也。又一种俗呼为鬼舐头，小儿有头疮，遇夜被鬼舐②之，则引及满头有赤痂，或云便赤秃也。

治小儿白秃，头上团团然。

以蒜揩白处，早朝使之。

治小儿白秃，干壳不出汁。

以鸡子七枚，去白皮，铜器中熬，和油涂之。

治小儿白秃。

以葶苈子杵末，汤洗去痂，涂之。

以陈香薷煮浓汁少许，同猪脂和胡粉敷之。

---

① 窠(kē 科)：指昆虫的巢穴。

② 舐(shì 是)：即舔。

以白头翁根杵烂，敷一宿，已作疮者，二十日愈。

以榆白皮杵末，醋和涂，虫当出。

以鸡窠中草和白头翁花一处烧灰研细，用腊月猪脂和匀，先用醋泔洗疮后敷之。

又方

以椿楸桃三般叶心取汁敷之，大效。一方只用楸叶杵汁敷，以人屎烧灰末之，用腊月猪脂和敷。

治赤秃。

以白马蹄烧灰细研，腊月猪脂和敷，以靛滓敷之。

治鬼舐头。

以儿粪腊猪脂和敷。

以腊月猪屎烧灰末敷。

以屎烧灰研细，和腊月猪脂涂敷。

【点评】本节首先说明秃疮乃因感染蛲虫而致，又称鬼剃头，随后因病性分白秃和赤秃，最后详细介绍治疗白秃及赤秃方法，主要为外治法。

耳中诸病论

耳聋

小儿有忽患耳聋沉听[①]者，由风邪乘于手太阳之经也。邪随其经，入于耳内，邪正相搏，气停塞滞，则令耳聋，不能聪听于音声也。轻者则为沉听，谓耳中沉沉然，轻小之音则不辨，重大之声才闻也。

---

① 沉听：指耳聋之轻证，对声音变得深沉而听力减退。

通鸣散　治风邪恶人耳，令儿耳聋。

菖蒲一寸，九节者良　远志甘草水煮去心，各一两　柴胡去苗　麦门冬去心　防风去芦并叉枝，各半两　细辛去苗　甜葶苈炒　磁石火煅醋淬十次研，各一分　杏仁十四个，汤浸去皮尖，双仁者炒黄

上为细末，每服半钱，煎葱白汤调下，乳食后，日二三服。

乌麝汤　治如前。

大川乌头一个重二钱上者，以猪脂油煎令裂，不得削了面上块子，只刮去皮，尽切碎杵①罗为末　通草半两，薄切作片子，片片相似，以糯米粉作稀糊，拌匀焙干杵罗为末

上二味，入麝香末少许研匀，每服一钱，水一小盏，入薄荷二叶，枣一枚。煎数沸。放温服，或只以温酒调服。

菖蒲丸　治如前。

菖蒲一寸　巴豆一粒去皮心

上二物合杵为剂，分作七丸，用一粒，绵裹塞耳中，一日一易。

又方

菖蒲末，一分　杏仁半两，汤浸去皮尖双仁者

上二物合杵如泥，每服用一麻子许，绵子裹纳耳中，一日一易。

蓖麻膏　治如前。

蓖麻子十枚，去皮　枣肉七枚

同研为膏，每用莶核许，绵裹内耳，一日一易。

治新久耳聋。

以巴豆一粒，蜡裹，针刺令通透，塞耳中。

以猫已捉住老鼠夺之，取其鼠胆汁灌病耳中，一云只以鼠胆用之亦可。

以地龙一条，盐少许，俱贮葱筒中，时动摇则化为水，用点耳中。

以米醋一碗，用铁一块弹子大，烧赤，投醋中，令病耳就上，使气熏人耳中，即效，三二日可治。

---

①　杵(chǔ 楚)：是棒的一种，因其两端粗，中间细，故此得名。此处用作动词，用杵将药捣碎。

又方。

以葱白于灰火中煨令熟，将葱白头纳耳中，一日三易。

以芥子杵烂，人乳汁和，绵裹纳耳中，一日一易。

以荆子中蚛①虫白粉，和油滴耳中，亦治沉听新聋耳。

以驴脂和生椒杵烂作丸，绵裹塞耳中。

治久聋。

以醇②醋微火煎附子至软，削令尖。塞耳中。

【点评】本节首先讲述耳聋乃风邪侵袭引起，据病情轻重分沉听和耳聋，随后详细介绍治疗耳聋方法。共用方11首，主要以外治法为主。

耳中鸣痛

小儿有耳中或鸣或痛者，由风邪入耳，与正气相干，搏于血气者，即为鸣。搏于经络者，即为痛也。

治耳中痛。

以干百合为末，温水调下一钱，乳后。

以柳树蚛虫、粪水化取汁，调白矾末少许，滴耳中为妙。

以盐二三升，蒸热包裹，以耳枕之，冷即易。亦治洪洪声。

治耳鸣如流水，或如风声。

以生乌头才摵③得，乘湿削如枣核，塞耳中。旦用夜易，夜用旦易，不过三日愈。及治耳痒，无，即用干者。

治耳中常鸣。

以生地黄塞病耳，数数易之。或以纸裹微煨用。

---

① 蚛（zhòng 众）：虫咬，被虫咬坏的。
② 醇：指气味、滋味纯正浓厚。
③ 摵：拔起。

【点评】本节首先介绍耳鸣耳痛发病机制均与风邪有关，因风邪与血气相结部位不同而异。风属肝，肾开窍于耳，故耳部疾病多与肝肾及风邪有关。本节治疗耳痛介绍两种外用法，治疗耳鸣、耳痒有乌头外用及生地黄塞耳两种，均从肝肾入手治疗。

耳内疮肿出脓

小儿有耳中肿，或生疮出脓汁者。由风湿相乘，入于耳，邪正相干，搏于气血，伤于经络。轻则为肿，重则生疮。若津液结溃，变为脓血汁出。又有因水或眼泪入耳，停搏正气，亦为脓汁。俱名停耳，又名脓耳也。

龙朱散 治耳内肿，及生疮出脓汁，或只痒痛，虚鸣应耳中，一切诸病，悉皆主之。

龙脑—字，研　朱砂—钱，研水飞　竹箭干内虫粪三钱，研　坏子胭脂半钱，研　麝香—字，研

上匀研细末，以斡耳子①挑药入病耳中，如有脓水者，先以新绵捻子缠之净尽，方倾②入药，每夜临卧时一次。

治耳中肿或生疮。

以白矾烧灰研细，每用少许，以苇筒吹耳内，日三四次，或以绵裹塞耳中。生疮者胡桃油调药着③耳。

矾香散 治小儿耳内生疮，或有脓汁。

白矾—两，烧灰·蛇床子—分，为末

上相和，入麝香末五分，同研细，每用一字，掺入病耳。

蓝花散 治如前。

---

① 斡(wò)耳子：掏耳中分泌物之工具。斡，转，旋，古通"管"，主管、掌管之义。详细字义为"勺把"，引申为"挖，掏取"。
② 倾：本义是指使器物反转或歪斜以倒出里面的东西，引申为尽数拿出，毫无保留。
③ 着(zhāo)：放，搁进去。

红蓝花_{一两，洗焙干} 黄柏_{一两，剉} 乌鱼骨_{半两} 黄芩_{半两，以上为末}
雄黄_{半两，研水飞} 麝香_{一分，研}

上拌匀，每用少许，以新绵子缠捻子，药塞耳中。一日二易。

麝香散 治如前。

蜘蛛_{一个} 坏子胭脂 麝香_{半字}

上晒极干，研匀细。每用半斡耳许，以鹅毛管吹入耳。

桃红散 治如前。

白矾_{一钱，烧灰} 坏子胭脂_{一钱} 麝香_{一字}

上研匀细，每用少许，以绵捻子榐耳中脓尽，掺药入耳内。

箭蚰散 治如前。

竹箭内蚀虫粪屑_{二钱} 坏子胭脂_{二钱} 凌霄花_{干者，二钱} 海螵蛸_{二钱}
麝香_{一字，研后入}

上为细末拌匀，每用时先以绵捻子榐耳中脓尽，乃以纸捻蘸药入
耳中，日三。

红绵散 治如前。

信砒_{一钱} 坏子胭脂_{三钱} 麝香_{一字}

上为末拌匀，以柳絮滚和匀，每用黄米许，掺入耳中。如绕耳生
疮，脓汁不瘥者，以此敷疮上，纸片封之，妙。

油引散 治如前。

石燕子_{雌雄一对，用砖垒一地，炉木炭火煅白色，为末} 虢丹_{飞，等分} 腻粉
麝香_{各少许量入}

上同研匀，先以绵捻子榐耳中脓汁尽时侧卧，掺药一字许，入耳
中，以好油一滴引下，立效。

绵裹散 治如前。

桂心_{一分} 青羊屎_{一分}

炒令转色，同末，每用一字，绵裹塞耳中。

治小儿耳脓汁出。

以硫黄细研，每用少许，掺入耳中，日一次，夜一次。

以白矾末一钱麝香一字研匀，少少掺入耳。

以桑木上毒蜂房炙黄杵末，温酒调下半钱，空心，以蚯蚓粪研细，吹耳中，极效。

治小儿耳上生疮。

以鸡子白①敷之。

【点评】本节首先说明小儿耳内生疮或肿痛的病因病机，随后给出病名为停耳。接着详细介绍了治疗方药，均为散剂，外用，共14方，其中单味药者有4方，其余均为复方用药。

眼 目 病 论

小儿眼目生病者，多因恣食甘酸，脏生邪热，熏炙肝经，冲发于目。或为赤肿痒痛，或眵②泪隐涩，或生赤脉，或生翳③膜。又痰饮毒气渍肝，致脏气不得宣通者，则精华未得明审，故黑睛虽全，而视物渺渺，此名睛盲。若昼日明，至瞑④不见物者，此邪干经之阴也，调之雀目，言如鸟雀之目，瞑时无所见也。又有障眼者，乃气毒障缦⑤其睛也，又有疳肝之气冲于目者，亦能生其膜，以为遮障也。

博金散 治眼赤肿，痛不可忍。

白药子半两 黄芩一钱半

上为末，每用一字，沸汤点洗之。

---

① 鸡子白：出于《本草经集注》，别名鸡子清、鸡卵白。功效清热解毒、润肺利咽。内服或外涂均可。

② 眵(chī 吃)：眼睛分泌出来的液体凝结成淡黄色的东西。俗称"眼屎"，亦称"眵目糊"。

③ 翳(yì 易)：原指用羽毛做的华盖，后引申为起障蔽作用的东西，此处为病症名，指眼角膜上所生障碍视线的白斑。

④ 瞑(míng 明)：形容昏花迷离或闭眼。

⑤ 缦：没有花纹和颜色的丝织品，此处用作动词，用丝织品遮住。

又方　治如前。

取嫩槐芽或嫩叶煎汤，放温洗之，白睛如血，泪多者，最宜用。

又方　治如前。凡赤眼肿痛，才觉便截。

以铜绿研细，抄二钱半，用乳香皂子大二块，同研匀极细点之，立效。

又方　治赤目。

以黄芩为末，煎汤渫脚，神效。

又方　治同前。

天南星一分，去皮脐　干蝎一分半

上为末，每用一字，茶调下，服了摇头数次，立验。

又方　洗热毒眼。

以细朴硝沸汤浸，澄去滓，乘热洗之。

又方　洗风毒热赤。

铜绿一钱　滑石二钱

上研极细，每用少许，沸汤点洗。

洗心散　治心脏邪热，目赤肿痛。

大黄一两，煨　荆芥穗一两半　甘草半两，生　麻黄一两，去根不去节

上为细末，每服半钱或一字，蜜水调下。

洗肝散　治三焦壅热，眼目赤肿，隐涩多泪。

芍药一分　羌活去芦，半分　防风去芦并叉枝，一分　大黄半分　甘草半分

上为细末，婴小一字，二三岁半钱，上者一钱，水半盏，入灯心黑豆各少许，煎数沸，食后放冷服，须银石沙铫中煎，仍与四顺散间服，并用清凉膏贴太阳穴。

四顺散

当归去芦，洗焙　芍药　大黄纸裹煨　甘草炙，各等分

上为末，每服一钱，水一盏，煎至半盏，去渣温服，更量大小加减，无时。

清凉膏　治眼赤肿痛，贴太阳穴。

须立秋日以后，取芙蓉叶阴干为末，每一字或半钱，井花水调，贴太阳穴。

地黄散 治壅热目赤肿疼，或赤脉白膜，四边散漫者，犹为易治。若遮黑睛，易致失明，宜用此。

生干地黄切焙秤　熟干地黄切焙秤　当归去芦焙秤，各等分　黄连去须　大黄去皮取实处，剉焙秤　防风去芦并又枝秤　羌活去芦　生犀角屑　蝉壳去土　沙苑蒺藜炒，去刺　木贼　谷精草去根　白蒺藜炒，去刺，各一钱　玄参去芦，半钱　木通　甘草剉，炒，各一钱半

上为细末，每服一字或五分，煮羊肝汤调下，日三，乳食后。

玄精石散 治眼生赤脉。

玄精石一两　甘草半两

上为细末，每服半钱，竹叶汤调下。

羌菊散 治眼生浮翳障膜。

羌活去芦，一分　菊花拣净，半两　防风去芦并又枝，一分　山栀子去壳，一分，炒　甘草一分半，炒　白蒺藜炒，去刺，半两

上为末，每服半钱或一钱，蜜汤调，日三。与决明丸间服。

决明丸

决明子拣净　车前子　菊花拣净　川芎　宣连　当归去芦洗净，各一分　大黄　黄芩各半分

上为细末，炼蜜和丸麻子大，每五岁下三五丸，上者七八丸，煎桑枝汤，或麦门冬汤送下。

又方　治目生黑花，浮翳涩痛。

以贝子一两，烧灰研极细，入龙脑末少许，点之。

又方　凡小儿数岁，眼中生肤翳未坚者，不可妄用。

但以珊瑚研如粉，每日少少点之，三日见效。

镇肝散 治痰热眼生翳膜。

胡黄连　栀子仁各一两　甘草微炒炙　马牙硝　青葙子以上各半两　真珠一分，另研　牛黄一分，别研

上为末拌匀，每服一钱，水八分，入荆芥、薄荷各少许，煎至半盏，去滓温服，食后。

又方　治目睛上生白膜。

以白矾一分，水四合，于热铜器中煎取半合，下白蜜调之，用绵滤过，每用芥子许点之，日三。

又方　治翳膜重厚。

以猪胆白皮曝干，合作小绳，如粗钗股大，烧作灰，放冷研细，点，二三五度，瘥。

真珠膏　治眼渺渺不见物，睛盲者。

真珠末一分，研　甘菊花拣净，一分　香豉一分，炒黄　井泉石一分

上为末拌匀，用白蜜一合，鲤鱼胆一枚，同药于石银器中慢火熬成膏，次入好龙脑末一钱搅匀，每少许，时时点之。

又方　治目盲。

以猪胆一枚取汁，微火上煎之可丸，丸黍米大或芥心大，每用一丸，纳眼中，食顷。

又方　治睛盲神法也。如用之，视物如鹰鹘①。

用桑柴灰一合煎汤，于瓷器中澄令极凉，稍温洗之，如觉冷，即重汤煮令得所，不住手沃②之。常用有奇效。

复明散　治雀目，至瞑不见物。

苍术二两，米泔浸去皮，切，焙干　谷精草一两　地肤子半两　决明子半两
黄芩半两

上为细末，每服一钱，水八分，入荆芥少许，煎至五分，去滓温服，食后。

又方　治如前。

以黄蜡不拘多少，器内熔成汁，取下，入蛤粉相和得所，团成球

---

①　鹘(gǔ 古)：古书上说的一种鸟，属鹰科。
②　沃：把水从上浇下。

子，每用以刀子切下一二钱许，以猪肝一二两批开，掺药在内，麻缕①扎，水一碗，铫内煮熟，乘热气熏眼，至温时并肝食之，神效，日二服。

又方　治如前。

以豆豉于新瓦上炒令黄色，入雄黄半两，同研为细末，每用药一钱，猪肝一片批开，掺药裹合，陈米饮煮熟与食之。

又方　治如前。

以石膏为细末，每用一钱，猪肝一片薄批，掺药在中，麻缕缠定，入砂瓶中煮熟，切作块子与食。此方治诸药不效者，服之如神。

千金仙术散　治气障眼，又治肝热，目赤生病。

苍术四两，米泔浸七日，逐日换泔，至日足取出，刮去黑皮细，切入青盐一两，同炒色黄去盐　木贼二两，童子小便浸一宿水，淘净焙干。一方又有甘草一两

上二味同为细末，每用米饮调下一钱，服之甚效。

四仁膏　治毒气障眼，亦治疳眼。

桃仁四个，去皮尖　杏仁四个，去皮尖　蕤仁五个，去皮尖　郁李仁五个，去皮尖　芜荑五个，取肉　海螵蛸取中心末，半钱　北庭小豆大一块，硇砂是也

上于乳钵内研极细，将白蜜看多少搅匀，绢或绵滤过，别入龙脑细末、轻粉细末各少许点之。

治小儿雀目。

以夜明砂炒过为末，猪胆汁和丸绿豆大，每服十丸米饮下。

井泉石散　治疳热攻眼，生障翳，致损睛瞳。

井泉石一两　决明石半两，火煅　甘菊花拣净，半两　夜明砂半两，微炒　黄连去须，半两　晚蚕砂半两，微炒

上为细末，每用一钱，米泔一盏，入猪肝少许，煎至肝烂熟为度，放温时服。

---

① 缕：《说文》：缕，线也。泛指丝状物。

又方　治疳眼。

上以乌贼鱼骨、牡蛎各等分，研为细末。糊丸皂子大，每用一丸，用猪肝一叶，同药入清米泔煮至肝熟为度，和肝食之，汁送下。

【点评】本节首先说明小儿眼目病的病因病机，并根据病因病机不同将眼目病分为目赤、睛盲、雀目、障眼、疳眼。随后详述治疗各种眼目病方药。治目赤者有13首，多从清心肝之火入手调服。治睛盲者有方药10首，内服及外用分别论治；治雀目有4首，其中3首提及用猪肝；治障眼及疳眼各有3首。

目病别论

小儿有脑热注目，则睑涩常闭不开。又有诸物因入眼，眯之不出。又有误被诸物冲触，伤损目睛者，叙方于后。

治脑热注目，常闭不开。

以大黄一分，剉，水三合，浸一宿，一岁儿每日分半合，余涂顶上，干即更涂，儿大以意加服。

治误飞麦芒，入目不出。

用新布覆目上，持蛴螬于布上摩之，其芒出着布上，甚良。

又方　治诸物入眼，眯之不出。

用好墨清水研汁，铜箸点之，即出。

又方　治误被诸物冲触伤目。

以牛尿点之，日二，仍避其风，虽黑睛破损亦愈。

【点评】本节首先讲述小儿目病分类，有因脑热所致者，有因异物入眼或眼被诸物冲撞致病者，随后详述治法。脑热所致者以大黄内服和外涂，同时并用以清内热。其他眼病因异物所致均用外治法治之。

鼻中病论

肺气通于鼻，气不和，为风冷所乘，停滞鼻中，搏于津液，使涕凝结壅，气不通快，不闻臭香，谓之鼻塞。若风冷搏于血气而生，肉塞滞者，谓之䶊鼻。若风湿相搏，则鼻内生疮，而有脓汁出也。若脑热攻鼻中干燥，或生疮痂，则硬而无脓汁也。

辛夷散 治鼻塞。

辛夷叶一两，洗焙干 细辛去苗，半两 木通半两 白芷半两 木香半两，以上为末 杏仁一分，汤浸去皮尖研，后入

上为末拌匀，用羊髓猪脂各二两，同诸药于石银器内慢火熬成膏，赤黄色，入脑麝各少许，搅匀放冷，再用少许，涂在鼻中。乳下儿①因风吹着囟子鼻塞者，只涂囟上。

菊花散 治鼻塞涕浊。

甘菊花拣净 防风去芦，并叉枝 前胡去芦，各一两 细辛去苗 桂心各半两 甘草炙一分

上为末，每服半钱，入乳香少许，煎荆芥汤调下，食后服。

蒺藜子散 治鼻塞不闻香臭，水出不止。

以蒺藜子半掬②为细末，以水一小盏，煎至减半，令患人仰卧，满含饭一口，以药汁灌鼻中，不过一月，即嚏而气出。儿大者有此病，小者未有。

治鼻中生疮有脓。

---

① 乳下儿：指尚在哺乳期幼儿。
② 掬（jū 居）：指用两手捧水、泥等流性物质的动作。此处为量词，半掬，为两手合一捧水量的一半。

取黑牛耳中垢，先榽鼻中脓尽，敷之。

犀角升麻散 治脑热攻鼻，燥爆生疮，鼻中干硬。

犀角屑一两 马牙硝半两，研 川升麻半两，为末 黄连去须，半两为末

朱砂半两，研飞 牛黄一分，研 龙脑一分，研

上拌匀细，每服半钱，温蜜汤调下。

清柿膏 治齆鼻不闻香臭，出气不快，或生瘜肉[①]。

瓜蒂半两 赤小豆一分 细辛去苗，一分 甘草一分，炙 附子一个，炮去皮脐

上为细末，入龙脑少许拌匀，炼蜜和丸皂子大，绵裹纳鼻中。

又方 治齆鼻有息肉，出气不快，不闻香臭。

以白矾末和面脂，绵裹塞鼻中，数日，息肉随药自出。

【点评】本节首先讲述小儿鼻病各种病症及病因，随后分述其治法。篇中治鼻塞者有辛夷散，目前仍为治疗鼻塞常用方。治鼻流浊涕者有菊花散、荆芥汤、蒺藜子散、清柿膏。治鼻燥干硬生疮者有犀角升麻散，治鼻中生疮有脓者用黑牛耳中垢外敷。治鼻息肉用白矾和面脂放于鼻中治疗。

面上疮论

小儿面上忽遇有经络虚隙，为风湿寒热所乘，搏于气血则生其疮。或如火烧，或出脓，或出黄水，日久不能痊瘥。今叙方于后。

治面上生疮如火烧。

以赤薜荔叶杵末，生油调敷，一名山乔麦。

又方 治如前。

---

① 瘜肉：因黏膜发育异常而形成的象肉质的凸起物。

以黄粱米一升拌末，蜜水和敷，以瘥为度。

又方　治面上生疮出脓汁。

蛇蜕皮炙焦为末，和猪脂敷上，止。

又方　治面疮出黄水。

以鲫鱼头烧灰研末，和酱清汁敷上，一日易。

又方　治面生诸般疮。

以菟丝汤洗之。

又方

以大麦烧存性为末，生油腻粉调涂，神妙。大麦只炒黑焦，亦得。

又方　治面疮出黄水。

豆豉一合，炒焦黄　黄柏一两，剉，为细末

每用先以热灰汁洗疮净，拭干敷之，亦治身生如此疮。

又方　治面疮赤肿焮①痛。

以地榆八两细剉，水一斗，煮至五升，去滓，适寒温洗之。

【点评】本节首先讲述小儿面上生疮的病因病机，随后分述症状有如火烧，或出脓，或出黄水，均分述治法。治疗如火烧者有2方，治疗面上出脓者有3方，治面上生疮出黄水者有2方，治面生诸疮者2方。所有用方均为外用方法。

唇口病论

风毒湿热，随其虚处所着，搏于血气，则生疮痏。若发于唇上生疮，乍瘥乍发，谓之紧唇，又曰沈唇。其发频者，唇常肿大粗厚，或

---

①　焮(xìn 信)：浊热、炙热，形容红肿炽盛。

上有疮。不较甚者，以至唇䐌①。若发于唇里，连两颊生疮者，名曰口疮。若发于口吻两角生疮者，名曰燕口，俗云因乳食看视燕子，则生燕口疮也。并叙方于后。

葵根散 治紧唇。

葵根一两，烧灰　乌蛇半两，烧灰　黄柏半两，为末　鳖甲半两，烧灰

上为末，每用半钱，猪脂少许，和涂唇上，时时用。

青液散 治赤口疮。

以青黛一钱研末，入脑子少许拌匀，少少敷上。

治小儿及老人、虚人口疮咽痛。

吴茱萸去枝梗　地龙去土，等分

上为末，米醋入生面调涂足心。

小儿口傍疮，久不软。

乱发烧灰　故絮灰黄连去须土　干姜各等分

上为末，每用少许敷上，不过三次愈。

治小儿紧唇。

以马芥汁即大刺芥是也，先刺唇血出，以汁敷之，日七次。

治小儿热口疮。

以故锦烧灰研末，敷疮上。

治小儿诸口疮。

以五月五日，虾蟆炙燥为末，敷疮上，兼治蓐疮。

治小儿唇口边肥疮②，多发生于头部。

白矾一两，烧灰　蛇床子一两，为末

上为末，干掺疮上，立效，亦治耳疮头疮。

绿云散 治如前。

黄柏半钱　螺青二钱

---

① 䐌(tiǎn 舔)：挺出。

② 肥疮：是一种因真菌感染所致的传染性极强的皮肤病，相当于西医学的黄癣。

上同研匀细，每服一字或半钱，掺患处。

又方　治口中赤烂。

取羚羊生乳含之。

又方　治白口疮。

以黄丹一两，入龙脑少许研匀，蜜和调敷疮上。

又方　治口中疮通白者，或白漫漫然，亦治疳蚀。

以白僵蚕炒黄色，拭去毛尽，为末，蜜和敷之，立效。或以父发拭口中净，桑汁涂。

又方　治诸口疮。

以大天南星去皮，只取中心龙眼大一块，为细末，醋调涂脚心。

又方　治如前。

以香白芷、铜绿等分为末，掺上，立效。

又方　治如前。

以汤瓶内碱为末，临卧时以好醋调涂脚心底。

槟榔散　治如前。

槟榔　铜绿　贝母各等分，为细末

如患干口疮，生蜜调扫之。若患湿口疮，干掺。

血余散　治燕口疮，吻两角生。

以乱发烧灰研细，和猪脂敷之。

又方　治如前。

以白锡烧灰敷之。

　　【点评】本书首先讲述小儿口唇部生疮乃因风湿热毒乘虚留着于口唇部位所致，随后分述因发病部位及症状不同而病名有异，分别为沈唇、口疮、燕口，最后详述治法。文中提及治疗沈唇者有2方，治燕口疮者有2方，治疗诸口疮共17方（其中有1方兼治蓐疮），1方治疗小儿唇口边肥疮。除羚羊生乳为含服之外，均为外用法。

牙齿病论

小儿牙齿病者，由风热邪毒，干于手太阳之经，随经入于龈齿①，搏于血气，则生宣②烂③。又云，因恣食酸甘肥腻油面诸物，致有细黏渍④着牙根，久不刷掺去之，亦发为疳宣烂，龈作臭气恶血。若风湿相搏，则为牙痈⑤。如风毒入于牙中，与正气交争，则为风痛。有虫动蚀齿，则为虫病。更有一证疳，口鼻牙齿者，名曰走马疳。别具疳疮门下收之外，叙方于后。

治牙齿宣烂，臭气有血。

皂角—挺，肥好者连皮　　羊胫骨—挺

上并于炭火烧烟尽，以盆覆之候冷，用纸一张，铺湿地上顿药，出火毒一夜，为末。如常揩⑥牙用之，三上瘥。

又方　治如前。

芜荑半两，炒黑　　白矾半两，生

上细末，入麝香少许拌匀，先以水漱口齿净，然后用少许揩牙。

又方　治如前。

以风化石灰一块，大火中煅通赤，取出放冷为末，每用少许，旋入麝香少许，敷牙根疮上。

桃红散　治牙痈肿烂脓血。

朱砂—钱，研水飞　　绿豆粉—两　　硼砂半钱　　脑麝各一字

---

① 齿：指患蛀齿的牙，也指虫牙。
② 宣：此处为病名，主要指牙龈炎、牙周病、根尖病。
③ 烂：指牙龈溃烂
④ 渍：浸，沤之义；或指油、泥等黏腻不爽之物积在上面难以除去。
⑤ 牙痈：以牙龈肿痛溢脓为特征的一种病症。
⑥ 揩：抹、擦、拭。

上为末，每用一字敷患处，或揩贴之。

麝香散 治如前。

铜绿半钱 绿豆粉一两 胆矾半钱，火煅过用 脑子一字

上为末，入麝少许研匀，每服一字，擦贴患处，有涎即吐。

甘露散 治小儿胃热，牙龈宣露出血，口臭脸肿，赤眼口疮，不欲乳食，肌体烦热，及疮疹已未发，皆可服。

熟干地黄 生干地黄 天门冬去心 麦门冬去心 枇杷叶刷去毛净 枳壳麸炒去瓤 苦参 石斛去根 山茵 陈甘草各等分

上为末，每服二钱，水一盏，煎至半盏，去滓温服，食后，量大小加减。

治小儿牙宣。常有鲜血，龈缝臭秽。

砒黄一钱 麝香半钱

上同研细，以纸条子生油涂过，掺药在上，少少用末，剪作小纸棋子，看大小用，插在病处缝内。

治小儿牙齿宣疳。

以黄连为末，入麝研匀，贴病处，亦治口疮。

治风肿牙疼。

以马鞭草煎汤，含漱之。

又方 治如前。

莽草 升麻 细辛去苗 甘草各一分

上粗剉，水一碗，煎数沸，盥漱之，冷即吐，别含漱。

藁本散 治如前。

藁本去芦 白附子 川芎 莽草各半两，先内末 青黛一钱 芦荟一钱 麝香一字并各研

上拌匀细，每服一字或半字，揩患处。

又方 治如前。

以肥皂一个去子，满填盐在内，炭火烧烟尽，放冷研细，每用一字或半钱，揩患处，有涎即吐。

【点评】本节首先分门别类说明小儿各种牙齿病发病原因及病机，随后分述治疗方法。治疗牙宣者有4方，治牙痛者1方，治牙疳宣者有2方(其中一方兼治口疮)，治风痛牙疼者有4方。

舌病论

小儿舌上偶生疮肿者，由风毒邪热，搏于血气，随其虚处，着而生病也。发于舌上紫肿者，名曰紫舌胀。若肿粗大木闷而硬者，名曰木舌胀。若风湿相搏而生疮者，名曰舌疮。若风多而舌肿如吹泡者，名曰鼓舌。其紫舌木舌鼓舌肿甚者，则满口溢出，闭塞气门，皆能杀人。

治紫舌肿。

取羊乳饮之。

又方　治如前。

以新鲫鱼，薄起肉片子，顿舌上，数数易之。

治舌上生疮，不能饮乳。

以白矾研末，和鸡子置醋中，涂儿足底，一七愈。

又方　治如前。

以蒲黄敷之。

又方　以桑白皮汁，涂乳上吮服。

又方　治如前。

以胡粉细研，用猪筒骨中髓调敷之，日三。

治木舌肿硬，满口逡巡①，气闭则杀人。

以釜底煤和盐等分，以酒调，表里涂舌，须臾即悄。无酒亦得。

又方　治如前。

———————————

① 满口逡巡：指舌体肿胀发硬在口内不能伸展自如。逡，徘徊的样子，指"往来，复"之义。逡巡，因顾虑而徘徊不前。

川朴硝_{半两}　真紫雪_{一分}　白盐_{半分}

上和研匀细，每用半钱，入竹沥三两，滴白汤少许，调涂舌上，咽津不妨。

治舌卒肿如吹泡，满溢出，气不得通，奈无可治。

以半夏十枚，汤洗去滑尽，以苦酒一升，煮取五合，稍稍含漱之。不得咽津，戟^①人咽喉，加以生姜一两，同煮亦得。

又方。

煎甘草浓汁含之。

又方。

以糖醋满口含之，良。

又方　治紫舌木鼓，肿满闭气，诸药不效，当用此救。

在舌两边，以指刮破。或以铍刀决破，出其毒血，慎勿伤舌下中央脉也。若血出不止，已及数升者，烧铁箆烙疮数过已，绝之。烧铁箆约度，不可太过。

【点评】本节首先说明小儿舌病基本病因病机，随后分述不同病因所致各种病症，包括紫舌胀、木舌胀、舌疮、鼓舌，及紫舌木舌鼓舌肿甚时可危及人命，最后分别介绍治疗用方及用药。方剂中治疗紫舌肿者有2首，治舌疮方有3首，治疗木舌胀2首，治疗鼓舌方3首。最后1首为病情凶险时救命之方。

---

① 戟（jǐ）：基本义为我国独有的古代兵器。此处为动词，像刺一样扎人。

卷十九

咽喉病论

小儿咽喉生病者，由风毒湿热搏于气血，随其经络虚处所着，则生其病。若发于咽喉者，或为喉痹，或为缠喉风，或为乳蛾，重者或为马喉痹，又或悬壅肿，或腮颔肿，或喉中生疮。一切诸病，随证具方于后。

治喉痹肿闷。

以露蜂房烧灰研细末，每服一钱，乳汁调服。

以蛇蜕皮烧灰研细末，每服一钱，乳汁调服。

以鲤鱼胆二七枚，和灶底土涂患处。

以川升麻令含一片，以韭一把杵烂熬，敷上，冷即易。

以白矾棋子大，含之。

以陈白梅一个，取肉，裹白僵蚕一枚，含咽津。

以地龙一条研烂，纳鸡子白和匀，便倾入喉中。

以绳缠扎手大指屈①，于节上针挑刺出血，即瘥。

铁粉散　治如前。

铁华粉一分　硼砂一分　白矾半两，生

上为末，每服半钱，冷水调下，连二三服。

蛇蜕散　治如前。

蛇蜕一分　白梅肉一分，炒　牛蒡子半两，炒　甘草一分，生

上为散，每服一钱匕，绵裹，汤浸少时，含咽津汁，小儿吮之。

———————————

① 屈：弯曲部位。

又方　治喉痹咽肿，出气不快。

以鼠粘子二两炒焦，甘草半两炙黄，同为细末，每服一钱，新水调下，更入蜜少许。

又方　治喉痹不能语。

大豆煎汁，放冷含之。

以鼋①胆少许，生姜薄荷汁化服，得吐便愈。青鱼胆亦得，共收得以青黛酿之。

治缠喉风，束气不通。

蛇蜕炙令焦黄　当归去芦焙，各等分

上为末，温酒调下半钱，得吐良。

又方　治如前。

蓖麻子去皮，二个　朴硝二钱

上为末，新水调下一钱，未效再服。

又方　治如前。

天南星　生白僵蚕生，去丝嘴，各等分

上为末，每服一字或半钱，生姜自然汁调下。

又方　治如前。

以白僵蚕二个去丝为末，生姜自然汁调，更入蜜少许拌匀，分二三服，或只用半钱一字，旋调服之。

定命散　治缠喉乳蛾等病。

川大黄剉炒　黄连去须　白僵蚕直者，炒去丝嘴　甘草生，各半两　五倍子一分　腻粉五筒子

上为细末，每用一字，竹苇筒子吹入喉中。如毒气攻心肺，喉中生疮，咽饮不得者。以孩儿乳汁调药一字，鸡羽蘸之，深探入喉中，得吐者活，不吐者死。

又方　治缠喉乳蛾喉痹，咽喉额项肿闷闭塞，气不得通。

---

① 鼋(yuán 元)：鼋鱼。爬行动物，外形像鳖，也作元鱼。

令患人先呷好麻油少许，后以叶烧灰研细末，水调下半钱，立效，大者增之。

犀角散 治马喉痹。其候如喉痹，更加连咽项颔颊肿甚，咽喉闭塞，但数数喷气，此证极恶。

犀角屑半两 射干三分 桔梗去芦，三分 马兰根三分，剉 甘草半两，炙 川升麻半两

上为粗末，每服一钱半，水一盏，入竹叶五片，煎至六分，去滓，入马牙硝半钱，搅匀细，含咽。

又方 治如前。

以马衔一具，水二盏，煎至半，量大小分服。

治悬壅暴肿妨闷。

以干姜半夏等分为末，少少以箸点药着上半夏以白矾汤洗数次去滑。以硇砂半钱，绵裹含之，细细咽津。

又方 治悬壅忽倒。

以白矾灰盐各半两研细，箸头点上拨正，亦治肿闷，日七八遍。

治咽喉腮颊肿闷。

以蒜塞耳鼻中。

又方 治如前。

以马鞭草根截去两头，取在中者，捣汁服之。

又方 治如前。

以黄柏寒水石等分为末，量肿处，以薄荷水调药。用鸡羽扫上，干即再扫。

绿云散 治喉痹、马喉、缠喉、乳蛾、重舌、木舌，一切咽喉之疾。

螺青 盆硝 生蒲黄 生甘草各等分

上为细末，每服一钱，生姜自然汁调，细细含咽。若已闭塞不通者，用苇筒入药，吹入喉中。重舌木舌，生姜汁调涂患处，咽颔肿痛者，依此用之。口疮舌上生疮，用此药涂之最效。李方叔、阎孝忠皆

以此方救人甚多，以瓷盒密封收贮。

如圣汤 治咽喉一切诸疾。

甘草一两 桔梗去芦一两，为粗末

每服一大钱，水一盏煎，去滓放温，时时呷，煎六分。

龙石散 治如前，并治口舌疮肿。

寒水石煅通赤，一斤 朱砂研，飞，一两二分半 脑子研，半分

上为细末，每用少许，掺患处，病在咽喉者，吹入喉内，细细咽津。日五七次，临卧一两次用，妙。

如圣丸 治咽喉一切诸病。

川大黄一分，末 白矾一分，末 马屁勃一分，末 蜗牛十四个 陈白梅肉十分

上于五月五日午时取蜗牛，以白梅肉同研烂，入药和丸如楝子大，每用一丸，绵裹含化咽津，若病重不能开口，即研药作末，苇筒吹入喉中，滴水三四点送之。或以净水磨药灌之，立瘥。

通关散 治如前。

枯白矾 雄黄水飞 藜芦微炒 白僵蚕去丝嘴 猪牙皂角去皮弦

上各等分为细末，每用一字，鼻内搐之，甚者苇筒吹入喉中，涎出或血出，立愈。

治小儿咽喉肿痛塞闷。

以桑上螳窠一两烧灰，马屁勃半两，同研匀细，炼蜜和丸桐子大，三岁下煎犀角汤，研下三丸，大者加之。

治小儿饮乳不快，觉似喉痹。

以沙牛角烧刮取灰，涂乳上吮儿，咽下，即瘥。

射干汤 治如前，治咽喉一切诸病。

射干 衍川 升麻各一两 马牙硝 马屁勃各半两

上为末，每服一钱，水一盏，煎至六分，去滓温服。

金露膏 治如前。

寒水石煅通赤，四两研 雄黄一两，研水飞 硼砂二钱，研 甘草末四钱

脑子_{一字，研}

上拌匀，炼蜜和丸桐子大，食后含化一丸。

荆芥桔梗汤　治喉中生疮。

荆芥穗　桔梗_{去芦}　甘草_生　牛蒡子_{炒，各等分}

上为细末，每用一钱，水一小盏，煎至六分，去滓，温服之。

又方　治如前。

桔梗_{去芦}　甘草_生　牛蒡子_{炒，各一两}

上为粗末，每用一钱，水一小盏，入青茹少许，煎至六分，去滓放温，时时呷。

又方　治如前。

以葱须阴干为末，又别以胆矾为末，并各贮，每用以葱末二钱，胆矾一钱和匀，以半字或一字，苇筒吹入喉中病处。

【点评】本节首先讲述了小儿咽喉部生病的病因病机乃风热湿毒所致，随后分别描述各种咽喉疾病，轻者为喉痹、乳娥、喉中生疮、腮颔肿，重者为缠喉风、马喉痹，严重危及生命。最后分别论述各种治疗方法。其中治疗喉痹方有13首，治疗缠喉风用方共6首，兼治喉缠风及乳娥者有3首，治疗马喉痹者有2首，治悬雍暴肿方5首，一切咽喉之疾者1首。多数方药目前临床常用，如射干汤、荆芥桔梗汤等。

项瘿论

小儿项瘿①，由啼怒未定，遽②以乳饮，致气逆不散，留结而生。其状在项垒垒③然，渐渐长大而分有瓣。又云，葛根在地，泉流浸

---

① 瘿：《说文解字》：“瘿，颈瘤也”，又称瘿病。
② 遽(jù巨)：遂，就，竟。
③ 垒垒：重积貌。

之，人因取其水以食饮，则生项瘿，故近山居人多有之，以葛生在山中故也。

昆布丸 治项瘿。

昆布一两，洗咸味 海藻一两，洗去咸味 龙胆草去芦，一两 槟榔半两
甜葶苈一两，隔纸炒紫色，研细 牵牛子半两，炒

上为细末，面糊和丸黍米大，每服十丸，人参汤下。

又方 治或生项瘿已及一二年。

以黄药子半斤，须万州紧重者为上。若轻虚者，即是别州所出，力慢须用一倍，取无灰酒一斗，入药固瓶口。以糠火煨烧一伏时。火不可猛，酒不可有灰，待冷即开瓶，令患者时时饮半合一合。不可令绝酒气。经三五日看之，觉消即止饮。不尔，便令儿项细也。刘禹锡亦著效验，其验如神。唯烧酒候香气出，瓶头有津出便止，不必须待一伏时也。仍禁喜怒。但以线子逐日围度，乃知其效也。

【点评】本节首先讲述小儿项瘿发病原因及病机，随后描述该病症状，并举例民间传说中的项瘿得病原因。最后详细介绍治疗该病方药。昆布丸有理气散结功效，现仍为临床常用方药。第二首方中的黄药子也有散结消瘿之功能，因有小毒，临床慎用。

恶核瘰疬论

小儿腑脏不和，及遇项边经络虚隙，为风热毒气所干，与血气相搏于项边，结成核子，复遇风寒所加，则不消不溃，名曰恶核。若更风寒相加，搏于津液，与腑脏相乘，则溃化脓血。或效而复发，或根傍别生，以至数个，连续不瘥，名曰瘰疬①，俗呼疬子颈。此腑脏血

① 瘰疬(luǒ lì)：多发生在颈部，由于结核杆菌侵入颈部或腋窝的淋巴结引起的。症状是患处发生硬块，溃烂后流脓，不易愈合，有些地区称"老鼠疮"。

气内外相属之病也。

皂角膏 治项边生核子不消。

皂角_{大者一挺，烧存性} 糯米_{一合，炒黑焦} 草乌头_{二钱，生} 黄皮_{二钱，}
_{炒黑色}

上为末，量多少，以井花水调贴核上，未消与水晶丹下之，痢过以观音散补之，仍再贴之，即消。

水晶丹

天南星_{洗净，生，为末，一分} 滑石_{生，为末，二钱} 水银粉_{秤，半钱} 芫
荑_{取仁，一百片} 巴豆_{五十粒，去壳不去油}

上先研巴豆极细，次入芫荑仁复研，方入众药研匀，烂饭和丸黍米大，每服三五丸，量大小加减，临卧稍饥，葱白米汤送下。痢过忌生冷硬物，仍以观音散补之_{方已具前}。

如圣散 治如前。

绵黄芪_{一两，剉} 连翘_{一两} 鸽粪_{半合，烧灰} 川大黄_{半两，剉炒} 糯米
_{半两，用斑蝥七个同炒米黄，去斑蝥} 犀角屑_{半两}

上为细末，每服一钱，水八分，入酒三四滴，同煎至五分，去渣放温，时时呷。

紫檀散 治如前。

紫檀香 木香 川朴硝_研 卷柏_{各一两} 赤芍药 川大黄_{各半两}

上为细末，每服少许，以鸡子白调，稀稠得所，涂患处。

取瘰疬内消。

上以长三寸鲫鱼一个去肠，以和皮巴豆填满，麻皮扎定，以一束秆草烧烟尽，取出放冷，研为细末，烂稠粥和丸黍米大，每服一丸，粟米饮下，临卧未痢加一丸，以痢为度。

又方 治如前。

以斑蝥一两去翅足，用粟米一升，同炒至米焦，去米不用。只以斑蝥为细末，入薄荷细末四两拌匀，乌鸡子清和丸黍米大，空心茶清下一丸，一日加一丸，至五丸止，翌日却减至一丸，以后每服五丸。

胡麻丸 治瘰疬。

胡麻_{四两，炒香}　羊踯躅_{一两，焙}

共为末，炼蜜和丸麻子大，每服七丸，渐加至二十一丸，热水下，日二，见效为度。已破者，更用黑母牛粪烧灰研末敷之。

治一切瘰疬经效方。

上以牡蛎火烤通赤，取出，湿地上纸衬，出火毒一宿，每四两，用玄参三两，同为末，面糊和丸绿豆大，早晚食后酒下，各下三十丸，药尽则病除根本。

又方　治瘰已破未破，其效如神。

上以如前过牡蛎四两，用甘草二两，同为细末，每服一钱，腊茶点服，日二。

治小儿瘰疬。

以蜗牛壳一两，用牛乳半升，铫子中慢火熬令乳尽，取蜗牛壳研如粉，入大黄末一分，更研匀，每服半钱，皂荚子仁汤调下，大小便中出恶物，瘥。

又方　治如前。

以白僵蚕去丝嘴，炒过为末，每服半钱，温水调下，日三。

【点评】本节首先讲述恶核及瘰疬之发病原因，随后详细描述二者临床症状及治疗方法。文中共用方9首，分内服及外用两法。二病相当于西医学的颈部淋巴结炎及颈部淋巴结核。瘰疬，为生于颈部的一种感染性外科疾病。在颈部皮肉间可扪及大小不等核块，互相串连，其中小者呈瘰，大者称疬，统称瘰疬，俗称疬子颈或老鼠疮，多见于青少年及原有结核病者，好发于颈部、耳后。西医予抗感染或抗结核治疗。

龟胸论

小儿有龟胸者，因乳母有宿乳恶汁，不捻去之，仍以乳儿，忽遇风热邪毒相干乘，伤于肺经，致肺气滞停，重壅胸膈，骨渐高起，状如龟壳，故曰龟胸。

百合丸　治小儿龟胸。

百合一两　川朴硝半两　木通半两　桑白皮半两　川大黄半两　天门冬去心，半两　杏仁半两，汤浸去皮尖

上为细末，共蜜和丸黍米大，每服十丸，米饮下。

又方　治如前。

以龟尿擦摩胸骨，取龟尿法，以莲叶内顿一物，安龟在上，用镜照之，则尿自出流莲叶，以物盛用之，甚佳。

【点评】本节首先讲述小儿龟胸与母体乳汁有关，此种说法为臆测。龟胸也即鸡胸，西医学认为多为小儿佝偻病所致，由于身体内缺乏足够维生素 D，使钙磷吸收障碍，出现骨软化，导致胸骨前凸，形成鸡胸。本节提出治疗本病方药有二：一为百合丸内服尚可一试；二为龟尿外用，不可信。西医学治疗佝偻病症状严重者采用手术矫正，轻者嘱小儿多在阳光下活动，适量补充钙剂治疗。

龟背论

小儿有龟背者，由儿在婴小时骨未成，强令独坐，则背隆阜①，而偶为风邪干袭，与血气相搏，入骨髓壅滞不散，致背高隆起，若龟壳之状，故曰龟背，又名隆背。若如驼有峰块起者，是名驼背，乃胎孕之病，不可治。

松药丹　治儿龟背。

松花一两，焙干　枳壳麸炒去瓤，一两　独活去芦，一两　防风去芦并叉枝，一两　前胡去芦，半两　麻黄去根节，半两　桂心半两　川大黄半两，炮

---

① 阜(fù 父)：本义为土山，此处指背部隆起如土堆像山。

上为细末，炼蜜和丸黍米大，每服十粒，米饮下。

又方　治如前。

以龟尿摩背脊骨，取尿法在前。

【点评】本节首先讲述小儿龟背病因乃骨未成时强令独坐有关，后外遇风邪所乘所致。本病相当于西医学的佝偻病，因背脊隆起故名，也叫驼背。随后提出治疗用方有二，一为内服，二为龟尿摩背，不可取。西医学提出该病重在预防，治疗方法与鸡胸同，轻者多晒太阳，补充钙质，重者手术矫正。

手足拳挛论

小儿有手脚拳挛者，由本气不强，筋骨力弱，血气不荣，而为风邪所乘，搏于经络，则筋脉缩急，骨本无力，则手拳而不能展开，脚挛而不能伸举也。若生下便拳挛者，此胎孕中病，不可治也。

薏苡仁丸　治手拳不能展开。

薏苡仁—两，汤浸洗净去皮　当归去芦，一两，洗焙干　秦艽去苗，一两　防风去芦叉枝，一两　羌活去芦，一两　酸枣仁去皮，一两

上为细末，炼蜜和丸鸡头实大，每服一丸，麝香荆芥汤化下，儿大增之。

海桐皮散　治脚挛不能伸举。

海桐皮　当归去芦，洗净焙干　牡丹皮去心　熟干地黄　牛膝去芦，酒浸焙干，各一两　山茱萸　补骨脂各半两

上为细末，每服一钱，水八分，入葱白二寸，煎至五分，去滓温服。

【点评】本节首先讲述小儿手脚挛急原因与先天肝肾不足，外感风邪，筋脉失养所致。随后介绍治疗方药有3首。若为母体胎孕中所得，不可治。

风疾瘾疹论

小儿风疾瘾疹者，小儿肌肤嫩，血气微弱。或因暖衣而腠理疏开，或天暄而汗津润出，忽为风邪所干，搏于血气，藏流于皮肤之间，不能消散而成。成伏相连而生。其状如生姜片，轻者名曰风斑，不至改色。重者名曰瘾疹，改赤紫色，发瘙痒。搔之不解，甚者使人心神闷乱。

上先看其色泽，白者以牛膝酒浸一宿，焙干为末，每服一钱或半钱，温酒调下。若色赤者，以灶下黄土研细末，生姜蜜水调下一钱或半钱。

又洗方　治如前。

荆芥　细辛去苗　白芷　薄荷叶各等分

上为粗末，每用两大匙，水一桶，取羊蹄菜一棵，连根叶枝茎细剉，同煎至叶烂，倾盆中，先以寻常热汤暖处浴身体，候有汗出，即用药汤淋洗，洗毕避风。忌海鲜、酱毒物。

又涂方　治如前。

以白矾一两二钱，暖酒投化，用马尾涂之。

防风汤　治如前。

防风去芦叉枝　鼠粘子　荆芥穗　人参去芦，各一两　甘草炙　天麻各半两

上为细末，每用一钱，水八分，入生姜薄荷各少许，同煎至五分，去滓温服。

治卒发风疹。

以石灰不拘多少，和酸浆水调涂之，随手灭。

治小儿瘾疹，若不治，入腹即能杀人。

以盐汤洗了，用蓼子，烂敷之，又以枳壳剉末，煎汤洗之。

又以蚕砂二钱，水二碗，煮一碗洗之。

又方　治如前。

以吴茱萸半升，酒二升半，煮取五合，以绵蘸拭。

三奇散　治风疾瘾疹遍身，掐之不认痛痒。

凌霄花　白扁豆　甘草_{各等分}

上为细末，每用一字或半钱，蜜汤调服。

又方　治风疾瘾疹，心神迷闷。

以巴豆二两捶破，用水七升，煮取三升，绵蘸拭之。

麝犀丹　治风疹不瘥，甚者如癫，服之神验。

犀角屑_{一两}　乌蛇肉_{半两，酒浸去皮骨焙}　天麻_{半两}　白附子_{半两}　白僵蚕_{半两，炒，以上先为末}　龙脑　朱砂_{一两，研水飞}　麝香_{各一钱}

上拌匀，炼蜜和丸黍米大，每服十粒，煎金银薄荷汤下。

又方　治风疹入腹，身强舌干，亦能杀人。

以蔓青子为末，温酒调下一钱或半钱，又以蚕砂二钱，水二碗，煮一碗洗之。

【点评】本节首先讲述小儿隐疹与气血虚弱，外有风邪有关。病情轻重可从疹色上判断，色白者病轻易治，色赤者病情重不易治，甚至有生命危险。最后详述各种疹子的治疗方法，多为外治法。

疥癣论

小儿血气热，为风所干，搏于血气，散于皮肤之间，而发生疥癣。又云蛲虫作动，内外相乘之所生也。

雄黄膏①　治小儿遍身疥癣如粟，痒而搔之脓血出。

---

① 雄黄膏：作用为祛湿止痒、消脓止血。

雄黄—两，研水飞　　雌黄—两，研水飞　　松脂—分，研　　川乌头—个，去皮
脐为末　　乱发—分

上以猪脂六两，于铫子中煎成油，入乌头松脂乱发，煎至发消
尽。以绵滤去渣，入二黄末搅匀，盛瓷器中，候冷成膏，每用少许，
涂擦疮上，日三，亦治癣。

又方　名同治同。

雄黄末，一钱　　黄丹—钱　　腻粉—匣　　蜡—块　　巴豆十粒，去皮　　葱五根，
切碎

上用油一两，入葱巴豆煎黑焦，滤去滓，入余药搅匀，候蜡熔取
下，器中盛放，冷成膏，每用抓破疥疮涂擦。

碧粉散　治如前。

蛇床子—两，微炒　　野狼毒半两　　硫黄半两　　青黛半两

上为末，腻粉少许拌匀，好油调涂擦，神效。

又方　治如前。

大腹子二分　　蛇床子二分　　硫黄—分半

上为细末，入轻粉少许，好皮调匀，临卧抓破疥涂上，及以药少
许涂手心脚心，用手擦极热，甚者不过两次上。

治癣新生。

以沙糖砂各一小块同烂，抓破涂之。

又方　治诸癣。

以蛇床子为末，和猪脂为膏涂之。

又方　治湿癣。

以桃树青皮为末，和醋敷之。

又方　治圈儿癣。

以羊蹄根干生为末，与白矾等分，研细匀，好醋调涂。

又方治诸癣。以决明子为末，入少许银粉研匀，以物擦破癣上涂
之，立瘥。

又方　治如前。

斑蝥五个去翅足微炒　　盐豉四十九粒浴令润　　砂糖皂子大一块

上先研斑蝥将细，入二味同研成膏，每用一大豆许，唾津调涂上大效。

又方　治奶癣。

黄连去须，赤芍药等分，为细末，入轻粉少许，嚼芝麻揉汁调药，先洗净拭干，以药敷之，不过数次而愈。

治下炼癣疮，常对在两脚。

以白犬血涂之，立瘥。

治上炼癣，常在头上。

以芦荟一两、甘草半两，同为末，先以温浆水洗之，以帛子拭干，用药敷之，立干便瘥，甘草炙过用。

又方　治如前。

以大栀子不限多少，烧存性为末，好油调敷之。

又方　治疥癣。

因用硫黄砒霜药，病愈后臭毒之气不歇，欲去之，又以木煎汤浴之，及用浣衣。

【点评】首先说明小儿疥癣起病原因与体内血分有热有关，感受外邪或感染蛲虫后所致。随后详细介绍治法方法，其中治疗疥癣方有6首，其余均为治疗其他皮癣如圈癣、奶癣、上炼癣、下炼癣及诸癣均治者。

金疮论

小儿有误被尖刀硬物伤其肌肤，其轻浅者，虽有血出，不至危殆。其重深者，有损伤于经脉，血出不止。又有因伤风者，则口噤身强，俗云破伤风也。描述破伤风症状为牙关紧闭，全身肌肉痉挛拘急。

治诸金疮。

槟榔　黄连去须，各一两　木香半两

上为细末，如治一切金刃所伤，血出疼痛，以末敷之，血定不痛不脓。如斫下指来，血未定，速将药裹，便得连接。

又方　治诸金刃所伤，血出不止。

槟榔　黄连去须　石膏各一两　黄柏半两

上为细末，随多少掺敷疮上，血定①，便入水不妨。

又方　治如前。

以白芍药为末贴敷，即住。

又方　金疮深者。

不可以药速合，则内溃伤肉，但以黄丹、滑石等研细末敷之。

天蛾散　治诸金疮。

以晚蚕蛾不拘多少，为细末，掺敷伤上，用绢帛封裹，随手很快，说明时间很短。血止疮合，大妙。

又方　治如前。

以五倍子刷净为末，掩伤处。血立止，较即无痕不留瘢痕。

又方　治如前。

磁石末、烧毡灰、瓻带烧灰，千金方云石灰米，若仓卒之间，得一味敷之皆可。

治破伤风，口噤身强。

以天南星一个，防风二寸，同为末，先用童子小便洗疮口，后用药敷之，追出赤水②是效。

又方　治如前。

以肉苁蓉切作片子，晒干，用一小盏子，底上穿一孔合盖，火烧，药如香烟从孔中出，熏疮口，累验。

---

① 血定：出血停止。

② 追出赤水：将脓血水排出疮口。

又方　治如前。

以好鳔胶二钱，火上炙焦为末。热汤调下，分二服连服。一方用一仰一合瓦①，内烧鳔至烟断，研细末，热酒调下，汗出愈。

又方　治破伤风腰脊反张，牙开噤急，四肢强直。

以鸡粪白半升，大豆二升半，和炒令变色，乘热用酒沃之，微煮，令豆味出，量性饮之。

追风散　治破伤风。

草乌头四个，二个生用，二个炮熟用　椒二十八粒

上为末，贴疮上，风毒自出。

又方　治如前。

以黑豆四十粒，朱砂一字，同研为末，酒半盏，调下一字，瘥。

又方　治如前。

以白面盐各一撮，新水调涂疮。

又方　治如前。

以苏木锉，煎浓汁灌疮中，十数盏不令绝，候疮中黄水出是效。

又方　治疮口作白痂无血者，杀人最急。

以雄雀直粪研，热酒调下一字或半钱。

又方　治破伤风经验。

以狗顶上毛烧灰，贴疮上。

【点评】本节首先讲述小儿误被尖刀硬物伤害后症状，轻者伤及肌肤，重症伤及血脉。另有一种伤及风者，称为"破伤风"，实际是感染破伤风杆菌所致。随后分述治法，治疗伤及肌肤、血脉者，方药有7首，止血止痛，消肿敛疮。特别提出金疮深者，不可以药速合。最后列出8首治疗破伤风方药，其主要功效为祛风解毒止痉。由此可见中医学在宋代对破伤风已经有了一定认识。西医学认为破伤风乃破伤风杆菌经由皮肤或黏膜伤

———————

① 一仰一合瓦：将两个瓦面扣合在一起作为一容器。

口侵入人体，在缺氧环境下生长繁殖产生毒素引起肌肉痉挛的一种感染性疾病。因此，当被尖硬之物所伤后，首先要清创处理后再用药，以免感染加重不易愈合，并且要注意注射破伤风疫苗预防。

汤火伤论

小儿有偶被汤烫火烧成疮者，轻则初乃疱起，破有黄水而为疮也，重则便皮破肉伤而为疮也。切不可用冷物泥蜜之类涂之，恐令热气不出，伏留溃烂，深伤经脉，宜加慎之。今叙方于后。

麻子膏　治汤火疮经验。

大麻子[①]—合　柏木白皮—两　香白芷—两　甘草—两　生地黄—两

上为粗末，以猪脂八两，同药熬色黄，以绵滤去滓，盛瓷器中成膏，每用少许涂疮上。

又方

以洗面脚日晒干，炒焦黑研细，好麻油调涂，更解热毒，以茶叶烧灰研细，油调涂之。止痛无瘢经验，以水煮大豆汁涂之，易瘥无瘢。

以醋和泥敷之。孙光宪家婢抱一孩儿，误落炭火上烧疮，便以醋和泥敷之，较无瘢痕。

以柏子房晒干，通风处挂之，要用时旋为末，好油调，鸡翎扫上，如铺冰，痛便止。

以蛤蜊壳为细末，油调涂之，如冰无瘢。

以小麦面炒焦黑，研如粉，生麻油调涂，鸡羽扫上，大妙。

又以风化石灰不拘多少，铫子中炒黄色，地上出火毒毕，研细

---

① 大麻子：别名红蓖麻，叶消肿拔毒止痒，治疗疮疡肿毒；根祛风活血，止痛镇静。

末，生麻油调涂。凡伤至重，痛不已，败坏筋骨皮肉者皆治。

又方

捉一大活鼠，先用铫子煎芝麻油一斤至热，旋打死鼠，候冷，顿油内煎，直至毛骨俱散，滤去滓不用，入乳香末、没药末各半两搅，上炭火熬成膏，瓷器盛封紧定，掘一坑深一尺许窨之，候三月取出，凡遇汤火伤，涂之立效。亦治金疮。

【点评】本节先介绍小儿被汤烫火烧后成疮者轻重不同症状及注意事项，随后介绍治疗方法。共有 7 首方药治疗被火烫伤成疮，其中有 3 首提及用后痛止瘢痕消，并举例说明；有 2 首治疗被火烫伤后至筋骨皮肉败坏者；最后介绍被汤烫及火烧或治金疮之通用方。

疳疮论

小儿有诸疳疮者，由内有疳气①，因而虫动，外被风毒所干，内外相乘，搏于血气蚀发之所作也。若发于口鼻牙齿者，初则疮小，渐渐蚀大。其蚀有缓急，缓者名曰常疳，急者名曰走马疳②。有至鼻口蚀烂，牙齿脱落者。若发于缘身四肢者，只名疳疮。若发于阴物者，名曰下疳。其疳皆不甚痛，但微痒而已，不觉之间，蚀以深大。若不早治，皆能为害也。

泽泻散③ 治疳蚀其鼻生疮，及鼻下赤烂。

泽泻　川郁金_生　甘草_炙　山栀仁_{炒，各一分}

上为细末，每婴小一字，二三岁半钱，五七岁一钱，甘草汤调下，日二，及用青金散敷之。

青金散

铜青　白矾_{生，各一钱}

上为末，每少许敷疮上。

黄连散 治如前。

先以米泔水洗疮讫，用黄连细末敷之，日三四。

---

① 疳气：相当于小儿轻度营养不良，乃因小儿脾胃虚弱健运失司所致，以形体消瘦、面色无华，食欲不振为特点的疳病。《医宗金鉴·幼儿科杂病心法要诀·疳证门》疳证门有云："大人为劳小儿疳，乳食伤脾是病原，疳肥失节生积热，气血津液被熬煎"。也即疳病小儿平素脾虚失健，内有积热，气血津液不足，易感外邪。

② 走马疳：言其发病迅速，势如走马。《景岳全书·杂症谟》："走马牙疳，牙床腐烂，齿牙脱落，谓之走马者，言其急也，此盖热毒蕴蓄而然。"

③ 泽泻散：又名泽泻汤，来源自《太平圣惠方》卷七十五。

芦荟散　治如前。

以芦荟为末吹鼻中，鼻下有疮即敷。

又方　治如前。

以熊胆半分，汤化涂患处。

又方　治如前。

以黑牛耳中垢敷疮上。

又方　治如前。

以鲫鱼胆滴鼻中，连三五日甚效。

石胆散　治疳蚀口鼻、生疮赤烂。

石胆—两　乱发烧灰，半两　莨菪子半两，生　地龙去土洗净焙，一分

上为细末，入麝香半钱，同研匀细，每用一字，贴疮上。

又方　治疳疮口齿蚀透。

以白僵蚕去丝嘴，炒黄为末，蜜敷之。

又方　治疳蚀牙齿龈烂疮溃。

以发不拘多少，烧作灰，麝末少许，同研细匀，掺上立效。

龙骨散　治走马疳蚀，口齿疮烂。

砒霜—字　粉霜半钱　龙骨—钱　淀粉—钱半　蟾酥—字

上先研砒细，入龙骨研细，方入诸药，入龙脑半字，同研匀细，每用少许敷上。

治小儿牙疳蚀龈，肉溃出血。

人中白取法：用一瓦盆盛众人尿，旬余日至满，澄去其清取白脚暴干，秤半两　麝香半两

上为细末，入糯米饭研匀和剂，搓细小短条子，临时随牙缝大小，扎在病处缝中，甚效。一方只用末敷之。

治小儿走马牙疳。

以雄黄不拘多少研细，以连纸条子掺上，捻作纸，灯上烧过，入钵中，同麝香少许研细，掺疮上。

治小儿走马疳蚀，牙龈损烂。

以胆矾为末，薄切萝卜作片子，反复搵①末于火上炙，令干，研，更入麝香研匀，敷患处，立安，已验。

以五倍子中，末研细，入麝香拌匀，先用浆水漱口。小儿未能漱者，以帛子搵浆水挹②之，须令留浆水气，以药敷之，若龈烂，即病已深矣。若小儿面上或骨节上生赤疮无头，如烂梨㿋者，即用此药贴之。一方，用五倍子烧存性，为末敷之。

又方

以不蚛皂荚一挺烧灰，胆矾四钱为末，盐一弹子大，用纸包了，黄泥固济，炭火，青烟起为度，顿冷地上，碗覆一宿出火毒，三味同研匀细。每用先以盐汤漱口了，以药于病处揩至痛，复用盐汤漱之，妙。

以杨花少许，烧灰存性，入麝研匀，敷之。

治小儿忽疳蚀口鼻，数日至尽，欲死。

以文蛤烧灰，腊月猪脂和敷。

治小儿疳蚀鼻烂。

以胆矾一块，烧令烟尽，研末掺病处，一二日瘥。

治小儿疳蚀，口鼻作疮黄瘦。

石胆一分　芦荟一分

上同研细末掺病处，但频用，即烂肉自然成脓，便生好肉，亦不别损，渐渐瘥愈。

治小儿疳蚀，鼻下两道赤者，名曰疳鼻。

以黄连去须为末，先以米泔洗净，用末敷之，日三四次。

又方　治如前。

石胆一分　黄连去须末，一分

上同研匀细，生油调涂之。

又方　治如前。

五倍子三分，为末　黄丹一分，水飞

---

① 搵（wèn 问）：拭，擦，按，浸没。
② 挹（yì 易）：舀，把液体盛出来。

上同研匀细，以绵裹贴病处，或涂之亦得，日四五次。

治小儿疳蚀，满口彻鼻。

麝香一钱，研末　蟾酥三片，如柳叶大，于铁上慢火炼焦黄色，别研末　五灵脂去砂石，末，一钱　蜜半两

上相和，于铫子内慢火熔成膏，每用先去却疮上烂物，后以药涂之，日夜四五次。

治疳疮。

以胡粉熬八分，猪脂和敷，油亦得。

又方

以蛆蜕洗净焙干为末，每用先以葱汤洗疮拭干，用药掺之，以栗子嚼烂敷之。

龙脑膏　治走马急疳蚀口鼻。

龙脑　麝香　砒　白蔹各一字

上为细末，用猪胆汁调药，适稀稠，以纸任予涂上，即瘥。

又方　治走马急疳蚀口鼻，数日间欲死。

以蓝淀敷之令遍，日十次，夜四次，取瘥。

又方　治走马急疳，蚀牙齿，断透损骨。

以天南星一个，当心取作坑子，安雄黄一块在内，用面裹烧之，候雄黄作汁取出，以盏子合在净地上，出火毒了，即去面裹，研为细末，入麝香少许匀之，敷疮上，量多少用。

熊胆膏　治走马急疳，蚀口鼻牙齿。

熊胆研，半两　蚺蛇胆研　芦荟研　牛黄研，各一分　龙脑一钱，研

上同末，更入麝香末一钱拌匀，以井花水一小盏搅和药匀，入瓷器中，重汤慢火熬煮成膏，每服一豆大，薄荷汤化下，兼涂疮上。一方更有黄矾一分，治绿身疳疮，用少许涂之。

蟾蜍散　治走马急疳，虫伤腑脏，上蚀口鼻，牙齿赤烂。

干蟾烧灰，半两　莨菪子烧微黑，半两　白矾半两　生硫黄一分，上先末　熊胆半两　雄黄一分，研水飞　芦荟一分，研　麝香一分，研

上拌匀细末，每用一字，煎荆芥汤调下，及敷疮。鼻中痒生疮

者，以少许吹入鼻中，日三。

兰覆散 治走马急疳，蚀口齿，恶血臭气，不喜所闻，牙齿脱落。

黄连末_{去须，三钱} 铜绿_{一钱} 水银_{一钱，用煮枣肉一个同研} 麝香_{一字，研}

上同匀细，先净漱口了，以药敷疮上，用生兰香叶覆之，蚀肉成坎者，一敷肉生。

三白散 治走马急疳蚀唇，牙齿臭烂，逡巡狼狈者。

砒霜 粉霜_{二物先研细末} 石灰_{研细，罗三次用，各等分}

上相合，先左研千下，却右转研千下，当极细腻如粉，每用以鸡羽尖摭①少许扫疮上，其疮便干，慎勿多用，恐毒入腹，无令咽津，此药儿小者难用。

治疳疮立效方。

黄连_{去须一分} 腻粉_{二筒} 麝香_{少许}

上为细末，先含水洗疮净，干贴之。

又方 治如前。

大粪内蛆_{踏，洗净晒干} 虾蟆_{只用四脚，晒干} 密陀僧 使君子_{去壳}

上各等分为末，先以温水洗疮净，用药掺贴之，及以滴水和丸绿豆大，煎四君子汤下五七丸。

又方 治急疳疮。

以蛈蛇胆研细，水调敷之。

定效散 治下疳。

诃子_{一两，去核} 好腊茶_{一两} 腻粉_{十个} 麝香_{少许}

上同为末，先用汉葱、木贼、川椒三味煎汤，乘热熏疮，候通手洗渠，令脓血净，将药量多少敷之。

又方 治如前。

先以韭菜根打碎，百沸汤泡，洗疮净，帛子②干，干为使动用

---

① 摭：摘取，拾取。
② 帛子：手绢。

法，使其干的意思。用密陀僧不拘多少，研细末，入轻粉和匀，干掺敷之，效。

又方　治如前。

以朝生暮老花一钱为末，入腻粉十文，同研极细匀，生油调涂，仍先以葱椒汤洗疮净，帛子干，然后用药。忌酸辣酢酱毒物。

【点评】此篇首先说明痈疮病因病机，并将此病按部位分类，按发病情分缓急，发病于口鼻牙齿者再分缓急。此为痈疮最早分类方法。此后明代《济阴纲目》将痈疮分为血痈、风痈、牙痈、下痈，其中涉及男科、女科、小儿。至清朝《医宗金鉴》则将痈疮按病因分类，主要指因男女不洁身自好，房劳过度，发于下阴之"下痈"，相当于西医学之梅毒。本篇为小儿痈疮，多发病于口鼻牙齿，因内有痈气。外感风热毒邪所致耳鼻及牙齿部位疮病。该病治法，有外用及内服两种，文中有方名者12首：如泽泻散、清金散、黄连散、芦荟散等，无方名者25首。文中方药多为治疗病势较急之走马痈，主要治疗功用为清热解毒。因该病属于耳鼻喉科疾病，外科无法手术，治疗多按病因抗感染治疗。中医药为现代治疗该病提供了很好治疗用方，丰富了该病的治疗思路。

痈疖论

小儿生痈疖者，由六腑不和，风毒邪热干于皮肤，搏于血气，入客经络之间，留结而生。小而有头者为疖，大而无头者为痈。用[1]初生则赤肿，渐渐肿起，外则皮薄而光，内则肉腐败溃，变而为脓。无头者须针刺破，有头者不必刺也。熟则捻去脓血得尽者，随即便瘥。若脓血不尽，疮口合者，虽临时得瘥，终须更发，或根边别生。若邪

---

① 用：通"痈"。

毒入深，附骨留结者，则为附骨痈。若出脓血，复遇风冷所乘。传搏日久不瘥者，则为疽疮。若外面皮肤虽合，而毒气入里，攻溃转深。只有疮孔，时出恶汁者，此变疮也。

治痈疖方。

以甘草一两，剉，各二寸长，用水八分一碗，将甘草①蘸水，文武火上炙至水尽，为粗末，别用水一碗，煎至半碗。时时放温，量性服，取微利，其毒自消，未利再服。

又方　治痈疖欲成，未见其头，但肿痛不已。

官桂陈皮等分杵末，水调敷肿处。

又方　治如前。

以大黄、朴硝等分为末，每用三钱，入面一钱，新水调涂。

雄黄膏　治痈疖才发，赤肿作痛，或用龙角散、忍冬散，三方大妙。

雄黄半两，研水飞　天南星半两，生末　寒水石煅过，一两，研　黄丹一分

乳香半两，研

上拌匀，细蜜调成膏，摊帛子上贴之。

龙角散

地龙去土秤，一两　荆芥穗一两　甘草一两　角刺一两，取紫色不枯者净洗捣去骨，只用皮

上为粗末，每用一合，水三盏，酒一盏，煎至二盏半，去滓，再煎至二盏，入研细乳香末一钱调匀，量大小渐渐与服，五七岁儿半盏，以下分二服，日日与服，神验。

忍冬散

忍冬草干者，半两　甘草节半两　大黄半两，生

上同为细末，每用三钱匕，水一大盏，煎至七分，调乳香末半钱，服如上法。

---

① 甘草：作用为清热解毒，《神农本草经》中记载：主五脏六腑寒热邪气，坚筋骨，长肌肉，倍力，金创，解毒。此方治疗痈疖最为简便有效。

又方　治痈疽无头要生。

以葵菜子一粒，新汲水吞下，即生头破而脓出，要两处破，服二粒，要破几处，即逐粒加之。

又方　治痈疽无头。

以穿山甲、猪牙皂角去皮弦，各一两，共炙焦黄为末，每用一钱，热酒调下，服药毕，其疮便破，甚妙，仍以冬瓜藤为末敷，疮干即水调敷之，诸疖疮皆可用。

乳香膏　贴痈疖。

乳香一两，研　腻粉半两，研　松脂半两，研　密陀僧半两，研　生地黄汁半两

上拌匀，先用一铫子煎好油四两，黄蜡二两，至熔熟，下瓷器盛之，窨①一宿。每用看大小剪贴子，摊药在上贴之，一日两换。

沉香散　治痈疖。

沉香半两　黄芪半两　白蔹一分　川朴硝一分　川大黄一分，炮　甘草一分

上为粗散，每用一钱，水一小盏，入麝香少许，煎至五分，去滓温服。

又方　治背上生痈疖，凡疮生背上者，非善疮也。

以多年烟熏壁土，并黄柏二味，等分为细末，生姜自然汁调成膏，摊纸上贴之，更以茅香汤调下一钱，大妙。

治附骨疽。

以槲皮烧末，每服一钱匕。已破者，以蜣螂七枚，和大麦烂捣，贴封之。

治痈疮久不瘥，败坏成虫。

大虾蟆一枚自死者　乱发一块鸡子大　猪脂一斤

上同煎之，至消尽前二物时取下，入盐一合搅匀，放冷成膏，每

---

① 窨(yìn 印)：此处为动词，藏在地窖里。

用先以龙骨研作粉，围疮四面，厚二分许。以膏药着疮中，日二易，有虫出如发，出尽愈。

又方　治如前。

以白杨叶杵末敷之。

又方　治如前。

鸡舌香散

鸡舌香　木香　沉香各一两　麻黄去根节　海藻洗去咸味　大黄炮，各半两

上为粗散，每用一大钱，水一盏，入竹沥二三点。煎至五分，去滓温服，兼煎适温热，淋渫①其疮。

治痈疽疮余治瘘疮方并在后。

铜绿　湿生虫

同研细末，每用芥子心许，纸捻蘸药，任入疮口。

【点评】此篇首先讲述痈疖病性相同，大小而异。随后提醒医家注意观察疖肿的形状，脓成与否。最后详细介绍痈疖治疗方法，分论痈疖初起、痈疽欲成未成、痈疽无头、痈疮久不瘥及附骨疽治法。治法分内外两种治法，主要为外治法。用药用方主要功用为清热解毒，促使脓成破溃而出。

恶疮论

小儿有缘身生诸恶疮②者，由腑脏有热，冲发于外，外被风湿所干，内外相乘，搏于血气，随其经络虚处，停滞留结而生。或大或

---

①　渫(xiè 谢)：除去，掏出污泥，泄，疏通。

②　恶疮：病名，亦名久恶疮，又称恶毒疮或顽疮，指脓液多且顽固的外疡。其临床特点为病程长，病位深，范围大，难敛难愈。《诸病源候论》卷三十五有："诸疮生身体……疮痒痛焮肿而疮多汁，身体壮热，谓之恶疮也"；《内经》云："诸痛疮疡，皆属于心""心主火"，故恶疮皆因脏腑内热，外有风湿，风湿热相搏于经络虚处所致。

小，或痒或痛，破溃成疮，或脓或血，或腐或败，挟毒所作者，久而不瘥，皆曰恶疮。恶疮者，若毒行攻里，亦皆能变疮也。

治儿身生小疮作痒痛。

宣连去须，一两　腻粉一分　白及一两　芜荑去皮，半两

上为细末。先洗浮疮拭干，生油调涂。

治生大疮作痛。

黄丹一两　腻粉一钱

上研细匀，嚼杏仁取汁调敷。

治生疮如火烧。

以赤薜荔叶杵末，油调涂之。

治肺毒风疮如癞。

以好桑叶洗净，蒸一宿，日晒干为末，每服一钱，温水调下，无时。

治恶疮不识者。

以蜣螂杵烂，绞汁敷之，亦治疳疮。

治诸恶疮。

以黄牛蹄甲烧灰，须再三烧令极细末，入麝香少许拌匀，干掺疮上。

又方　治如前。

以地骨皮先刮取浮皮，别收之，次取浮皮下白皮如粉者，为细末。又以其下赤坚皮细剉，共浮皮一处相和为粗末，粗细各贮之。每用以粗末一合，煎浓汁乘热洗疮，直候汤冷，以软帛拭干，用细末敷之，每日洗敷一次，取瘥。

又方　治如前。

炒豉焦至烟绝为细末敷之。不过数次，瘥。

又方　治如前。

以陈小麦半升，不犯铁器中炒黑色，枯白矾灰半钱，同为细末，每用少许贴疮上。

又方　治如前。

黄柏_{厚者去粗皮}　黄连_{去须}　山栀子_{去壳}　甘草_{各一两}

上各剉如豆大，于沙石铫子内炒令烟绝，如炭样，放冷研细，入麝香一钱拌匀，先以温浆洗疮去脓血净，软帛拭干，掺药在疮上，以纸片子盖了，软帛子包系护之，隔日再用，不得入水。昔卫州一老兵患疮九年，溃烂见骨，得此药效愈。

治疗灸疮伤。

以猪胫骨髓腻粉和为剂，却入骨内，泥裹，火煨熟取出，先以盐水洗疮净，后乃敷之，立效。

追恶疮脓血。

以巴豆二十粒捶碎，用清麻油二两，煎至黑焦，去豆滤过，入黄丹一两，以东引柳条数枝搅之，煎成膏。每用以绢帛摊药贴之，以茭节烧灰敷之。

治小儿鱼脐疮，谓疮形状似鱼脐也，此亦恶疮候。

蛇蜕皮炙焦黄一两，烧灰细研，用鸡子清旋调少许涂之。

治小儿鱼脐疮。

以寒食饧烧灰研末敷之，以白苣苣杵烂绞汁，先以针刺疮四畔，滴汁于疮口上。

治小儿风气相搏，身生疮疡。

地龙_{去土，一两}　白僵蚕_{去嘴丝，一两}　川芎_{一两}　甘草_{一两，生用}

上为细末，薄荷汤调下一钱或半钱。

治恶疮久不效，黑肉烂脓，色黑赤。

先以不灰木槟榔各一分为细末，掺贴疮上，候肉红脓黄，即用后木香散。

木香散

木香_{二钱}　槟榔_{一钱}　黄连_{去须，四钱}

上同为细末，干掺粘贴，用之必效。

马苋散　治诸疮久不瘥，变瘘疮。

马齿苋_{一两，墙上生者}　乌蛇肉_{一两，酒浸一宿焙干}　蒺藜子_{半两，炒去刺}

乱发半两，烧灰，曲头棘针半两，烧灰　绯帛子半两，烧灰

上为细末，每量疮大小，用白酒调药，摊帛子上，贴疮上。

贴久瘘疮。

白胶香　赤石脂　黄柏　密陀僧各半两

上为细末，干贴疮上。

又方　治诸瘘疮。

以蜗牛三个，瓷合子内收，入麝香少许盖了，火内烧过，研为细末，水和小丸子，每用一丸纳疮中。

又方　以牛膝末敷之，妙。

又方　治如前。

以赤小豆、黄连等分为末，温浆水入盐，洗疮净掺药，或只以白胶香末掺之，亦效。

乌金散　治疳疮，出脓水，痛不止，诸药无效者，有虫。

以羊羔儿骨不拘多少，入藏瓶内，盐泥固济，炭火烧合宜，研细，每用末五钱，入麝末一钱、雄黄末一钱，同研拌匀，时看疮大小。先以通手汤洗脓血净，口含洗之，软帛拭干，将药满填疮口，当次生肉，三日外疮合。

【点评】本节讲述小儿恶疮的病因病机及临床特点，描述了恶疮的形状，介绍了各种恶疮的治疗方药。所用方药多为散剂，外用。功用主要为清热燥湿、敛疮解毒。

浸淫疮①论

小儿生浸淫疮者，腑有热，熏发皮肤，复为风湿相持，搏于血

① 浸淫疮：遍发于全身的瘙痒渗出性皮肤病，因其浸淫全身故名浸淫疮。病因仍是内有热，外有风湿，内外相引发病。

气。而其疮初生碎小，后有脓汁，浸淫渐大，脓汁着处便生，故谓之浸淫疮也。又一证，风毒湿疮，颇似浸淫疮，亦脓汁浸淫而生，但脓痂遍周，比浸淫疮稍大尔。

治浸淫疮痛不可忍，发寒热。

以刺蓟为细末，新水调敷疮上，干则易之。

雄黄膏 治浸淫疮，经效。

雄黄一两，研水飞 雌黄一两，研水飞 川乌头一个，去皮脐，研为末 松脂一分，研 乱发一分，烧灰

上以猪脂六两，于铫子内熬成油，次入后三味，煎至发消尽，以绵滤去滓，入二黄末搅匀，盛瓷器中成膏，每用少许涂疮上，日三次。

又方 治如前。

以蜡胭脂于灯下用镜子照疮口，抹胭脂涂疮上，如此抹七遍。

苦瓠散 治风毒湿疮。

干苦瓠一两 蛇蜕半两，烧灰 露蜂房半两，微炙

上为细末，每用半钱，生油调涂，疮多添之。

四生散 治如前。

绵黄芪 白附子 羌活去芦 蒺藜各等分

上为细末，每服一钱，温酒调下。

【点评】本节首先讲述浸淫疮之病因病机，随后描述症状，并与风毒疮鉴别。最后详细介绍治浸淫疮及风毒湿疮方药共5首，外治方4首，内服方1首，主要功用为清热解毒、祛风胜湿。

燸浆疮论

小儿生燸浆疮①者，由风热毒气客于皮肤，搏于血气而所生也。

---

① 燸浆疮：乃风热毒邪蕴于肌肤所致。

始生如火烧汤烫，作泡而起，寻即①皮破，漂浆出以成疮，亦甚疼痛，渐引相续而生。有至遍身溃烂，皮肉不可救者，故又名烂疮，宜束治之。又一证，生疮狭长，如鱼脐，黄水出，四面亦缥浆泡起。此虽与浆相似，而有少异。缥浆疮者，先起浆泡，破而成疮。此疮先乃生疮后即四面续生浆泡，其状狭长，浑似鱼脐，故名曰鱼脐疮。缥浆疮即不似鱼脐也。

治缥浆疮。

上以柏叶洗净切碎，细研敷之，随手便干，更取汁半盏，水解服之，神效屡验。

又方。

以桃仁去皮尖熟研，和面脂敷之。

又方　治缥疮黄烂。

烧艾叶灰敷之。一方烧马骨灰敷之。

生地黄膏　治缥疮毒甚，发引遍身。

生地黄去芦洗净　川升麻　蓝叶　栀子仁　大黄各一两

上研细，以猪脂八两，同于铫内慢火煎色变，滤去滓，以瓷盒盛，放冷成膏，每用少许涂疮上。

治小儿面目缘身，卒生缥泡。

以羖羊角烧灰研细末，鸡子白和涂神验，卒无和，亦妙。

治小儿浆如鱼胞，赤烂成疮，热痛不可忍。

以磨家驴粪，或块结而不散者，不以多少晒干，地上堆定，用手垒作屋状，以灯点着，烧至欲过，盆子合杀，令作黑灰，勿令白，研为末，每用一钱，和腻粉二钱，残灯油调涂如冰，除热痛，甚妙。

治小儿缥浆疮，起如丁盖，发头上。一两日后，面上胸背缘身皆生，其疮热痛。

朱砂半两，研水飞　胡粉一两半　水银半两

上一处研，入水二三滴，研至水银无星，用腊月猪脂三两，于铫

① 寻即：不久后，立即，指极快的时间。

内慢火熬熔去滓，入药末搅匀成膏，瓷盒盛，放冷，即用少许涂之。

治缘身生火熛疮，如麻豆，有脓汁，作痒痛，一身尽遍。

甘草　芍药　白蔹　黄芩　黄连去须　黄柏去粗皮　苦参各等分

上为细末，用蜜和敷之，日二夜一，亦可作粗散，煎汤。

治小儿熛烂疮。

以铁烧赤，淬水中二七遍，浴洗，以烧艾热灰敷之，又以酒煎茱萸拭上，又以桃仁杵烂和面脂敷，又以赤小豆煮汁洗。不过三次，瘥。

【点评】本节首先讲述熛浆疮发病原因，随后描述熛浆疮临床症状特点，并与鱼脐疮鉴别。最后详细介绍熛浆疮和鱼脐疮的治疗方法，均为外用法，共涉及 11 首方，主要功用为泻火解毒、燥湿止痒止痛。

冻疮论

小儿有冻疮①者，多生于耳叶或脚上，由冬月严寒之气所伤，客于肌肤，搏于血气所作。初即肿痒，须渐破而成疮，颇难得瘥。至春暖时自可，到冬月冷时复发，故名冻疮。

黄柏膏　治冻疮。

黄柏末　白蔹末，各一两　白及末，半两　生芝麻二合，杵烂取汁

上同研匀细，以蒸萝卜一枚，好酒一盏，一处杵烂成膏，每用少许，先以童子小便洗疮了，后以药涂。

又方。

以雀儿脑髓涂之，立瘥。

---

① 冻疮：是由于寒冷所致，多发于耳部及足趾等肢体末梢及暴露部位，为局限性感染损害。

【点评】本节首先讲述冻疮发病原因是寒冷所致，随后说明冻疮发病特点为冬月发而春暖时愈，最后讲述治疗方法为外用法，共两个方药。

痱疮论

小儿夏月多生痱疮①，此由盛热汗津出而腠理开，被风热毒气干于血气所生。其状细碎，累累如粟芥之类，色赤而痒。多生额头胸背之上，甚者遍身，俗呼痱子。痒而搔之，亦能成疮。

治痱疮。

以菟丝子茎，汤②洗之，亦治头疮及女人面疮。

治痱疮痛不止。

干藕节末，三两　生麻油三合

上先杵油麻烂后，下藕节末，更入生蜜，和调得所，涂之三五次，瘥。

龙脑散　治痱疮。

龙脑一分，研　黄柏末　白面二两　腊茶一两，研末

上拌匀，每以新绵，药扑上，破者敷之，取瘥。

又方

以蚌粉研细，用雪水稀调，临卧涂之，能以热汤浴毕涂之，更佳，无雪水用新水。

又方

以雪水磨檀香，鹅毛蘸扫上。

【点评】本篇首先讲述痱疮发病原因及症状，随后介绍治疗方法，均为外用法，共涉及5个方药。

---

① 痱疮：相当于西医学的粟粒疹，乃因风热毒气蕴于肌腠所致。
② 汤：使动用法，煎成汤。

漆疮①论

小儿偶有谓漆疮者，本不耐漆，或因见闻，或因使新漆器，被漆气所触，便着其毒而生肿赤，状似瘾疹，破而作疮，微有脓汁，亦颇疼痛，俗呼为漆咬疮也。

化毒散 治漆疮痒痛。

木通一两，剉　蓝叶半两　麦门冬半两，去心　犀角屑一分　马牙硝一分
甘草一分，炙微赤剉

上粗散，每服一钱，水一小盏，煎至半盏，去滓温服。

垂柳膏 治如前。

垂柳枝五两　苦参二两　黄芩一两

上剉散，每用三匙，水两碗。煎至一碗，去滓。研入好墨汁半匙搅匀，再熬成膏，以瓷盒盛，候冷，用少许涂疮上。

又方

以好麻油生用涂上，以黄芦术剉碎，煎浓汁放冷淋之。

【点评】本篇首先说明漆疮病因乃过敏所致，随后描述漆疮症状，最后详述治疗方法，分内服、外用，共3个处方。

月蚀疮论

小儿有月蚀疮②者，或生耳鼻，或生手指，随月生死。世云：月

---

① 漆疮：因对漆过敏所产生的一种皮肤病。或因接触生漆，或因闻漆味所致。相当于西医的接触性皮炎。

② 月蚀疮：指出小儿月蚀疮发病部位，未言及其病机。至于因初生时小儿指月而生其疮的说法不可取。《医宗金鉴·外科心法要诀》曰："旋耳疮生于耳后缝间，延及耳折，上下如刀裂之状，色红，时津黄水，由胆脾湿热所致，又名月蚀疮。"旋耳疮是月蚀疮中一种。

初生之时，儿以手指月，乃生其疮，故因以名之。

治耳旁生月蚀疮。

以黄连为末敷之。

治手指生月蚀疮，或肿或破，随月生死。

以生薤一把，苦酒中煮数沸熟，出以敷之。

治诸处月蚀疮。

于月望夕取兔屎内虾蟆腹中，同烧研细敷之。

又方　治如前。

于五月五日，取虾蟆烧灰研细末，和猪膏敷之。

又方　治如前。

取蛇蜕皮烧灰研末，和猪脂敷。

又方　治如前。又治月蚀，九窍皆有疮。

烧蚯蚓粪研末，和猪脂敷。

治月蚀疮生两耳，出脓水不止。

水银　胡粉各一两，入水银三两点研至水银星尽　　黄连去须为末，二两　　松脂一两，研末

上并同研匀细，以粉疮上，若干，即用炼成猪脂和膏敷，仍先以盐汤洗疮净，拭干涂药。一方只用胡粉和土敷之。

又方　治耳后月蚀疮。

败鼓皮一两，烧灰　虾蟆一枚，烧灰

同研为末，以炼成猪脂和膏涂之。

【点评】本篇首先讲述小儿月蚀疮发病部位，随后详细介绍治疗方药，主要为外治法。文中共涉及外用方9首，其中用蛤蟆者有3方，用黄连者有2方，猪脂和膏外敷者5方。猪脂为猪科动物猪的脂肪油，补虚润燥、解毒，制成膏剂外用有润燥解毒之功。

蠼螋疮论

小儿生蠼螋^①疮者。因居处屋壁之间，有其虫，名曰蠼螋。其形寸许，脚甚多而细瘦，其游走之时，偶遇人影，则尿之，随所尿着处，人身则应而生疮。多在腰间，初生赤小瘑瘟，如黍粟麻豆，荏苒不已，长出脓汁成疮，因其虫名而名之也。北方人便为浸淫疮也，未知的否，今两存具之。

治蠼螋尿疮。

取胡燕巢中土，水和敷之，或以猪脂苦酒和敷。

又方　取白扁豆叶敷之，最佳。

又方　治蠼螋疮，绕身周匝则死，一云绕腰腹。

取蒺藜叶捣敷之，无叶用子。

【点评】本节描述了蠼螋疮的发病过程及症状特征，提出 3 种治疗方药。现随着医疗条件改善，此病已不多见。

水毒论

小儿有诸般疮疡，因洗面或洗手脚或澡浴等，偶然水入疮中，则发肿而疼痛，名曰水毒。宜早治之。不尔，则渍发其疮，变出脓汁，迁延时日，久不能效也。

治汤水入疮为水毒，发肿痛。

----

① 蠼螋：指一种昆虫，体扁平狭长，黑褐色，前翅短而硬，后翅大，折在前翅下，有些种类无翅，尾部形状像夹子，多生在潮湿的地方，为害家蚕。

以香附子、干姜各一分，皆烧存性，研细末敷之。

【点评】本篇介绍了水毒的发病原因，提出要早治疗。最后介绍一治疗方法。西医学认为该病为患有疮疡病后接触水液，再次感染所致。

赤游论

小儿患赤游肿痛者，内由有积热熏发于外，外被风毒所干，内外相乘，搏于血气，则皮肤赤肿。其风邪毒气随经络行游不定，故为赤游也。若重者，随血气虚处流注为赤肿，或片或涡，毒渐引大，疼痛难忍。若游至于心，或毒入腹者，皆能杀人。

治肿痛游遍身上下不定，若至于心即危。

以芒硝投汤中，取浓汁拭之，亦治丹毒。

又方　治如前。

以蒴煎汁浇淋之。

治小儿缘身赤肿，渐引肿起。

以米粉熬令黑色，研细，唾和敷之。

治小儿半身赤，渐渐长引不止。

以牛膝、甘草二味等分，㕮咀。一方甘草减半，每用一两，水一盏，煎五分，去滓，调伏龙肝末涂之，大效。

又方　治如前。

以乱发烧灰，同伏龙肝末，用膏油和敷。

治赤热毒肿，游行身上下，至心即死。

以草鞋乱发烧灰，醋和敷之。以伏龙肝研末，鸡子白和敷，干即再又以生景天杵烂敷上，亦治丹发。一方用一握绞汁拭之，以水中苔杵烂敷之，又以松菜杵烂敷之，以白豆末水和敷之，干即易。

治头面缘身生赤毒，肿起作片。

以栝蒌根二两，伏龙肝半两为末，醋调涂之，干即再敷。

治赤游肿半身红，渐渐展引不止。

以红蓝花末，醋调敷之，又以芸薹叶杵烂敷之。

又方　治如前。赤肿游行上下，遍身不定。

以芭蕉根汁煎涂之。

防己散　治如前。

防己半两　川朴硝　犀角屑　黄芩　黄芪　川升麻各一分

上为细末，每服半钱，煎竹叶汤调下。

木通散　治赤游成片涡，赤色如染，肿毒渐渐引大。

木通一两　川升麻　川大黄剉碎微炒　川朴硝各半两　栀子仁　甘草微炙，各一分

上为粗散，每服一钱，水一小盏，煎至五分，去滓，温服之。

截毒散　治如前。

川大黄生　郁金　赤芍药　腻粉　猪牙皂角去皮子弦，各半两

上为细散，每用少许，生油调涂之。

又方　治如前。

以五味子去枝梗，焙干为末，热酒调下一钱。痛自消，神效。

又方　治如前。

以黄柏、寒水石等分为末，用薄荷水稀调，鸡翎扫涂之，干即再。

治赤游肿遍身，入腹即杀人。

取灶下黄土研为末，油调涂，勿令干。若入腹及入阴者，以慎火草取汁一盏，分服，如无生者，用干者末之，水调服。

【点评】此篇首先论述小儿赤游症状、发病原因，随后详细描述了治疗方药，其中外用方12首，内服方4首。治疗方药功效主要以清热解毒，消肿止痛。认为本病是一种由溶血性链球菌感染所引起的急性传染性皮肤病，相当于皮肤网状淋巴管炎。本病多发于出生婴儿及学龄儿童，多因局部皮肤损伤后护理不善等感

染成病。若治疗不当则病情凶险，可因邪毒入侵内脏，致高热、神昏、抽搐甚至死亡。

赤毒论

小儿丹毒者，由风热毒邪客于腠理，搏于血气，发于皮肤之所作也。又《千金》论小儿黄丹恶毒，皆热积所成，或冬间向火烘衣，夜间盖覆太暖，或乳母爱食烧炙饮酒，皆令儿病丹。发处其热如火，轻轻手近，则痛不可忍。又有五色丹，虽赤色者最多，皆热作痛，甚者遍身壮热，烦渴闷乱。更有诸火丹，其名证甚多，不可尽述，皆赤丹之异名也。其毒入腹者，亦能杀人，宜速治之。

治赤丹，此热毒所作，其色纯赤，如丹涂之，故名赤丹①。

以荞麦面醋和敷之。一方用荞麦面并鸩脑和饼，索串吊起放干，用时研末，鸡子清调膏，以鸡羽翎扫上，效如神。

又方

以胡荽汁敷之。又以寒水石半两，白土一分，研细末，米醋调敷。

以蓝淀或慎火草水苔、生地黄、栀子仁，但得一味为末，水调敷之皆可。

治白丹虚肿如吹，此火风热所作。而风多者，其色则白。

香豉二合，炒令黄　伏龙肝一两

上同为细末，每用半钱，生油调涂之。

治黑丹痛肿，此本热毒，复有冷以乘之，互相瘀抑，故黑色。

川升麻　川芒硝　漏芦去芦，各二两　黄芩　栀子仁各一两

上为粗末，每用两匙，水三盏，煎至二盏，去滓，稍热以软帛蘸

---

① 赤丹：以火热为因，皮肤颜色赤红，故名赤丹。

塌患处，以消为度。

治丹五色变易不常，此风毒冷热相搏，盛衰不同，故色无定也。

枣木根_{四两}　丹参_{去芦，三两}　菊花_{拣净，二两}

上细剉拌匀，每用两匙，水二碗，煎数沸，适温热，避风处浴洗。

又方　治如前。

以蜜和干姜敷之。

治急丹。

上以鸡子白和赤小豆敷之。

治赤丹。

以葛勒藤蔓轻轻摩破，醋研诃黎勒汁涂之，妙。以淬铁水饮一合，得打铁处淬铁槽中水，澄清用。

治黑丹。此本热毒搏于血气，热轻而挟于风多，故色黑也。

以风化石灰二两，屋四角茅草三两烧灰，同研细末，鸡子白调涂，日三五次，效，以猪槽下泥涂之。

治白丹。此本热毒搏于血气，热轻而挟于风多，故色白也。

以猪粪烧灰研末，鸡子白调涂。

治殃火丹，生于两胁腋及上。

以川朴硝研细，竹沥调下半钱，更量大小加减。

治天灶火丹，发于髈^①里尻间，正赤流阴头，肿或血出。

以蚕砂一升，水煮去滓，取汁洗之。

治废灶火丹，发足跗^②赤色。

以赤小豆末一两，牛角二两烧灰，同研匀细，鸡子白和涂。

治尿灶火丹，发膝股，起脐间，走腹头。

以屋四角茅草烧灰研细，鸡子白和敷。

治火焰丹，发两背及背膝，如火炙。

---

① 髈(pǎng 嗙)：大腿。

② 跗(fū 肤)：足背。

以老雅眼睛草叶和醋研烂敷之，亦治赤肿。

治五色丹，遍身壮热，如热烧，若绕脐即损人。

以蓼叶杵烂，水和敷之。

治丹毒从脐中起。

以伏龙肝研末，用屋漏水和敷之，干即再用，取效为度。如无屋漏水，新汲水亦得。

治丹肿起于两胁心背，不速治，即杀人。

以羚羊角屑八两，水五升，煎至一升，绢滤去滓。入炼子猪脂五两，和匀敷之。

治丹毒忽生头上，皮赤肿起晕，有碎疮，初发如钱，渐开及身长一二尺，良久遍体，入口耳，到脏腑，胃烂即死，此候可长，宜速治之。

以甘草一两劈破，入水一大盏，煎汤温温，令乳母满口呷含鼓漱，徐徐吐洗病处，以掌摩揩，不得犯指甲，恐伤破，仍更甘草汤服之，三用即瘥。

治丹毒。

以鲫鱼肉细切五合，小豆屑三合，同杵如泥，水和敷上。

千金漏芦汤　治小儿热毒赤白，诸丹痈疽疮疖。

漏芦去芦　连翘　白蔹　芒硝　甘草炙，各一分　大黄煨　升麻　枳实麸炒　麻黄去根节　黄芩各三分三字

上咬咀，以水一分半，煎取五分，量儿大小增减服。

治一切诸丹。

小马齿苋杵烂敷之。

赤丹热如火，绕腰即损人。

以黄芩末水调敷之，以蓖麻子五个去壳，并皮研细，入面一匙，水调敷之。以水煮棘根洗之，以栗子刺壳煎汤洗之，以柳叶一斤，水一斗，煮取三升，去滓。挹洗病处，日五六次。以蚯蚓粪水和敷之。

以蒴叶、浮萍草、五叶藤海、藻叶，但得一味为末。水调敷之。

又方　治诸丹已破作疮，出黄水酽①痛。

以豆豉炒焦，烟绝，为细末，油调敷之。

千金麻黄汤　治诸丹恶毒，发处如火，轻轻手近，则痛不可忍。急与砭针出血，仍与此汤，并塌②汤治之。

麻黄去根节　升麻　葛根各一两　射干　鸡舌香　甘草炙，各半两
石膏半两

上㕮咀。以水三升，煮取一升，三岁儿分三服，日尽。

塌汤　治诸般数十种丹毒。

大黄生　甘草生　当归　川芎　白芷　独活去芦　黄芩　赤芍药
升麻　沉香　木香　木兰皮各一两　芒硝三两

上㕮咀。以水一斗二升，煮取四升，去滓。纳芒硝搅烊。以绵塌之，干则易，仍适温热用，取瘥止。

消毒散　治诸丹发赤肿作痛，甚则赤游肿背。

川升麻　黄芩各半两　麦门冬　川大黄剉碎微炒　川朴硝各一分

上为粗末，每服一钱，水一小盏，煎至五分，去滓温服。

【点评】本段按丹毒颜色分类，描述了各类颜色丹毒的症状、发病原因、发病部位、治疗方法及服药、外用药使用方法。分类详细具体，治疗方药多而不乱，为后世治疗丹毒提供了很好的范例。

鳞体论

鳞体者，谓皮肤之上，如蛇皮鳞甲之状，故又名蛇体。此由气血痞涩，不能通润于皮肤矣。又生下便有者，此儿在母腹形象未具之

---

①　酽：本义是指茶、酒等饮料味厚，此处指颜色浓重。
②　塌：本义为倒，下陷，此处指把汤倒在病灶处外用。

时，母曾观看或曾食吃或服药饵，有犯鳞甲网罟①秽毒之物，儿胎中感而化之，故又谓之胎复垢。谓生下体皮黑垢，若鳞者也，此必难治。

治小儿身上皮肤若蛇皮之鳞。

以白僵蚕去丝嘴为末。煎汤适温暖浴之，一云与蛇蜕同煎。

【点评】此段描述鳞体的症状、发病因素、治法方法，临床较少见，西医学尚无较好治疗方法，中医治疗效果值得进一步研究。

疵靥论

疵靥者，谓皮肤之上生赤色或黑色之点，大小不等，如滓②粒之状。缘身犹可，若生面上，则多恶之，女子尤甚。此由风邪搏于津液之气而作，又言因敷胡粉，皮肤虚而为粉气入于腠理化生。又有生下便有者，此由胎中形象未具之时，母食杂有毒，感气而化。又有父母遗体所生者。此下二项，不可治也。

治小儿皮肤上生赤疵。

以马尿洗之，日四五次。

又方　治小儿生赤黑疵。

以针刺父脚中血，滴疵上，即消。又以狗热屎敷之，疵自卷落。

【点评】疵靥类似于西医学中的胎痣，发病原因分先天和后天两种，先天而生者无治疗方法，仅提出后天所致者治疗方法，均为外治法。目前胎痣的治疗方式多采用外科激光疗法。

---

① 罟：渔网。
② 滓：本义为液体中下沉的杂质，本处指皮肤污黑不光亮。

方名索引